THE BASICS AND CONTROL OF
PATHOGENIC ORGANISMS

病原生物的基础
与防控

主 编 黎志东

第四军医大学出版社·西安

图书在版编目（CIP）数据

病原生物的基础与防控 / 黎志东主编. —西安：
第四军医大学出版社，2021.5
ISBN 978 - 7 - 5662 - 0963 - 4

Ⅰ. ①病… Ⅱ. ①黎… Ⅲ. ①病原微生物 Ⅳ.
①R37

中国版本图书馆 CIP 数据核字（2021）第 017775 号

BINGYUAN SHENGWU DE JICHU YU FANGKONG

病原生物的基础与防控

出版人：朱德强　　责任编辑：汪　英　张志成

出版发行：第四军医大学出版社
地址：西安市长乐西路 17 号　邮编：710032
电话：029 - 84776765　　传真：029 - 84776764
网址：https://www.fmmu.edu.cn/press/

制版：西安聚创图文设计有限责任公司
印刷：西安市建明工贸有限责任公司
版次：2021 年 5 月第 1 版　2021 年 5 月第 1 次印刷
开本：787×1092　1/16　印张：19　字数：260 千字
书号：ISBN 978 - 7 - 5662 - 0963 - 4/ R·1772
定价：45.00 元

编　委　会

前　言

近年来,传染病的病原体从形态结构、基因组成,到致病性、免疫性,从分类型别、储存宿主,到传播媒介、传播途径,都呈现出多样化、复杂化的趋势。传染病也呈现出新发类型增加、流行地域扩大、感染人群增多的态势,严重威胁人类健康。突如其来、全球流行的新冠疫情,使人们更加关注传染病的诊、防、治问题。此外,医学和生命科学专业的学生在学习病原生物学课程时,通常会通过归纳各种病原生物的"三性两法"(即:生物学特性、致病性、免疫性、检测方法及防治方法)来学习。但当数十种病原生物的"三性两法"呈现在面前,既有相似又有不同时,学习起来就容易混淆,学习过程也比较枯燥。

本书在编写过程中,以案例或者故事为引,拎出叙述主线,随后逐渐将病原生物的"三性两法"融入其中,同时补充新方法、新技术及新进展方面的内容,以及研究者的思考和感悟。这样,既可以为普通民众提供一本有益、有趣的科普读物,有利于大家了解更多有关传染病的知识,又可以为医学和生命科学专业的学生提供一本源于教材又异于教材、符合执业医师考试大纲要求且又富有趣味性和前沿性的书籍,有利于学生提高学习效果。

来自空军军医大学(第四军医大学)、西安交通大学、陕西师范大学、海军军医大学(第二军医大学)、西京学院、陕西省疾病预防控制中心等6个单位的21名编者参与了本书的编写工作。全书涵盖了细菌、病毒、真菌、寄生虫4大类21种主要病原体,包括艾滋病病毒、流感病毒、出血热病毒、脊髓灰质炎病毒、肝炎病毒、狂犬病病毒、疱疹病毒、登革病毒、新型冠状病毒、朊粒10种病毒,结核分枝杆菌、大肠埃希菌、幽门螺杆菌、痢疾志贺菌、破伤风梭菌、猪链球菌、耐药菌、立克次体8种细菌,血吸虫、疟原虫2种寄生虫,1种真菌。本书沿用了《生命之窗——生命科学前沿纵览.病原生物学》(第四军医大学出版社,

2014 年出版,黎志东主编)一书的写作方式和基本框架,保留了核心知识点。在此基础上,各章内容均做了大幅度补充和修改,有的更新率高达 70%。此外,还增加了近期的一些热点问题,比如"登革病毒、立克次体、新型冠状病毒"等。与此同时,本书编委会组成和编写单位也都有所增加。

2020 年 10 月 17 日,《中华人民共和国生物安全法》颁布,并于 2021 年 4 月 15 日起施行。生物安全,是指国家有效防范和应对危险生物因子及相关因素威胁,生物技术能够稳定健康发展,人民生命健康和生态系统相对处于没有危险和不受威胁的状态,生物领域具备维护国家安全和持续发展的能力。本书所述内容与生物安全领域的诸多主题密切相关。希望本书也能够对加强我国生物安全建设有所裨益。

感谢第四军医大学出版社汪英、张志成编辑给予的热心帮助,使得本书可以顺利出版。由于水平所限,错漏之处在所难免,恳请读者朋友批评指正。

黎志东

2021 年 5 月 6 日于空军军医大学

目　录

★ 艾滋病之谜 ★

—— 人类免疫缺陷病毒

特殊患者

2000 年 6 月的一个中午,我们接到省疾病预防控制中心的电话,说在某医院急诊科发现了一个病例,高热数周不退,伴有咳嗽,口腔溃疡明显,使用抗生素效果不佳,近几个月来体重下降超过 10%,曾因肺部感染在其他医院住院治疗过两次,流行病学调查显示她曾经有过供血史和受血史。医院初筛实验检测结果为 HIV – 1 阳性,随即报告省疾控中心请求做确认实验,疾控中心即邀请我们一起前往会诊。

HIV 即人类免疫缺陷病毒,是导致艾滋病的病原体。HIV 的检测程序十分严格,首先要经过省级卫生部门认证的 HIV 初筛实验室初筛,这些初筛实验室分布在各大医院的检验科、传染科、输血科等,或者是市、县级的疾控中心。初筛实验一般使用酶联免疫吸附试验(ELISA)或者明胶颗粒凝集试验(PA)的方法检测 HIV 抗体。如果初筛结果为阳性,则需要使用另外一种初筛试剂或者初筛方法进行验证,如果结果仍为阳性,就要进行确认实验。HIV 确认实验使用蛋白免疫印迹(WB)的方法来检测,检测的目标仍然是 HIV 抗体(图 1)。确认实验相当于对于这个疾病诊断的终审判决,如果为阳性,则说明患者感染HIV;如果是阴性,就说明患者未感染 HIV。为了防止漏检,初筛试剂敏感度往往相对较高,所以有时也会出现初筛时是阳性结果、确认时是阴性结果的情况,即"假阳性"。HIV 确认实验必须在经过国家卫生主管部门审核的 HIV 确认实验室进行,当时一个省只有一个,设立在各省级疾病预防控制中心。

当我们匆忙赶到医院时,医院已经对这位患者进行了隔离。患者是一位女性,姓张,来自农村,口唇部的溃疡十分明显。我们和疾控中心的工作人员为张某和其丈夫(刘某)采集了血样。

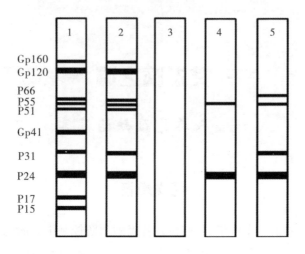

图 1 　 WB 检测结果示例图

注:1.阳性对照(强);2.阳性对照(弱);3.阴性对照;4.不确定结果;5.不确定结果(高度怀疑)。

在对张某的血样进行 WB 检测时,发现 gp160、gp120、gp41、p17、p24、p55 等特征性的条带明显,根据检测标准,确认其为 HIV – 1 阳性,HIV – 2 阴性。而刘某的 HIV – 1、HIV – 2 均为阴性。也就是说,这位女性是 HIV 感染者,而她的丈夫没有被 HIV 感染,这种罕见现象的机制见后文。

艾滋病的发现

1980 年 10 月,加州大学洛杉矶分校的 Michelael D. Gottlieb 医生遇到了一位 31 岁的年轻人,他的口腔和食管发生了严重的白假丝酵母菌感染,血液中 CD4⁺T 淋巴细胞数极低。对他进行的纤维支气管镜检和支气管肺泡灌洗显示,他患的是一种极其罕见的肺炎——卡氏肺孢子菌肺炎(*Pneumocystis pneumonia*, PCP)。卡氏肺孢子菌广泛存在于人和某些哺乳类动物的肺组织内,其隐性或潜在感染十分常见,健康人感染后一般不发病。PCP 几乎只发生于器官移植后使用免疫抑制剂,或接受放疗、晚期癌症及患先天性免疫缺陷病的患者中。而这位患者正当壮年,医生很难解释他的这种严重免疫缺陷的原因。随后,又接连出现了 4 例 PCP 病例。流行病学调查发现所有这些年轻的患者都有一个相同的特征——他们都是同性恋者。当时的治疗对他们几乎毫无帮助,5 例患者先后死去。为了确定该病的病因,美国疾病预防控制中心(CDC)进行了长达 2 个月的流行病学调查,发现这是一种性传播疾病(sexually transmitted disease),并将其命名为"男同性恋相关免疫缺陷综合征"(GRID)。1982 年 6 月,一名 59 岁的血友病患者发生了 GRID。与以往不同的是,他不是同性恋者,也不吸毒。他因为患有血友病而必须定期接受血液制品(凝血因子Ⅷ)治疗。随后,又发现了多例类似病例。显然,再将这种疾病称为 GRID 是不恰当的了。于是,美国 CDC 提出了"获得性免疫缺陷综合征"这个新名词,即为人所熟知的艾滋病(acquired immunedeficiency syndrome,AIDS)。随后,美国国立卫生研究院(NIH)癌症研究所的一位病毒学家 Robert C. Gallo 开始着手研究艾滋病及其病因。Gallo 是第一种人类逆转录病毒——人 T 细胞白血病病毒(HTLV)的发现者。他认为,引起艾滋病的病毒应该属于 HTLV 家族,因而将其称为 HTLV - Ⅲ。

1983 年 1 月,法国巴斯德研究所病毒学家(吕克·蒙塔尼)以及细胞学家(弗朗索瓦丝·巴尔-西诺西)对一份来自一名同性恋者的淋巴肿块样本进行了研究。他们首次采用与健康人淋巴细胞共培养的方法培养获得了病毒毒株,且拍得一张毒株的电子显微镜照片,并将其命名为"淋巴结病相关病毒"(LAV)。1986 年 5 月,国际病毒分类委员会给这个病毒重新起了一个名字,这就是人类免疫缺陷病毒——HIV。

随后,巴斯德研究所与 NIH 就"谁最早发现 HIV"展开了激烈的争论。直到 2008 年 10 月,瑞典卡罗林斯卡医学院宣布,将 2008 年诺贝尔生理学或医学奖授予一名德国科学家哈拉尔德·楚尔·豪森及两名法国科学家巴尔 - 西诺西和吕克·蒙塔尼,豪森的获奖成就是发现了人乳头瘤病毒(HPV)可导致子宫颈癌,巴尔 - 西诺西和蒙塔尼的获奖成就则是发现了 HIV,从而结束了科学界的争论。

最早的艾滋病病例由美国人发现,最早的流行病学调查由美国人展开并确定其为一种性传播疾病。美国人最早给这种疾病命名,但诺贝尔奖却授予了法国人,为什么?因为法国人在两个核心研究环节上做出了贡献:第一,分离培养出病毒;第二,给病毒照了相! 这也为科研工作者提供了一些启示。

我国最早发现的艾滋病病人是一位来华旅游的阿根廷人。1985 年 6 月 3

日,一位阿根廷籍病人因严重肺部感染、呼吸衰竭被收入北京协和医院重症监护病房。当晚,病人胸片显示为典型的肺孢子菌肺炎,血液检测 HIV 抗体阳性。根据病人携带的证件,很快联系上了他的家庭医生。调查显示病人早就在当地被诊断为艾滋病。6 月 5 日下午,病人死亡,随后的病理报告也支持艾滋病的诊断。1989 年,王爱霞等在 67 份梅毒病人血清中筛查出了 1 份本土 HIV 阳性病例。

流行态势

AIDS 是世界范围内传播速度最快、死亡人数最多、造成危害最大、流行范围最广的传染病之一。艾滋病通过血液、性、母婴 3 种途径传播,性传播是主要途径。自 1981 年 6 月美国《发病率与死亡率周报》(*Morbidity and Mortality Report*) 首次报道 5 例艾滋病病人,到全世界 3000 多万人死于此病,再到联合国艾滋病规划署、世界卫生组织提出到 2020 年实现三个"90%"(90% 的感染者通过检测知道自己的感染状况,90% 已经诊断的感染者接受抗病毒治疗,90% 接受抗病毒治疗的感染者病毒得到抑制)、2030 年实现三个"95%",从而基本消除艾滋病,人类与此病毒的斗争史可谓波澜壮阔,也发人深省。

根据世界卫生组织及联合国艾滋病规划署的数据:1990 年至 1993 年四年时间里,全世界累计报告 85 万感染者,总人数不多。其间,1991 年美国 NBA 球星约翰逊因感染 HIV 宣布退役是标志性事件。但至 2004 年,此数字已暴发性增长至 3940 万,是 1993 年底的 40 余倍。此后呈下降趋势,至 2008 年到达低点,但仍在 3000 万以上。随后又持续上升,但涨幅不大。年新发感染人数从九十年代初的 20 余万,至 1999 年左右顶峰时的 560 万,增长 20 余倍。随后逐年下降至 2018 年的 170 万,仅为顶峰时的 30%。因感染艾滋病而死亡的人数 2004 年达到高峰。以后逐步下降,2018 年降至高峰时的 25% 左右。感染总人数和新发感染人数的减少,可归因于静脉吸食阿片类毒品人群接受美沙酮维持治疗、血液采集及血液制品生产的标准化、免费清洁针具交换、娱乐场所 100% 安全套行动、HIV 自愿咨询检测倡导等措施的实施,以及民众对这种疾病认识程度的提高。尽早开展抗病毒治疗、降低病毒载量,也有助于降低疾病传播概率、减少新发感染人数。死亡人数的降低则主要得益于抗病毒治疗人数的提升。2013 年相较 2008 年、2018 年相较 2013 年,抗病毒治疗的人数分别以225% 和 79% 的速率增长。至 2018 年,治疗总人数已达 2330 万,即 61% 的 HIV 感染者在接受抗病毒治疗。

根据国家卫生健康委员会通报的信息:2019 年 1—10 月,我国共检测 HIV 2.3 亿人次,新发现 HIV 感染者 13.1 万例,新增加抗病毒治疗 12.7 万例,全国符合治疗条件的感染者接受抗病毒治疗的比例为 86.6%,治疗成功率为93.5%。至 2019 年 10 月,全国报告存活的 HIV 感染者有 95.8 万,整体处于较低流行水平。2019 年 1—10 月新报告感染者中,异性性传播占 73.7%,男性同性性传播占 23.0%。HIV 感染者人数在全国各地存在很大的地区差异,四川、云南、广西、广东及河南是发现 HIV 感染者数量最多的 5 个省份。根据何纳在《中国艾滋病流行新变化及新特征》的报告,男性同性恋者(man who have sex with man,MSM)、女性性工作者(female sex workers,FSWs)、独居老年男性及HIV 感染者的阴性配偶,是 HIV 感染风险的重点人群。在全国范围内开展的多个横断面研究表明,MSM 中 HIV 感染率最低为 2.6%,最高超过 10%。在云南中越边境地区的一些 FSWs 中,观察到较高的 HIV 感染率。2010—2018 年,我国每年新报告 HIV 阳性的 60 岁及以上男性数量从 4751 人增至 24 465 人,增加了 5 倍以上;比例从 2010 年的 7.41% 增加至 2018 年的 16.46%,其中大多数通过异性途径感染。

由上述流行态势可见,虽然艾滋病流行早期曾经一度以静脉吸毒人员共用针具引起的血液传播为主要途径,但近十余年来,无论是在世界范围内还是在我国,性传播都是艾滋病传播的主要途径。那么,为什么刘某与 HIV 感染者有着长期无保护性行为却没有被感染呢?

不感染之谜

人类不感染 HIV 的原因包括两方面,一方面可能是病毒发生了变异,另一方面可能是宿主发生了变异。由于该案例中的女性已经感染,病毒变异导致其丈夫不感染的可能性不大,机体基因发生变异的可能性较大。进一步检索文献得到了一些有趣的提示。一些生活在北高加索地区的人,由于受体、辅受体的一些自然的突变,具有天然不感染 HIV 的能力。那么,HIV 是怎样感染宿主的呢?

HIV 呈球形,直径为 100 ~ 120 nm。病毒外层有一层脂蛋白包膜,包膜上镶嵌有两种糖蛋白,分别是 gp120 和 gp41。两种包膜糖蛋白构成一种"棒棒糖"样的结构,gp120 就像"棒棒糖"上的糖,gp41 就像"棒棒糖"的棒。外层往里是内膜蛋白 p17,再向内层就是病毒的核衣壳了。核衣壳是指病毒的核酸和衣壳共同组成的一个复合结构,有多种形态和对称形式,比如螺旋对称、二十面体对称等等。HIV 的核衣壳呈圆柱形,衣壳由 p24 蛋白组成,p24 蛋白也是病毒检测的重要指标。核酸由两条相同、单股、正链的 RNA 构成,包裹其外的是核衣壳蛋白 p7(图 2)。HIV 含有逆转录酶、蛋白酶和整合酶,是一种逆转录病毒。1970 年,Baltimore 和 Temin 发现逆转录病毒颗粒中带有逆转录酶,复制需经逆转录过程,病毒基因组 RNA 先逆转录为双链 DNA,然后整合到细胞染色体 DNA 中,构成前病毒。此发现的研究者后来获得诺贝尔奖。病毒的逆转录酶、蛋白酶和整合酶是抗 HIV 药物的主要靶位。

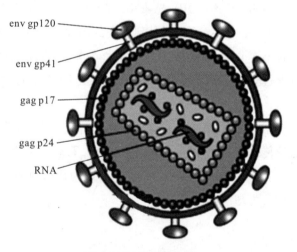

env gp120

env gp41

gag p17

gag p24

RNA

图 2　HIV 结构示意图

让我们再来看看 HIV 进入宿主细胞的巧妙过程。HIV 感染的易感细胞是 CD4$^+$T 淋巴细胞或单核 - 巨噬细胞。感染的初始,HIV 的 gp120 与易感细胞表面的 CD4 分子(受体)结合,致 gp120 构象发生改变,随即与 CCR5 或 CXCR4(辅受体)结合。CCR5 和 CXCR4 原本是 T 细胞或巨噬细胞表面结合趋化因子的天然受体,HIV 感染过程中却利用它们作为辅受体。gp120 与辅受体结合后,构象再次发生改变,暴露出被其遮蔽的 gp41。gp41 原本是卷曲的,一旦暴露出来,就会像弹簧一样弹起,将其 N 端的融合部位弹入靶细胞膜中,这时位于 gp41 N 端的亮氨酸拉链再折转,与位于另一端(C 端)的亮氨酸拉链序列相互结合,从而把整个病毒包膜与宿主细胞膜拉到一起,引发病毒包膜与细胞膜的融合,形成膜 - 膜融合孔,病毒核衣壳通过融合孔进入宿主细胞。

由此我们可以看出,病毒的 gp120 和 gp41,宿主细胞的受体 CD4 和辅受体 CCR5、CXCR4,在病毒侵入宿主细胞过程中都起着十分重要的作用,这一过程精密而准确。

让我们回到案例中那位没有感染 HIV 的男性。实验表明,他不感染的原因正是因为辅受体 CCR5 发生了一个 32 个碱基缺失的突变,我们称之为 CCR5 △32 纯合子突变。这种突变的发生,使得病毒不能侵入宿主细胞。需要明确的是,这种突变在人群中存在的概率很低。此外,研究者还发现,人群中自然存在的 CCR5 △32 杂合子突变或 CCR2 - 64I 突变(基因开放阅读框起始位点 ATG 后的第 190 位点上发生 G→A 核苷酸的替换,翻译的多肽的第 64 个缬氨酸被异亮氨酸所代替)个体则表现为虽然可以被 HIV 感染,但是感染后在不使用抗病毒药物的情况下,可以长期不发展为艾滋病,称为长期感染不进展者(long - term - non - progressor)。

艾滋病的诊断及机会感染

HIV 抗体阳性确认后,还需结合临床表现及流行病学调查才能判定是否为艾滋病。HIV 抗体阳性加如下临床表现的任意一项,可诊断为艾滋病。临床表现主要包括四个方面,体征、机会感染、肿瘤及神经系统病变。体征包括:①不明原因的持续不规则发热 38℃以上 >1 个月;②6 个月之内体重下降 10% 以上;③腹泻 >1 个月。机会感染包括:①反复发作的口腔真菌感染;②肺孢子菌肺炎;③深部真菌感染;④马尔尼菲篮状菌病;⑤反复发作的单纯疱疹病毒感染或带状疱疹病毒感染;⑥活动性巨细胞病毒感染;⑦活动性结核或非结核分枝杆菌病;⑧反复发生的细菌性肺炎;⑨反复发生的败血症;⑩弓形虫脑病。肿瘤包括:①皮肤黏膜或内脏的卡波西肉瘤;②淋巴瘤;③中枢神经系统占位性病变。神经系统病变包括中青年人痴呆。由于 HIV 具有感染 CD4$^+$T 淋巴细胞、导致机体免疫系统进行性损伤的特征,因此,HIV 抗体阳性确认后,如果 CD4$^+$T 淋巴细胞数 <200 个/μl,即可判定为艾滋病。

除了常用的抗体检测以外,在有条件的地方还可以开展核酸检测。核酸检测在献血员筛查中要求使用,以杜绝已经感染 HIV 但是抗体检测仍为阴性的窗口期(可达 2~4 周)人员献血的风险。和其他病原微生物一样,病毒培养是检测的金标准。但由于该方法费时、费力、费用昂贵,以及对实验室条件要求高、对实验操作人员技术水平要求高等特点,实践中较少采用这种方法。p24 抗原检测法则由于 p24 抗原在体内不稳定,在 HIV 感染早期或艾滋病晚期病人体内才易于检出,所以需要配合其他方法使用。需要注意的是,对于 18 月龄及以下儿童的诊断,需结合其母亲的感染情况综合判定。

流行病学调查涵盖了艾滋病传播的三个途径,包括性传播(不安全性生活史)、血液传播(静脉注射毒品史、输入未经 HIV 抗体检测的血液或血液制品、职业暴露史)及母婴垂直传播(HIV 抗体阳性者所生子女)。

艾滋病病人经常表现出机会感染。下面,就几种常见机会感染病原微生物的生物学特性、致病性、免疫性、微生物学检测方法及防治原则做一介绍。

假丝酵母菌病(candidiasis)是由多种致病性假丝酵母菌(*candida*)引起的局部或全身感染性疾病,为目前临床上发病率最高的深部真菌病。该病除了在艾滋病人群中高发,在肿瘤、器官移植、糖尿病、系统性红斑狼疮、大面积烧伤、导管或插管治疗等患者中均常见。白假丝酵母菌引起的鹅口疮是 HIV/AIDS 常见临床症状。假丝酵母菌菌体呈圆形或卵圆形,直径约 4~6 μm,菌体可发育伸长成假菌丝,为条件致病菌。临床表现为:①黏膜假丝酵母菌病。鹅口疮常见,系白假丝酵母菌的菌丝及孢子组成的灰白色薄膜附着于口腔黏膜上,边界清楚,周围有红晕,散在或融合成块,擦去假膜可见红色湿润面,也可累及喉、食管、气管等。②皮肤假丝酵母菌病。假丝酵母菌性间擦疹常见,多见于健康体胖的中年妇女或儿童。假丝酵母菌感染皮肤皱褶处(间擦部位),如腋窝、腹股沟、乳房下、会阴部、肛门周围,自觉瘙痒,表现为界限清晰的皮肤红斑及糜烂,周围散在丘疹、水疱和脓疱,呈卫星状分布。假丝酵母菌性甲沟炎和甲床炎多发于手足经常泡水者,如水产工人、洗衣工和足浴工等。③系统性假丝酵母菌病。呼吸系统假丝酵母菌病为假丝酵母菌从口腔直接蔓延或者经血行播散,引起支气管和肺部感染。消化系统假丝酵母菌病以食管及肠道感染多见,多为鹅口疮下行感染。泌尿系统假丝酵母菌病多由于导尿管留置后假丝酵母菌上行感染引起,肾脏感染则多发生于血行播散。假丝酵母菌菌血症多为局部病灶感染发生血行播散所致,使得多个器官同时被假丝酵母菌侵犯,又称为播散性假丝酵母菌病,死亡率高。

疱疹病毒(包括水痘 – 带状疱疹病毒及巨细胞病毒)感染也是 HIV/AIDS 常见的临床感染表现。水痘 – 带状疱疹病毒(varicella-zoster virus, VZV/HHV – 3)是引起水痘和带状疱疹的病原体。儿童原发感染时,引发水痘,病愈后潜伏在体内,潜伏病毒激活后引起带状疱疹。VZV 只有一个血清型,无动物贮存宿主。人类是 VZV 的唯一宿主,皮肤是其主要靶组织。VZV 传染性强,水痘患者急性期上呼吸道分泌物及患者水疱中均含有高滴度的感染性病毒颗粒,通过飞沫或直接接触传播。原发感染主要表现为水痘,皮疹向心性分布,以躯干较多,常伴有发热等症状。数天后结痂,无继发感染者痂脱落不留痕迹。原发感染后,VZV 可潜伏于脊髓后根神经节或颅神经感觉神经节中。成年以后或免疫力低下时,潜伏的 VZV 被激活,沿感觉神经轴突到达其所支配的皮肤细胞,在细胞内增殖引起疱疹,疼痛剧烈。因疱疹沿感觉神经支配的皮肤分布,串联成带状,称为带状疱疹。带状疱疹一般多见于胸、腹或头颈、面部。人巨细胞病毒(human cytomegalovirus, HCMV/HHV – 5)感染的宿主范围较窄,人类是其唯一宿主,可导致人类疾病,是引起先天性畸形的常见病原。在患者标本中可见核和细胞质内有嗜酸性包涵体,特别是核内可出现周围绕有一轮晕的大型包涵体。HCMV 在人群中感染极为普遍。原发感染发生在 2 岁以下,通常为隐性感染,仅少数人有临床表现。在机体免疫功能低下时易发生显性感染。HCMV 的传染源为患者及隐性感染者,病毒可长期或间歇从感染者的尿液、唾液、泪液、乳汁、精液、宫颈及阴道分泌物排出。孕期 3 个月内感染,HCMV 可通过胎盘引起胎儿原发感染,出现死胎或先天性疾病。少数呈先天性畸形,如小头畸形和智力低下等。在免疫功能低下者(艾滋病、器官移植、白血病、淋巴瘤,或长期使用免疫抑制剂者等)中,HCMV 原发感染或潜伏病毒激活均可引起严重疾病,如 HCMV 肺炎、肝炎和脑膜炎等。

结核分枝杆菌感染是 HIV/AIDS 常见的临床细菌感染。结核分枝杆菌呈单个或分枝状排列,无鞭毛、无芽孢,一般常用齐 – 尼(Ziehl-Neelsen)抗酸性染色,呈红色。其为专性需氧菌,营养要求高,生长缓慢。菌落干燥、坚硬,表面呈颗粒状,呈乳酪色或黄色,形似菜花样。结核分枝杆菌无内毒素,也不产生外毒素和侵袭性酶,其致病作用主要靠菌体成分,特别是胞壁中所含的大量脂质。脂质含量与结核分枝杆菌的毒力呈平行关系,含量愈高毒力愈强。结核分枝杆菌的脂质占菌体干重的 20% ~ 40%,占胞壁干重的 60%,主要是磷脂、脂肪酸和蜡质 D,它们大多与蛋白质或多糖结合,以复合物形式存在。磷脂与结核结节和干酪样坏死相关,脂肪酸与分枝杆菌的抗酸性、慢性肉芽肿相关,蜡质 D 能引起迟发型超敏反应。结核分枝杆菌在组织细胞内增殖可引起炎症反应,以及诱导机体产生迟发型超敏反应性损伤。结核分枝杆菌可通过呼吸道、消化道和破损的皮肤黏膜进入机体,侵犯多种组织器官,引起相应器官的结核病,以肺结核最为常见。肺结核可分为原发感染和原发后感染两大类。原发感染是首次感染结核分枝杆菌,多见于儿童。结核分枝杆菌随同飞沫和尘埃通过呼吸道进入肺泡,被巨噬细胞吞噬后,由于细菌细胞壁的硫酸脑苷脂和其他脂质成分抑制吞噬体与溶酶体结合,使其不能发挥杀菌溶菌作用,致使结核分枝杆菌在细胞内大量生长繁殖,最终导致细胞死亡崩解。释放出的结核分枝杆菌在细胞外繁殖或再被细胞吞噬,重复上述过程,如此反复引起渗出性炎症病灶,称为原发灶。随着机体抗结核免疫力的建立,原发灶大多可纤维化和钙化而自愈。原发后感染多见于成年人,大多为内源性感染。由于机体已形成对结核分枝杆菌的特异性细胞免疫,对再次侵入的结核分枝杆菌有较强的局限能力,故病灶局限,形成结核结节,发生纤维化或干酪样坏死。肺外感染指部分肺结核患者体内的结核分枝杆菌可经血液、淋巴液扩散侵入肺外组织器官,引起相应的脏器结核,如脑、肾、骨、关节、生殖器官结核等。免疫力极度低下者,严重时可造成全身播散性结核。

艾滋病的治疗

20 世纪 90 年代,美籍华裔科学家何大一发明了治疗艾滋病的"鸡尾酒疗法"。鸡尾酒疗法——"高效抗逆转录病毒治疗方法(HAART)",即几种逆转录酶抑制剂(RTI)和蛋白酶抑制剂(PI)联合使用的治疗方法(图3)。这些药物的使用,对于控制 HIV 感染者和艾滋病患者体内病毒载量、降低机会感染、减轻患者症状、延长患者生命起到了重要作用。美国 NBA 明星"魔术师"约翰逊在 1991 年的一次健康体检时发现 HIV-1 阳性。鸡尾酒疗法出现后，他便开始接受这种疗法治疗。一段时间以后，他的 HIV 抗体检测结果竟然呈阴性！HIV 阳转阴，这个消息令人鼓舞，人们以为找到了克服艾滋病的"灵丹妙药"。但是，大家高兴得太早了，约翰逊停用抗病毒药物后短期内又检测出 HIV 抗体阳性。

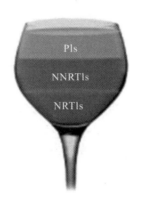

图 3　鸡尾酒疗法示意图

艾滋病为什么难治呢？我想原因主要有以下几个方面：

1. 病毒变异快，耐药问题突出

HIV 为逆转录病毒，其逆转录酶是参与病毒复制的主要酶，但它只具有依赖 RNA 的 DNA 聚合酶功能，缺乏校对功能，因此在 HIV 的复制过程中表现出高度错误配对倾向。这些错配在 HIV – 1 复制的极短时间内完成，引起病毒基因序列的改变，使得作用于这两种酶的药物不再敏感。随着抗病毒治疗的进行，在治疗药物的选择压力下，耐药毒株逐渐取代敏感毒株成为优势株，临床表现为患者病毒载量在经过初期治疗下降的情况下，出现反弹上升，并在一段时间内维持在一定水平，有的还会进行性升高，这意味着抗病毒治疗失败。

2. 毒株型别复杂

HIV 分为 HIV – 1 和 HIV – 2 两个型，艾滋病由 HIV – 1 型引发。根据 HIV 结构基因 env 序列同源性的特点将 HIV – 1 分为 M（main）、O（outlier）、N（new）3 个组，M 组又包括 9 个亚型，O 组和 N 组各包括 1 个亚型。各个亚型之间基因序列存在较大差异。不同地区流行的亚型及重组亚型不同,HIV－1M 组的 9 个亚型在全球范围内流行,O 组、N 组各亚型及 HIV－2 则主要局限于非洲西部等地区。HIV 不同型和亚型对于抗病毒药物的敏感性也有所不同。

3. 病毒长期潜伏,形成病毒库

HIV 可以整合在人体基因组中,长期潜伏,难以彻底清除。

对于第一个问题,需要采用不同作用机制、不同作用靶位的药物联合使用的方法。目前,针对病毒进入宿主细胞过程的融合酶抑制剂已经上市,其主要作用为阻断病毒包膜与宿主细胞膜融合。融合酶抑制剂与逆转录酶抑制剂、蛋白酶抑制剂及整合酶抑制剂的联合使用,有望取得更好的临床疗效。

对于第二个问题的解决方法,就是个性化诊疗。如 HIV 检测基因芯片可作为 ELISA、WB 检测的辅助诊断方法,该方法既实现了 HIV 基因检测,避免窗口期感染者的漏检,又可以准确区分亚型,为个性化治疗提供依据。

对于第三个问题,目前已有先激活潜伏 HIV 病毒库,再进行抗病毒治疗的策略。

2011 年 3 月,著名血液学杂志 *Blood* 上的一篇报道引起人们关注。德国 Thomas Schneider 等发现了一名同时是 HIV 感染者的白血病患者。医生设法找到配型相符且拥有 CCR5△32 纯合子突变的骨髓捐献者,为患者实施了骨髓移植,并在术后第一天即停用抗病毒治疗。多年的随访证实这位 HIV 感染者被"临床治愈"——HIV 抗体检测、核酸检测均为阴性。但是这种疗法的安全性、可及性都仍在探讨。2020 年 7 月 1 日,*Nature* 刊文:一种全新的长效抗逆转录病毒药物展现出治疗艾滋病的良好潜力。初步临床研究显示,HIV 感染者单剂注射这种药物后,体内的病毒载量减少,并且体内药物在注射 6 个多月后仍保持活性。这种长效药物可以增加体内含 HIV 耐药株的患者的治疗选择,也有助于患者坚持治疗方案。美国加利福尼亚吉利德公司的 Stephen Yant 团队研发的一种名为"GS－6207"的小分子药物可与病毒衣壳蛋白紧密结合,从而破坏病毒衣壳结构和功能。实验室还发现,GS－6207 对多种 HIV 毒株表现出较高的抗病毒活性,并能和已有的抗逆转录病毒药物协同作用,使之成为联合疗法的一个理想补充。大部分用于治疗 HIV 的小分子药物通过抑制病毒酶发挥作用,此次发现支持通过靶向病毒衣壳蛋白来治疗 HIV 感染的策略。

疫苗研究之痛，之必然

　　20 世纪 90 年代末，美国某公司即开始着手艾滋病疫苗的研究。经过近 10 年的努力，通过实验室研究、动物实验等环节，终于研制出一种艾滋病疫苗，取名为 V520。该公司对它抱有很高的期望。2004 年，该公司、美国国家过敏和传染性疾病研究所及一个名为"艾滋病病毒疫苗联盟"的学术机构人员组成团队，开始实施临床实验，实验取名为"Step"。来自北美洲、南美洲、加勒比海地区和澳大利亚的千余名志愿者参加了试验，他(她)们年龄介于 18～45 岁，多为同性恋者或性工作者，是艾滋病感染的高危人群。志愿者被分为两组，其中一组注射 V520 疫苗，另一组注射安慰剂(不含任何药物成分的制剂或剂型，外形与真药相像)。3 年后的 2007 年 9 月，临床试验被中止。原因是首批受试者中，注射疫苗的 741 人中，24 人感染 HIV，感染率约为 3.24%；注射安慰剂的 762 人中，21 人感染，感染率约为 2.76%。疫苗没有起到保护作用，这个结果令全世界 HIV 研究者感到沮丧。

　　人类与传染病的斗争，从来没有停止过，只有疫苗才是传染病的终结者。天花便是如此，古代世界大约 1/4 的天花感染者会死亡，大多数幸存者会失明或留下永久的瘢痕。天花危害人类的历史可能比鼠疫还要久远，在古埃及法老拉米西斯五世等人的木乃伊上，可以发现天花留下的瘢痕。当欧洲殖民者登上新大陆的时候，给新大陆原住民带去了多种他们从未遇到过的、因而不具有免疫力的传染病，其中最致命的一种就是天花。

　　18 世纪末，英国乡村医生琴纳从一名正在患牛痘的挤奶女工身上的脓疱中取了少许脓液，将其注射到一个八岁男孩的臂内，导致男孩手臂局部疱疹发生，但未出现全身天花。六周后，男孩的牛痘消退。琴纳称此项技术为 Vaccination(种痘)，但是种痘并没有得到大力推广。直到 1967 年，世界卫生组织发起了消灭天花运动，大力推行疫苗注射。1980 年，WHO 正式宣布天花被消灭，天花成为第一种，也是至今唯一一种被消灭的传染病。这中间既有疫苗的决定性作用，也有医务工作者的卓越贡献。正如世界卫生组织前总干事哈夫丹·马勒(Halfdan T. Mahler)在"纪念根除天花三十周年"的讲话中所讲："为什么可由此上溯至少 3000 余年的历史上最长的病毒传播链条之一(指天花)，却在印度洋的某个小小码头上一朝崩解？最终有赖于成千上万名矢志不渝的卫生工作者,他们驾驶吉普车,跨坐驴背,搭乘渔船,甚至凭双脚步行,穿越丛林和大漠,深入边远山区的游牧部落,在酷暑下接触贫民窟的街头流浪者,毫不夸张地说,他们的足迹遍布天涯海角。"

一种传染病从出现到蔓延,再到被控制,要经过一个漫长的过程。艾滋病从发现到现在,仅仅 40 多年时间,因此我们在致病机制、药物研究、疫苗制备等方面,还有很多工作要做。在目前没有有效疫苗的情况下,宣传教育和行为干预就是最好的预防措施。我国采用的"政府主导、多部门协作、全社会参与"的艾滋病综合防控措施,取得了很好的成效。

在全社会参与方面,应注重发挥社会组织的作用。社会组织由于结构简单、分布广泛、成员多样、办事灵活等特点,可以有效填补政府、疾控中心、医院等覆盖不到的地方和人群,是一支不可或缺的艾滋病防控力量。近年来陕西省参与艾滋病防控的社会组织主要有四类:一是专业性协会。这些协会注重艾滋病综合防控,并在政府与社会组织之间起着桥梁纽带作用,如陕西省艾滋病性病防治协会。二是专业学术团体。这些学术团体的专家们积极建言献策、出谋划策,起到智库的作用,在艾防项目实施过程中也起着重要作用。如陕西省微生物学会。三是互助性组织。这些组织以 HIV 感染者及艾滋病病人为主体,起到互帮互助的作用,如同康小组、红丝带小组;四是志愿者组织。这些组织注重大规模人群宣传,如预防艾滋病大学生志愿者组织等。四类社会组织在艾滋病防控工作中,形成了"衔接政府、各有侧重、协调互补、网状防控"的模式,在预防艾滋病宣传教育与行为干预、自愿咨询检测促进与倡导、同伴教育、感染者关怀、生产自救与互助、志愿者服务等方面,都取得一些成效。此外,国际社会抗击艾滋病方面的一些基金,如全球基金,也为我国艾滋病防控工作起到了积极作用。全球基金全称为抗艾滋病、结核和疟疾全球基金(The Global Fund to Fight AIDS, TB and Malaria),于 2002 年在联合国和世界卫生组织的倡议和推动下,由几十个国家和国际组织共同建立。全球基金旨在通过全球范围内的药物和医疗产品采购与供应、专业技术指导、项目管理与协调等,降低非洲、亚洲、拉丁美洲等发展中国家的医药产品价格,提高药品可及性,并提供各种解决方案,帮助发展中国家抗击艾滋病、结核病、疟疾等重大传染性疾病,建立有效的卫生保障和疾病防控体系。截至 2017 年底,全球基金已向全球 1100 多万艾滋病患者及 HIV 感染者提供了抗艾滋病药物。在其有效干预的地区,艾滋病死亡率较大幅度下降。中国政府是全球基金的创建方之一,也是长期参与该项目治理与发展的重要利益方。在中国疾病预防控制中心和陕西省疾病预防控制中心的领导下,我们曾经负责第三轮中国全球基金艾滋病项目"性病患者艾滋病自愿咨询检测的促进与倡导""西安市康复路及周边市场流动人口预防艾滋病宣传教育行为干预",以及全球基金陕西艾滋病项目"项目县 HIV/AIDS 微生物免疫学检验能力建设与评价""陕南三市 HIV/AIDS 微生物免疫学检验能力建设与评价"及"在基层医院开展针对性病患者的 VCT 促进与倡导"等,取得预期的成效。

追根溯源

2006 年 7 月,美国 *Science* 杂志报道,美国、法国、英国、喀麦隆等国科学家在非洲喀麦隆丛林里经过 7 年"潜伏",搜集获得近 600 份野生黑猩猩的粪便样本,对其含有的猴免疫缺陷病毒(SIV)进行了病毒序列检测。该研究获得几个重要的发现:第一,生活在不同区域的黑猩猩群体感染 SIV 比率差异很大,个别群体感染率高达 35% ,而有的群体却无一感染。第二,SIV 感染率高的黑猩猩群体主要分布在喀麦隆南部。第三,喀麦隆南部桑加河流域的黑猩猩感染的 SIV 和 HIV 基因序列最为接近。第四,喀麦隆南部地区当地人有捕杀和猎食黑猩猩的习俗。

WHO 也曾在世界范围内组织过多次标本回顾性检测,以期找寻艾滋病的源头。检测表明,能够找到的最早的 HIV 感染者是一名刚果金沙萨男子。喀麦隆丛林和金沙萨正是由桑加河紧紧联系在一起的。桑加河发源于喀麦隆南部的丛林之中,20 世纪 30 年代左右成为运输象牙和木材的重要水道。那么,在捕杀和猎食黑猩猩过程中感染病毒的人,很可能通过这条路线从丛林走向城市。

似乎可以这样勾勒:有一群生活在非洲丛林里的黑猩猩,它们和世界上其他地方的黑猩猩一样,在丛林中觅食、游戏、生儿育女。它们中,有的带病毒,有的不带病毒,但是带不带病毒对于它们来讲关系不大(或许它们的祖先早就带有这样的病毒),它们依然健康而快乐地生活着。但是,有一天,人类来了,拿着猎枪、长矛、棍棒,设置网套、挖下陷阱,抓捕这些黑猩猩。黑猩猩拼命反抗,用锋利的爪子、尖利的牙齿给捕猎者一点教训,但它们还是输了,被人扒了皮、吃了肉。然而它们身体里的病毒，在它们反抗的那一刻，或者在被食用的一瞬间，传给了人类。起初病毒在"人"这个新的宿主身上可能不太适应，但数以亿计的病毒，在快速的复制、变异、复制过程中，突然有一种适应了人类，在人身上定居、繁衍，又随着人的活动传播、扩散。而此时的人类，却又显得那样弱小、无助和不堪一击，被这种肉眼看不见的东西纷纷击倒，再也挥舞不动手中的猎枪、长矛和棍棒。这一次，人类输了。

人类对于生态环境的破坏，对野生动物自然聚集地的侵占和掠夺，对自然的不敬畏、不尊重，可能是导致艾滋病发生的根源。那么，为什么艾滋病在非洲发生，却在美国发现呢？

我国台湾地区的一位女士早年的一篇文章——《我在美国经历的性解放》，可能会给我们一些启示。她写道："……当时纽约中青代的西方人对待性爱的态度已经开放到令东方人咋舌的程度——换妻换夫、集体性游戏、一夜之情、同志之恋等，早已是这个大都会里被默认的事实。和性有关的色情杂志、电视节目、A片等唾手可及，四十二街上的阻街女郎一向公开招揽客人，情趣商店可以随时自由出入。"正如文中所讲，20世纪60年代，西方很多年轻人蔑视传统、废弃道德，以一种不能见容于主流社会的独特生活方式来表达自己对现实社会的"叛逆"，这些人被称为嬉皮士（Hippie）。他们鼓吹所谓的"新生活""新文学"和"新艺术"，以身着奇装异服、吸毒、同性恋、群居等行为显示自我、反抗社会。随后在欧洲也出现了许多"嬉皮士"的群居村。这种反规律、反传统、反社会、放纵混乱的生活方式，成为艾滋病疫情暴发的助燃剂。

路在何方

目前，虽然新增HIV感染者及死亡者的增幅在减缓，但艾滋病至今仍不能治愈，耐药问题严重，至今仍无疫苗，感染人数仍很多等，形势依然严峻。那么，我们应该做些什么呢？

首先，开发便捷的检测方法，做到早检测、早发现是解决问题的关键。目前HIV初筛及确认实验多用抽血检测的方法，且价格较高。开发简便、廉价、易行、准确的检测方法，如采用尿液、唾液作为检测样本，让HIV检测如同早孕检测一样便捷，在家中就可以操作，是尽早达到三个"95%"目标的关键一步。

第二,加快药物和疫苗的研究。目前,在科学家们的努力下,艾滋病疫苗和药物研发的突破性进展都已露出曙光。

第三,加强宣传教育和行为干预。国家卫健委公布的数据显示,近年来我国 HIV 感染者中,青年学生和老年男性所占比例有增高的趋势。价值观流失是这种情况的根本原因。目前,国家提出的文化建设正在全面展开,提倡用健康的精神鼓舞人,用多彩的活动丰富人,用理想和信念激励人。因此,艾滋病防控工作一定会取得更显著的成效。

(黎志东)

参考文献

[1] Ganser – Pornillos BK, Yeager M, Sundquist WI. The structural biology of HIV assembly. Curr Opin Struct Biol, 2008, 18(2):203 – 217.

[2] Briggs JA, Krusslich HG. The molecular architecture of HIV. J Mol Biol, 2011, 410(4):491 – 500.

[3] Finzi D, Siliciano RF. Viral dynamics in HIV-1 infection. Cell, 1998, 93:665 – 671.

[4] 黎志东,徐志凯,邢爱华,等. 我国首例与 HIV 感染者长期无保护性接触未引发感染的报告. 第四军医大学学报, 2001, 22:1522 – 1524.

[5] Gallo RC, Montagnier L. AIDS in 1988. Sci Am, 1998, 259(4):41 – 48.

[6] 拉皮艾尔. 发现艾滋病. 陈德民,段锡平,王海杰,译. 上海:学林出版社,1998.

[7] Simon-Loriere E, Rossolillo P, Negroni M. RNA structures, genomic organization and selection of recombinant HIV. RNA Biol, 2011, 8(2):280 – 286.

[8] Gorry PR, Ancuta P. Coreceptors and HIV-1 pathogenesis. Curr HIV/AIDS Rep, 2011, 8(1):45 – 53.

[9] Hughes A, Nelson M. HIV entry:new insights and implications for patient management. Curr Opin Infect Dis, 2009, 22(1):35 – 42.

[10] Wilen CB, Tilton JC, Doms RW. Molecular mechanisms of HIV entry. Adv Exp Med Biol, 2012, 726:223 – 242.

[11] 黄文林. 分子病毒学. 2 版. 北京:人民卫生出版社,2006.

[12] Arrildt KT, Joseph SB, Swanstrom R. The HIV – 1 env protein:a coat of many colors.

Curr HIV/AIDS Rep,2012,9(1):52-63.

[13]Samson M,Libert F,Doranz B,et al. Resistance to HIV-1 infection of Caucasian individuals bearing mutant alleles of the CCR5 chemokine receptor gene. Nature,1996,382:722-725.

[14]Gupta S,Mitra D. Human immunodeficiency virus-1 Tat protein:immunological facets of a transcriptional activator. Indian J Biochem Biophys,2007,44(5):269-275.

[15]Hill M,Tachedjian G,Mak J. The packaging and maturation of the HIV-1 Pol proteins. Curr HIV Res,2005,3(1):73-85.

[16]McMichael AJ,Rowland-Jones SL. Cellular immune responses to HIV. Nature,2001,410:980-987.

[17]Rosca EC,Rosca O,Simu M,et al. HIV-associated neurocognitive disorders:a historical review. Neurologist,2012,18(2):64-67.

[18]Spickett GP,Dalgleish AG. Cellular immunology of HIV-infection. Clin Exp Immunol,1988,71(1):1-7.

[19]Hunt PW. HIV and inflammation:mechanisms and consequences. Curr HIV/AIDS Rep,2012,9(2):139-147.

[20]Bayer R,Levine C,Wolf SM. HIV antibody screening. An ethical framework for evaluating proposed programs. JAMA,1986,256(13):1768-1774.

[21]McMichael AJ, Rowland-Jones SL. Cellular immune responses to HIV. Nature,2001,410:980-987.

[22]Clarke JR,McClure MO. HIV-1 viral load testing. J Infect,1999,38(3):141-146.

[23]Chaponda M,Pirmohamed M. Hypersensitivity reactions to HIV therapy. Br J Clin Pharmacol,2011,71(5):659-671.

[24]Pattanapanyasat K. Immune status monitoring of HIV/AIDS patients in resource-limited settings:a review with an emphasis on CD4$^+$ T-lymphocyte determination. Asian Pac J Allergy Immunol,2012,30(1):11-25.

[25]Ray S,Fatima Z,Saxena A. Drugs for AIDS. Mini Rev Med Chem,2010,10(2):147-161.

[26]Smith MZ, Wightman F,Lewin SR. HIV reservoirs and strategies for eradication. Curr HIV/AIDS Rep,2012,9(1):5-15.

[27]Steven G, Robert M Grant,Terri Wrin,et al. Persistence of drug-resistant HIV-1 after a structured treatment interruption and its impact on treatment response. AIDS,2003,17(3): 361-369.

[28]Vandamme AM, Van Vaerenbergh K,De Clercq E. Anti-human immunodeficiency virus drug combination strategies. Antivir Chem Chemother,1998,9(3):187-203.

[29]Girard MP,Osmanov S,Assossou OM,et al. Human immunodeficiency virus (HIV) im-

munopathogenesis and vaccine development：a review. Vaccine,2011,29(37):6191 - 218.

[30]Hashimoto C,Tanaka T,Narumi T,et al. The successes and failures of HIV drug discovery. Expert Opin Drug Discov,2011,6(10):1067 - 1090.

[31]贾文祥. 医学微生物学. 北京:人民卫生出版社,2005.

[32]Cernescu CE. AIDS vaccines and adjuvant formulations. Int J Immunopharmacol,1994, 16(5 - 6):369 - 379.

[33]Wilkin TJ, Shalev N,Tieu HV,et al. Advances in antiretroviral therapy. Top HIV Med, 2010,18(2):66 - 92.

[34]Samson M, Libert F,Doranz B,et al. Resistance to HIV - 1 infection of Caucasian individuals bearing mutant alleles of the CCR5 chemokine receptor gene. Nature,1996,382:722 - 725.

[35]李凡,徐志凯. 医学微生物学.9 版. 北京:人民卫生出版社,2018:297.

[36]Hahn BH,Shaw GM,De Cock KM,et al. Aids as a zoonosis：scientific and public health implications. Science,2000,287:607 - 614.

[37]李兰娟,任红. 传染病学.9 版. 北京:人民卫生出版社,2018:17 - 24.

[38]黎志东. 医学微生物学特色教育研究与实践. 中国病原生物学杂志,2015,10(5):附 3 - 5.

[39]吉利德研发出新 HIV 候选治疗药物. 光明网. https：∥m. gmw. cn/baijia/2020 - 07/ 02/33960581. html.

[40]世界卫生组织. https：∥www. who. int/zh/home.

[41]中华人民共和国国家卫生健康委员会. http：∥www. nhc. gov. cn/.

[42]联合国艾滋病规划署. http：∥www. unaids. org. cn/.

[43]黎志东. 生命之窗——生命科学前沿纵览. 病原生物学. 西安:第四军医大学出版 社,2014.

[44]李太生,王福生,高福,等. 中国艾滋病诊疗指南(2018 版). 协和医学杂志,2019,10 (1):31 - 52.

[45]吴尊友. 艾滋病预防技术进展与防治策略. 中华预防医学杂志,2018,52 (12):1204 - 1208.

★ 即将消失的病毒 ★

——脊髓灰质炎病毒

2020年1月1日起,我国对脊髓灰质炎疫苗接种程序进行了调整,执行脊灰疫苗"2剂三价灭活脊髓灰质炎疫苗(trivalent inactivated polio vaccine,tIPV)+2剂二价口服减毒活疫苗(bivalent live oral attenuated polio vaccine,bOPV)"免疫程序,这是继2016年5月1日执行脊髓灰质炎疫苗"1剂tIPV + 3剂bOPV"免疫接种程序以来的再次调整。什么是脊髓灰质炎病毒?这些疫苗有什么不同?为什么要调整接种程序?

WHO 的战斗号角

1980年5月8日,WHO正式宣布"地球上的人类已免于天花疾病",这意味着天花已在地球上灭绝了。至此,这种肆虐了几千年、致死数千万人的恶性传染病,经过人类数十年的不懈努力(坚持接种疫苗),终于被彻底制服了。而后,人们将下一个目标转向了另一种严重危害人类健康的疾病——脊髓灰质炎,俗称"小儿麻痹症"。

脊髓灰质炎是由脊髓灰质炎病毒(poliovirus)感染引起的一种传染性疾病。人群普遍易感,主要发生在4个月到5岁的儿童中。大约每200例感染病例中会有1例发生不可逆转的瘫痪。在瘫痪病例中,5%～10%的患者可因呼吸肌麻痹而死亡。历史上曾经发生过多次大流行,致死、致残者无数(图4)。

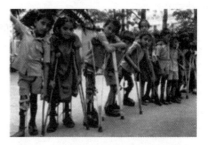

图4　因脊髓灰质炎致残的患儿

1988年5月,在日内瓦召开的第41届世界卫生大会(World Health Assembly,WHA)上,166个会员国代表起草并签署了一项议案——《2000年在全球范围内消灭脊髓灰质炎的行动计划》。此计划确定了关于脊髓灰质炎控制过程中免疫覆盖、监控、疫情暴发的调查与控制、疫苗的质量控制(包括有效的冷链运输)等方面的需求。并进一步提出了运作过程中所需的实验室服务、人员培训、社会动员及残疾康复等工作。这一计划的通过,标志着由 WHO、国际扶轮社、美国 CDC 以及联合国儿童基金会率先发起的全球消灭脊髓灰质炎行动正式启动。

有了根除天花的经验,人们有理由相信,根除脊髓灰质炎指日可待。因为与天花类似,脊髓灰质炎也具备消灭的条件:人是唯一的传染源、病后可终身免疫、无慢性病毒携带者、病毒仅可在外环境中生存很短的时间、目前已有有效的疫苗可使用、各国政府已承诺积极开展消灭脊髓灰质炎的工作等。

全球消灭脊髓灰质炎行动的目标是:尽快阻断野生脊髓灰质炎病毒传播;实现全球消灭脊髓灰质炎认证;促进卫生系统发展,加强常规免疫接种和系统监测传染病。而实现上述目标最可靠、最有效的方法就是在易感人群中广泛接种脊髓灰质炎病毒疫苗。一旦消灭了脊髓灰质炎,人类就可以从此免除其带来的身体痛苦和经济损失。作为 WHO 的最高权力机构,WHA 为我们吹响了向脊髓灰质炎病毒发起总攻的战斗号角,揭开了这场脊髓灰质炎歼灭战的序幕。

罗斯福总统之痛

虽然脊髓灰质炎死亡率较天花低得多,但绝大多数重症患者患病后留有不同程度的后遗症,最为常见的是下肢的麻痹性瘫痪。患该病最著名的人物当属美国第 32 任总统富兰克林·罗斯福。

罗斯福是美国历史上任职时间最长的、唯一一位连任四届的总统,他在 20 世纪的经济大萧条和第二次世界大战中扮演了重要的角色。但同时,他又是唯一一位轮椅上的美国总统(图 5)。而造成他丧失行走功能的罪魁祸首就是脊髓灰质炎病毒。

事情发生在罗斯福 39 岁那年。1921 年 8 月 10 日,与家人在加拿大的坎波贝洛岛休假的罗斯福,

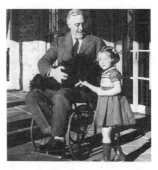

图 5　轮椅上的罗斯福总统

和孩子们一起离开坎波贝洛岛,乘小帆船"维里奥号"在海上游弋。尽管他这段时间一直感到非常疲倦,加之海上旅行的艰辛更使他疲惫不堪,但与孩子们一起在海上扬帆还是使他感到非常快乐。游弋过程中,罗斯福和孩子们看到远处浓烟滚滚,是附近一座小岛上的树林失火了。于是,他们立刻赶去灭火。罗斯福和孩子们把船靠岸,砍下松枝,用树枝扑打火焰。火被扑灭了,满身灰烬、筋疲力尽的罗斯福和孩子们到 3000 米外的一个冰冷的水池里游泳。回到他们居住的小屋后,罗斯福没有换掉湿漉漉的泳装便开始读报纸。读完报纸,他感到又冷又累,于是决定不与家人共进晚餐,早点儿上床休息。夜里,罗斯福要起身去卫生间,但他的双腿似乎动弹不得,他爬着去了卫生间。第二天早上,罗斯福看上去很正常,一如往常那样谈笑风生。但是他是在床上用的早餐,因为下床时,他的左腿站立不住。他以为这不过是腿部肌肉的问题,活动活动就会好的。他的妻子为他请了一位乡村医生,医生诊断罗斯福是患了重感冒,但他无法解释为什么罗斯福的病情会不断地加重,而且出现了剧烈的腿痛和背痛。几个星期后,罗斯福的病情恶化,体温上升到 39℃,胸部以下的肌肉都动弹不得,疼痛依旧,甚至连被子都会压得他全身剧痛。罗斯福感到肩膀、胳膊、手指都疼了起来,既疼痛又麻痹。而后,他们找到了一名在附近度假的费城医生,但是这名医生也没有找出病因,只认为可能是罗斯福的颈部血管出现了血栓,于是建议他接受按摩治疗。经过按摩,罗斯福的病情仍不见好转,于是他们又请来了另外一位专家。在检查了罗斯福的病情后,专家给出了令所有人震惊的诊断结果:小儿麻痹症。此前,根本没有人往小儿麻痹症这方面想,因为人们认为只有小孩才会患上这种病。显然,罗斯福由于那一时期工作紧张,没能抵御住脊髓灰质炎病毒的侵袭,从而患上了这种严重的疾病。

罗斯福一直希望自己的身体能够康复,哪怕是部分康复,但希望最终落空了。没有支架,没人搀扶,他就走不了路,余生只能以轮椅代步。一夜之间,年仅 39 岁的罗斯福从一个身体强壮、喜爱运动的健全人变成了一个瘫痪在床的患者。虽然,他一次又一次战胜了以他的残疾为理由攻击他的对手,先后担任了纽约州州长及连续四届的美国总统,为美国从严重的经济危机中复兴、为第二次世界大战的胜利做出了巨大的贡献,但他由于患脊髓灰质炎所致的终身残疾,却是他辉煌人生中的一大缺憾。

致病元凶

脊髓灰质炎病毒是肠道病毒（enterovirus）中的一种，属于小 RNA 病毒科（*picornaviridae*）。除脊髓灰质炎病毒外，肠道病毒还包括柯萨奇病毒、埃可病毒和新型肠道病毒。在小 RNA 病毒科中，还包括引起人类疾病的鼻病毒和甲型肝炎病毒。肠道病毒的特点是主要经消化道传播，但引起的疾病则在肠道外，如脊髓灰质炎、心肌炎、急性出血性结膜炎及手足口病等。

脊髓灰质炎病毒具有典型的肠道病毒形态，在电镜下病毒颗粒呈球形（图 6），直径约 28 nm，无包膜，衣壳呈二十面体立体对称。病毒核心为单股正链 RNA，长约 7.4 kb，不分节段。病毒衣壳由 32 个壳粒构成，衣壳蛋白由 4 种结构蛋白 VP1～VP4 构成（图 7）。

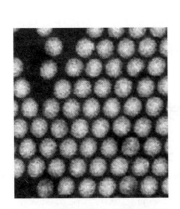

图 6　脊髓灰质炎病毒扫描电镜图

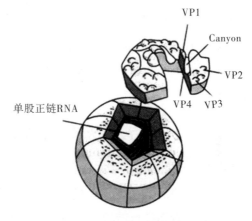

图 7　脊髓灰质炎病毒结构示意图

脊髓灰质炎病毒对理化因素抵抗力较强，在粪便和污水中可存活数月，在胃肠道对胃酸、胃蛋白酶、胆汁有耐受性，对热及去污剂均有一定的抗性，次氯酸钠等含氯消毒剂可有效灭活该病毒。

人是脊髓灰质炎病毒的唯一自然宿主。该病毒有Ⅰ、Ⅱ、Ⅲ三个血清型。虽然有约 71% 的核苷酸为三型脊髓灰质炎病毒所共有，但差异的核苷酸序列却都位于编码区内，因此三型病毒间无交叉免疫反应。

脊髓灰质炎病毒的传染源是患者或无症状携带者，主要通过粪－口途径传播，潜伏期一般为 1～2 周。在临床症状出现前后患者均具有传染性。病毒主要侵犯脊髓前角运动细胞、运动神经元、骨骼肌细胞和淋巴细胞等,因为这些细胞表面具有能与病毒衣壳上的结构蛋白 VP1 结合的受体——细胞黏附分子 CD155,可在数小时内造成机体功能完全瘫痪。病毒自口、咽或肠道黏膜侵入人体后,一天内即可到达局部淋巴组织如扁桃体、咽壁淋巴组织、肠壁集合淋巴组织等处增殖,并向局部排出。若此时人体产生局部抗体,可将病毒感染控制在局部,形成隐性感染;否则病毒会释放入血,形成第一次病毒血症。在第 3 天病毒可到达各处非神经组织,如呼吸道、肠道、皮肤黏膜、心、肾、肝、胰、肾上腺等处并增殖,在全身淋巴组织中尤其多,并于第 4～7 天再次大量入血,形成第二次病毒血症。如果此时患者血清中有足够的特异性抗体能中和病毒,则形成顿挫感染,仅出现发热、头痛、乏力、咽痛及呕吐等非特异性上呼吸道及肠道症状,而不出现神经系统病变。少部分患者可因病毒毒力强或血中抗体不足不能将其中和,病毒随血流经血脑屏障侵犯中枢神经系统,引起麻痹等神经症状。偶尔病毒也可沿外周神经传播到中枢神经系统。因特异性中和抗体不易到达中枢神经系统和肠道,故脑脊液和粪便中的病毒存留的时间较长。

脊髓灰质炎的发生与发展

脊髓灰质炎是一种非常古老的疾病。尽管人们在 20 世纪后才对该病有了明确的认识,但该病早在史前就有记载。在古埃及的绘画及雕刻作品中,就有对肢体萎缩、拄着拐杖行走的儿童的描述。或许最早有记载的脊髓灰质炎病例是英国诗人、小说家及剧作家斯科特男爵,据说 1733 年他 2 岁时患了一场非常严重的"出牙热",由此导致他的右腿丧失功能。根据回顾诊断判断,他很可能罹患了脊髓灰质炎。1789 年,英国内科医生安德伍德首先对脊髓灰质炎做了临床描述,称之为"远端肢体功能障碍"。1840 年,德国整形外科医生海涅(Heine)首次对脊髓灰质炎做了临床报告。1890 年,瑞典儿科医生麦丁(Medin)首次对脊髓灰质炎进行了流行病学研究。因此,人们常把脊髓灰质炎称为 Heine - Medin 病。1908 年,奥地利生物学家兰茨泰纳首次确定了脊髓灰质炎的病原体——脊髓灰质炎病毒。自 19 世纪 80 年代起,脊髓灰质炎开始在欧洲大流行,并很快波及美国,其高峰时期发生在 20 世纪四五十年代。据估计在这段时间里,在世界范围内,每年约有50万人因该病致死或致残。

脊髓灰质炎是一种传染性很强的疾病,传播速度极快。多见于温带,终年散发,以夏秋季为多,可呈小流行或酿成大流行,热带则四季发病率相似。人群普遍易感。自20世纪50年代起,特别是80年代后期,由于世界范围内脊髓灰质炎疫苗的广泛应用,脊髓灰质炎的发病率已经大大降低,几近灭绝。

由于人是唯一宿主,所以脊髓灰质炎传染源只能为患者及病毒携带者。在发病前3~5天,病毒可经患者鼻咽分泌物及粪便排出。被病毒直接或间接污染的双手、用品、玩具、衣服等可成为传播途径,苍蝇可成为传播媒介,饮水污染常引起暴发流行。

病毒感染人体后,绝大多数人(90%~95%)呈隐性感染,而显性感染者也多为轻症感染(4%~8%),只有少数患者(1%~2%)发生神经系统感染,而其中只有0.1%~2%的患者发生暂时性或永久性肢体麻痹等严重的症状和后果,以四肢尤其是下肢麻痹多见,极少数患者可发生延髓麻痹,导致呼吸、心力衰竭而死亡。多种因素可影响疾病的转归,如受凉、劳累、局部刺激、损伤、手术以及免疫力低下等,均有可能促使瘫痪的发生。

根据显性感染患者的临床表现可将脊髓灰质炎分为3种类型。

1. 轻型

病症似流感,有发热、乏力、头痛、肌痛,有时伴有咽炎、扁桃体炎及胃肠炎症状。临床症状持续4~5天后即退去。

2. 非麻痹型(又称无菌性脑膜炎型)

患者具有典型的无菌性脑膜炎症状:下肢疼痛、颈或背痛,可查出有轻度颈项强直及脑膜刺激症状,脑脊液中淋巴细胞增多。

3. 麻痹型

病毒从血液侵入中枢神经系统,当累及脊髓腰膨大部前角运动神经细胞时,造成肌群松弛、萎缩,最终发展为松弛性麻痹(图8)。在极个别患者中,病毒可累及颅下神经及脊髓颈区前角神经细胞,造成咽、软腭、声带麻痹,患者常因呼吸、循环衰竭而死亡。上述临床表现的严重程度取决于多种因素,如毒株的毒力、感染病毒的相对数量、机体免疫功能状态等。过度疲劳、创伤、妊娠、扁桃体摘除及近期有以明矾为佐剂的疫苗接种史等易促使麻痹发生。

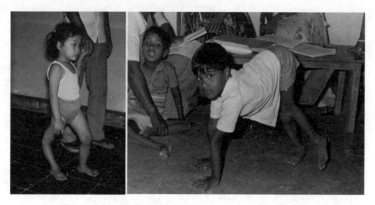

图 8　患有脊髓灰质炎后遗症——松弛性麻痹的患儿

感染病毒后血清中最早出现特异性 IgM 抗体,2 周后出现 IgG 抗体(中和抗体)。唾液及肠道产生分泌型 IgA(SIgA)抗体。SIgA 具有重要的局部抗感染作用,可以阻止病毒在咽喉部、肠道内的吸附和初步增殖;血清中的中和抗体可阻断病毒的吸附和向靶组织扩散。中和抗体水平在起病后 2～3 周到达高峰,1～2 年逐渐下降,但一直保持在一定的水平,不仅可保护患者免遭同型病毒感染,还对异型病毒具有低保护力。此外,此病毒具有 C 和 D 两种抗原。C 抗体病后出现早而在病程 1～2 周后即下降;D 抗体出现较迟,2 个月达高峰,保持 2 年左右,有特异性。特异性抗体可通过胎盘(IgG)及母乳(含分泌型 IgA)自母体传给新生儿,此种被动免疫在出生后 6 个月内渐渐消失。年长儿童大多经过隐性感染获得自动免疫力,抗体水平再度增长,到成人时大多数已具有一定免疫力。

防控对策

目前尚无针对脊髓灰质炎病毒的特异性抗病毒药物。因此,对该病的控制主要采用疫苗预防接种的方法,必要时辅以被动免疫治疗。

与天花疫苗相同,脊髓灰质炎疫苗具有非常好的预防效果。脊髓灰质炎疫苗的研发应用始于 20 世纪 50 年代。1952 年,美国微生物学家 Salk 采用灭活病毒的方法,研制出灭活脊髓灰质炎疫苗(inactivated polio vaccine, IPV, Salk vaccine),并于 1955 年正式大规模投入使用。1957 年,另一位美国病毒学家 Sabine 研制的口服脊髓灰质炎减毒活疫苗(live oral attenuated polio vaccine,

OPV,Sabin vaccine),进入临床试验,于 1962 年正式投入使用。至此,拉开了人类抗击脊髓灰质炎的序幕。这两款疫苗各有优势及弱点(表 1)。

表 1　脊髓灰质炎减毒活疫苗与灭活疫苗的比较

项目	减毒活疫苗(OPV)	灭活疫苗(IPV)
接种方法	口服糖丸	肌内注射
抗体产生	血清抗体、分泌抗体	血清抗体
细胞免疫	有	无
免疫效果	更好	好
复毒可能	存在	不存在
安全性	好	更好
稳定性	差,需冷链保存	好,常温保存
副作用	极少数引起疫苗相关脊髓灰质炎	无

IPV 和 OPV 均为 3 型病毒混合疫苗(tIPV 或 tOPV),免疫后都可获得特异性保护性抗体,产生针对 3 个血清型脊髓灰质炎病毒的免疫力。

胜利在望　任重道远

距 WHO 所预定的目标 2000 年已过去很多年了,但脊髓灰质炎仍在地球的极个别角落里时有发生,尚未得到彻底根除。由此可见,这场脊髓灰质炎歼灭战确实是一场旷日持久的战争,要取得最后的胜利并非轻而易举。

然而,回望过去,可以清楚地看到,我们所取得的成绩是非常巨大的。自 1988 年以来,野生型脊髓灰质炎病毒(wild type poliovirus,WPV)感染的病例减少了 99% 以上,从超过 125 个流行国家的 35 万例病例减少到 2019 年的 175 例报告病例。在 3 种野生脊髓灰质炎病毒株(Ⅰ、Ⅱ型和Ⅲ型)中,1999 年根除了 WPV2,而 WPV3 感染病例自 2012 年 11 月在尼日利亚报告以来再没有发现,已正式认证为全球根除。截至 2020 年,基于环境监测和基因测序研究表明,阿富汗和巴基斯坦是 WPV1 传播的仅有的两个国家(图 9),而且阿富汗与巴基斯坦之间的联系非常紧密,因此它们需要制定相关政策共同面对野生毒株的挑战。

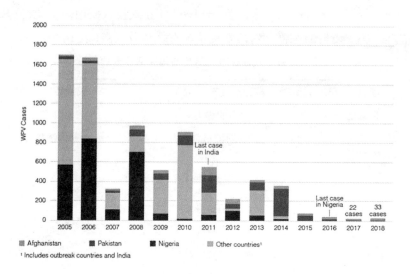

图 9　2005—2018 年 WPV1 的流行和暴发

　　虽然国际社会对消灭脊髓灰质炎的重要性给予普遍关注,但发展中国家由于卫生资源不足,加上受科技、经济、交通、地理等方面因素的制约,还有一些国家有外部冲突、战争和内乱等,致使疫苗接种率不高,仍有可能造成野毒株暴发流行,经济全球化、旅行等因素又可能造成脊髓灰质炎病毒迅速传播到世界各地。只要还有一名儿童感染脊髓灰质炎病毒,则所有国家的儿童就仍有感染该病毒的潜在风险。阿富汗与巴基斯坦边界地区脊髓灰质炎的持续小面积传播是当前消灭脊髓灰质炎行动的重点,同时也向我们提出了重要的流行病学挑战。

我国的脊髓灰质炎预防

　　我国从 1960 年开始自制脊髓灰质炎减毒活疫苗。1955 年,江苏南通发生了我国建国以来第一次脊髓灰质炎大流行,共发现麻痹型患者 1680 例,病死率 28%。当时,许多家长背着幼小的孩子到处求医,预防脊髓灰质炎迫在眉睫。尽管那时美国已经有了灭活疫苗,但以当时的中美关系,美国是无论如何也不会把疫苗的关键信息透露给我国的。顾方舟教授在我国脊灰疫苗的研制中做出了突出贡献。在北京生活的顾方舟教授为了脊灰疫苗的研制,义无反顾地举家迁往远在昆明的疫苗研发生产基地(中国医学科学院医学生物学研究所)。

该所自 1960 年建所以来至今已向国家提供了 40 多亿人份的脊髓灰质炎疫苗，对我国消灭脊髓灰质炎起到了关键性的作用。为了验证"脊灰"减毒活疫苗的效果和安全性，在得到卫生部批准后，顾方舟教授和"脊灰"研究室的研究人员首先服用，然后给十几名同事的孩子试服，观察数周未发现不良反应。安全的脊髓灰质炎减毒活疫苗保护了中华民族无数儿童的身体健康，造福中华民族子孙后代。顾方舟教授还提出适合我国国情的脊髓灰质炎免疫方案和免疫策略，促进全国实行了脊髓灰质炎减毒活疫苗的常规免疫与强化免疫策略。2000 年 10 月，经中国以及 WHO 西亚太区消灭"脊灰"委员会证实，中国本土"脊灰"病毒的传播途径已被阻断，中国这个占世界人口五分之一的人口大国成为无脊髓灰质炎传播的国家。

我国的脊髓灰质炎疫苗免疫策略经历三次变迁，既符合感染性疾病流行规律，符合国际形势，也见证了我国在全球脊灰预防方面的卓越贡献。

第一次免疫策略：我国从 1978 年实行计划免疫开始，执行 4 剂次三价脊髓灰质炎减毒活疫苗（tOPV）的免疫程序。tOPV 就是小时候大家记忆中甜甜的糖丸，是脊髓灰质炎Ⅰ、Ⅱ、Ⅲ型减毒株的混合物。此疫苗在零下 20℃ 可保存 2 年，4℃ ~ 8℃ 可保存 5 个月。一般首次免疫从 2 月龄开始，连服 3 次，间隔 4 ~ 6 周，4 岁时再加强免疫一次。服糖丸后 2 小时内不能喝过热的开水或饮料，也不能喂奶，以免影响疫苗接种效果。tOPV 由组织培养的三种脊髓灰质炎病毒减毒株混合物组成，因此，口服后可以模拟自然感染并诱导局部免疫肠黏膜反应，这使得 tOPV 成为建立和维持群体免疫力的绝佳工具。另一方面，OPV 病毒的可复制性和可扩散性又成为全球根除脊髓灰质炎最后阶段的障碍，因为 OPV 病毒株也在不断突变和重组。减毒突变株在肠道选择压力下，倾向于回复突变为野生型基因组，突变的疫苗病毒可以导致疫苗相关性麻痹性脊髓灰质炎（vaccine associated paralytic poliomyelitis，VAPP），理论上可以在环境中持续存在。这样，一旦消除了野毒株感染，OPV 病毒可能成为唯一一种在世界上流行的脊髓灰质炎病毒。

第二次免疫策略：2016 年 5 月 1 日起我国执行了新的脊灰疫苗"1 剂 tIPV + 3 剂 bOPV"免疫程序。bOPV 仅含有Ⅰ型和Ⅲ型减毒活疫苗（Ⅱ型脊髓灰质炎已经在全球被清除），可以有效减少 VAPP 的发生，体现了我国综合经济实力的增强，因为 IPV 的价格是 OPV 的近 10 倍，我国人口众多，总体费用不菲。

第三次免疫策略:2020年1月1日起,我国开始执行脊灰疫苗"2剂tIPV + 2剂bOPV"免疫程序,IPV可以有效地预防、控制和消灭脊髓灰质炎病毒,不会产生VAPP,特别是可以预防循环型疫苗衍生Ⅱ型骨髓灰质炎病毒(circulating vaccine derived poliovirus type Ⅱ,cVDPV2)的传播(后者在近几年仍有局部流行),且bOPV能够提供更强的肠道保护力。tIPV和bOPV一起使用的序贯免疫程序对儿童具有更好的安全性和保护效果。相信随着OPV使用的减少甚至停止,疫苗相关及衍生病例也会逐渐减少。

在我国,最后一例本土脊髓灰质炎病毒野毒株感染病例发生在1994年9月。2000年10月,包括中国在内的西太平洋区证实无新发脊髓灰质炎,进入无脊髓灰质炎的维持期。但目前仍有本土WPV流行(即从未中断本土WPV传播)的2个国家,即巴基斯坦和阿富汗,它们与我国接壤,致使我国面临WPV输入的风险较大。2011年8月,我国新疆维吾尔自治区发生WPV输入并引起局部传播,共有18例报告病例,其中1例死亡。基因测序结果显示为WPV1,经WHO协查,判定该病毒由巴基斯坦输入。由此可见,脊髓灰质炎病毒野毒株输入的风险仍然存在,在全球实现消灭脊灰的目标之前,要最大限度地减小通过病例输入带来的疫情风险,必须保持较高的人口免疫水准。

加强疫情监测是今后工作的重点。要加强国境卫生检疫,防止其由国外输入;及时发现病人,快速报告,核实诊断,预测和预报脊髓灰质炎疫情,指导干预措施。具备及时发现和应对脊髓灰质炎野毒株输入和脊髓灰质炎疫苗衍生株病毒循环的应急能力。一旦发现疫情,迅速采取有力措施,控制疫情暴发,消除野毒株的循环隐患,阻断野毒株可能的传播途径,扑灭疫情,以巩固无脊髓灰质炎状态直至全球脊髓灰质炎消灭。

最近,WHO发布了《2019—2023年脊灰尾声战略》,致力于检出和阻断所有各类脊灰病毒的传播;强化各国和地区免疫接种系统,停用口服脊灰疫苗;封存脊灰病毒,对阻断传播进行认证,并制订脊灰遗留问题计划。目标1:消灭,阻断所有各类WPV的传播,在检出病毒后的120天内终止所有循环性疫苗衍生脊髓灰质炎病毒疫情,并消除未来出现VDPV的风险。目标2:整合,协助强化免疫接种系统和卫生系统,以帮助实现和维持无脊灰状态与疫苗综合监测系统相结合,以确保脊灰病毒监测的敏感度,为未来的疫情和危机做好准备。目标3:认证和封存,对WPV的消灭状态进行认证,封存所有的脊髓灰质炎病毒。

消灭脊髓灰质炎,事关全球卫生安全,虽然,目前距离胜利仅一步之遥,但要走完这最后一步,尚任重道远。我们无法确定何时才能将脊髓灰质炎这种贻害千年的疾病彻底根除,但有理由相信,这一天已经不再遥远。我们已经告别了天花的侵扰,脊髓灰质炎疫苗的使用至今尚不足 70 年。只要坚持,人类一定能够取得最后的胜利!

(徐纪茹　杨　娥)

参考文献

［1］Polio Endgame Strategy 2019 - 2023：Eradication，integration，certification and containment. Geneva：World Health Organization，2019（WHO/Polio/ 19.04）. Licence：CC BY - NC SA 3.0 IGO.

［2］Oberste MS. Progress of polio eradication and containment requirements after eradication. Transfusion，2018，58 Suppl 3：3078 - 3083.

［3］Thompson KM，Duintjer Tebbens RJ. Lessons From the Polio Endgame：Overcoming the Failure to Vaccinate and the Role of Subpopulations in Maintaining Transmission. J Infect Dis，2017，216（suppl_1）：S176 - S182.

［4］Lopalco PL. Wild and vaccine - derived poliovirus circulation，and implications for polio eradication. Epidemiol Infect，2017，145（3）：413 - 419.

［5］Garon J，Seib K，Orenstein WA，et al. Polio endgame：the global switch from tOPV to bOPV. Expert Rev Vaccines，2016，15（6）：693 - 708.

［6］汪海波,罗会明,温宁. 全球脊髓灰质炎流行情况分析及对我国防范脊髓灰质炎野病毒输入对策的启示. 中国疫苗和免疫,2012,18(01):81 - 86.

［7］梁家素. 维持无脊髓灰质炎状态的影响因素与对策探讨. 中国自然医学杂志,2008(02):154 - 157.

★ 血之殇 ★

——流行性出血热病毒

血泪研究史

如果有这样一位患者,早期出现发热、头痛、咽痛、咳嗽、流涕、全身不适等症状,你是否会认为他患了感冒? 可是随着病程的进展,患者很快发生出血、低血压休克、肾功能损害甚至死亡! 这不是感冒,而是流行性出血热,也就是我们常说的出血热。

出血热是一种古老的自然疫源性疾病。1825 年,在乌兹别克地区就曾发生过该病的流行,当时记录其为"出血性疾病"。我国最早的对于该病的详细记载出现在 20 世纪 30 年代初黑龙江省的侵华日军记录中。1939 年 8 月,日军一二三师团大部去东北松花江(哈尔滨市下游 40km)进行渡河演习,之后回到中苏边境的孙吴驻地。同年 9 月至 12 月,有 20 多名士兵出现了发热、蛋白尿、出血等症状,并有 6 人死亡。当时认为它是一种原因不明的疾病,临床病名很难确定,遂暂按发病地名将其命名为"孙吴热"。随后,在虎林、二道岗、绥芬河等处也相继发生了与"孙吴热"相同的疾病并有死亡病例报告。当地日军医院曾将其诊断为斑疹伤寒、急性出血性肾病、异型猩红热等。到 1941 年,在 100 万侵华日军中就有 1 万人罹患此病,从而引起了当时日本高层的关注。日本陆军少将军医伊次目雄曾撰文描述当时的情景:"由于各地相继发生不明疾病并且造成死亡,总部对发生的该不明疾病的研究也很注意,深感对此要有紧急的对策。"当年 12 月 19 日,日本陆军军官学校卫生部首脑们经过协商,将此病正式命名为"流行性出血热"。至此,孙吴县成为我国流行性出血热最早的疫区之一。

据当年日军报告,1931—1941 年,侵略中国东北的百万日军中,有 1.2 万人患了出血热,病死率高达 30%。但是,当时仅仅知道这是一种可能与鼠相关的传染病，且患者均出现发热、蛋白尿、出血等症状，而引起出血热的病原体究竟是什么，通过何种途径传播，为什么会引起出血等一系列问题还不清楚。也正因为如此，日本关东军臭名昭著的731细菌部队，最早开始了对出血热的研究。1938年，他们进行的相关研究的课题名称就是《关于探索"孙吴热"病原体的研究》。

他们是怎么做的呢？首先，他们将从孙吴当地捕获的黑线姬鼠身上采集的耶氏厉螨研磨成悬液后，注射到"猿"的大腿皮下。19天后这些"猿"出现高热，他们取发热期"猿"的血液，通过滤器过滤后，再注射给其他的"猿"，结果这些"猿"也出现发热、出血、蛋白尿等症状。这些"猿"的尸检结果与出血热死亡患者相同。据此，他们认为，出血热的病原体是病毒。需要特别指出的是，当时日本部队用来做实验的所谓的"猿"，实际上是从我国东北各地抓捕的劳工！因此，出血热的早期研究史，既是日本帝国主义的罪恶侵华史，也是中国人民的血泪史！

尽管从20世纪30年代就基本明确了出血热的病原体是病毒，但是此后的40多年里，人们用传统的病毒学方法却始终没有分离到病毒。这主要是因为当时尚无合适的细胞、动物模型及适当的检测方法来分离培养病毒。直到1978年，韩国的李镐汪等才从汉滩河流域的黑线姬鼠体内分离到引起该病的病毒，并将其以分离地命名为汉滩病毒（hantaan virus，HTNV）。此后，各国学者从世界各地的不同动物宿主和相关疾病的患者体内分离到了几百株与该病毒有血清学和分子生物学关系的病毒株。1987年，国际病毒命名委员会将这些病毒统一归类于单分子负链RNA病毒目（*Mononegavirales*）、布尼亚病毒科（*Bunyaviridae*）的汉坦病毒属（*Hantavirus genus*），统称为汉坦病毒（hantaviruses）。而根据最新的病毒分类方法，汉坦病毒隶属于布尼亚病毒目（*Bunyavirales*）、汉坦病毒科（*Hantaviridae*）、正汉坦病毒属（*Orthohantavirus*）。该病毒名称即来自汉坦病毒科的原型病毒汉滩病毒，为避免发生混乱，故在译名用字上加以区别。在中文文献中使用"汉坦病毒"时一般是泛指，即表示汉坦病毒这一科，也泛指其下属的各型病毒；而用"汉滩病毒"时则是特指，即指正汉坦病毒属中的一个型别——汉滩型。迄今，采用血清学方法（空斑减少中和试验）和分子生物学方法，至少可将正汉坦病毒属分为40多个不同的型别，主要的型别包括汉滩病毒、汉城病毒（Seoul virus，SEOV）、多布拉伐－贝尔格莱德病毒

（Dobrava - belgrade virus，DOBV）、普马拉病毒（Puumala virus，PUUV）、泰国病毒（Thailand virus，THAIV）、希望山病毒（Prospect hill virus，PHV）、索托帕拉亚病毒（Thottapalaym virus，TPMV）、辛诺柏病毒（Sin Nombre virus，SNV）以及安第斯病毒（Andes virus，ANDV）等。其中 HTNV、SEOV、DOBV、THAIV 及 PUUV 主要引起以发热、出血、肾功能损害和免疫功能紊乱为突出表现的肾综合征出血热（hemorrhagic fever with renal syndrome，HFRS），即流行性出血热。由于这些病毒主要分布于有着几千年文明历史的欧亚大陆，国际上也称之为"旧世界汉坦病毒"。SNV 和 ANDV 主要引起以肺浸润及肺间质水肿，迅速发展为呼吸窘迫、衰竭为特征的汉坦病毒肺综合征（hantavirus pulmonary syndrome，HPS），由于这些病毒主要分布于仅有几百年文明史的南北美洲新大陆，故也称之为"新世界汉坦病毒"。而 PHV 及 TPMV 等对人的致病作用目前尚不清楚。

HFRS 流行于世界近 40 个国家和地区，主要是在亚洲，而疫源地则遍布五大洲的近 80 个国家，使得全球一半以上的人口在其威胁之下，HFRS 已成为一个世界性的严重的公共卫生问题。目前，我国是世界上 HFRS 疫情最严重的国家，流行范围广、发病人数多、死亡率较高。迄今为止，我国尚未见 HPS 的病例报道。因此，这里主要介绍引起 HFRS 的汉坦病毒。

病原初探：汉坦病毒的生物性状

随着人们对汉坦病毒的逐步了解，笼罩在出血热病原体上的神秘面纱也逐渐被揭开。人们发现，汉坦病毒的抵抗力并不强，对酸和脂溶剂（如乙醚、氯仿、丙酮、苯等）敏感；一般消毒剂如来苏儿、新洁尔灭等就能灭活病毒；56℃ ~ 60℃ 30 分钟以及紫外线照射（50 cm，30 分钟）也可灭活病毒。通过体外培养发现，汉坦病毒对于多种原代、传代及二倍体细胞均敏感。最先用于汉坦病毒培养的细胞系为人肺癌传代细胞系（A549）和非洲绿猴肾（Vero）细胞，后来发现多种来源于人及动物的原代、传代细胞都可用于汉坦病毒的培养。不同的研究和生产目的可采用不同的细胞，目前汉坦病毒培养最常用的细胞为 Vero - E6 细胞，为克隆化的非洲绿猴肾细胞。在研制疫苗的过程中，国内学者发现人胚肺二倍体细胞（2BS）、大鼠肺原代细胞（RLC）、地鼠肾原代细胞（GHKC）、长爪沙鼠肾原代细胞(MGKC)、长爪沙鼠肺原代细胞(MGLC)、鸡胚成纤维细胞(CEC)等均对汉坦病毒敏感。汉坦病毒在细胞中生长较缓慢,一般接种后 7 ~ 14 天病毒滴度才能达到高峰。然而,不同型别及不同毒株病毒在细胞中的生长速率有一定的差别,这种差别主要与病毒在培养系统中的适应性有关,与病毒致病性的强弱可能也有一定关系。汉坦病毒对培养细胞的致病变作用(CPE)较弱,对有些细胞甚至无明显 CPE,通常需采用免疫学方法来检测证实;部分毒株在感染的 Vero 细胞中可观察到典型的 CPE,其特征为细胞黏聚、融合以及网格样改变。此外,汉坦病毒在 pH 值为 5.6 ~ 6.8 时可凝集鹅红细胞。汉坦病毒的易感动物有多种,如黑线姬鼠、长爪沙鼠、小白鼠及大白鼠等,但除了小白鼠乳鼠和几种免疫缺陷动物(裸鼠、接受免疫抑制剂的金黄地鼠和猕猴等)感染后可呈现不同的发病症状甚至死亡外,其余均无明显症状。至今尚未找到理想的能够模拟人感染发病的动物模型,这也限制了对其进行深入的研究。

汉坦病毒颗粒具有多形性,电镜下大多呈圆形或卵圆形,直径为 75 ~ 210 nm,平均 120 nm。该病毒颗粒表面有脂质双层包膜,包膜表面有由 Gn 和 Gc 两种糖蛋白组成的突起,形成了很多规则的方格状形态。包膜中包裹着病毒的核衣壳,由病毒核衣壳蛋白、RNA 聚合酶和病毒核酸组成。成熟的汉坦病毒颗粒绝大部分位于细胞间隙,但在感染的细胞内可见到为数较多、形态不一(丝状、颗粒状、颗粒丝状、小泡状等)的包涵体,包涵体主要由病毒的核衣壳蛋白组成。通过对其基因组进行研究,发现汉坦病毒的基因组为单股分节段的负链 RNA,包括大(L)、中(M)、小(S) 3 个基因片段。其中 S 片段全长约 1.6 ~ 2.0 kb(大部分为 1.7 kb 左右),编码核衣壳蛋白(nucleocapsid protein, NP);M 片段全长约 3.6 ~ 3.7 kb,编码一个包膜糖蛋白前体(glycoprotein precursor, GPC),该前体蛋白在内质网初级糖基化后,裂解成 Gn、Gc 糖蛋白,进而在高尔基体内完成糖基化;L 片段全长约 6.3 ~ 6.5 kb,只编码一种蛋白质即 RNA 依赖的 RNA 聚合酶(RNA dependent RNA polymerase, RdRp),尚未发现编码其他非结构蛋白,可能与病毒的复制和转录有关(图 10)。因此,汉坦病毒基因组可编码 RdRp 以及三种结构蛋白,即 NP、包膜糖蛋白 Gn 和 Gc。

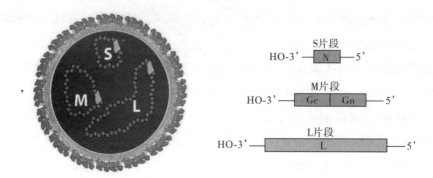

图 10　汉坦病毒结构模式图

引自:Eva Mittler, M. Eugenia Dieterle, Lara M. Kleinfelter, et al. Hantavirus entry: Perspectives and recent advances. Adv Virus Res,2019,104:185 – 224.

汉坦病毒 NP 分子量约为 48 ~ 50 kD,位于病毒颗粒的核心,其主要功能是包裹病毒 RNA 的三个片段,构成病毒的核心部分。在核苷酸序列和抗原性上,NP 较 GP 更为保守。NP 在汉坦病毒感染的细胞中会过量表达,但在汉坦病毒对人体致病中的作用尚不完全清楚,一般认为其对汉坦病毒的毒力影响较小,但该蛋白含有大量的 T 细胞和 B 细胞表位,可诱导机体同时产生强烈的细胞免疫应答和体液免疫应答,因此认为 NP 在实验诊断、抗病毒免疫反应、免疫病理损伤和疫苗研究中均有重要的价值。

汉坦病毒 Gn 和 Gc 的结构和功能是各国学者最为关注的研究课题,因为从病毒本身来说,GP 的结构与功能对病毒的生物学特性起决定作用。研究提示,Gn 和 Gc 为 I 型跨膜蛋白,其分子量分别为 71 kD 和 57 kD。不同型别的汉坦病毒 Gn 和 Gc 中都富含半胱氨酸,且 Gn、Gc 上的糖基以 N – Link 的方式与蛋白质结合,并存在一些保守的糖基化位点(图 11)。分析发现,Gn 上有 5 个与天冬酰胺连接的糖基化位点,而 Gc 上只有 1 个(图 11),其中 Gn 的 3 个和 Gc 的 1 个糖基化位点非常保守。研究还发现,汉坦病毒 Gn 和 Gc 均存在着中和抗原位点和血凝位点,且主要位于 Gc 上,但对于 GP 抗原位点基因定位的研究目前还比较少。此外,汉坦病毒 GP 的抗原位点与蛋白质的空间结构有关。汉坦病毒 Gn 和 Gc 均可刺激机体产生特异性抗体,主要是中和抗体,对感染动物或 HFRS 患者有保护作用。但其刺激机体产生抗体的能力相对较弱,抗体出现较晚,滴度较低,同时消失也较缓慢,其原因可能是汉坦病毒感染动物或人体后产生的 GP 较 NP 少,NP 所诱导的强烈免疫应答相对掩蔽了机体对 GP 的免疫应答,而非 GP 本身的免疫原性弱。近年有研究表明,汉坦病毒 GP 上还含有CTL 表位,提示汉坦病毒 GP 除可诱导动物产生中和抗体外,还可直接诱导细胞毒作用,促进细胞内病毒的清除。因此其在细胞介导的保护性免疫中也起着重要作用。

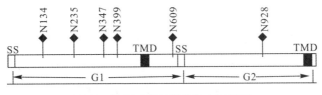

图 11　汉坦病毒糖基化位点示意图

引自:Xiaohong Shi, Richard M. Elliott. Analysis of N – Linked Glycosylation of Hantaan Virus Glycoproteins and the Role of Oligosaccharide Side Chains in Protein Folding and Intracellular Trafficking. J Virol,2004,78(10):5414 – 5422.

汉坦病毒 RdRp 的分子量约为 250 kD,比其他结构蛋白更具有保守性,除了具有 RNA 聚合酶的活性以外,它是否还有其他生物学活性目前尚不清楚。最新研究报道指出,汉坦病毒 RdRp 需要 NP 的参与才能行使其功能。

源于鼠: 汉坦病毒的流行病学特征

在 HFRS 发现之初,人们就发现该病与鼠类密切相关。但是,鼠在该病的流行中起到什么样的作用还不清楚。随着对该病逐步深入的了解,现在已明确HFRS 是一种全球性多宿主性的自然疫源性疾病,其疫源地几乎遍及全世界,其主要的宿主动物和传染源均为啮齿动物,在啮齿动物中又主要是鼠科中的姬鼠属、家鼠属和仓鼠科中的林䶄鼠属、白足鼠属等。一般认为汉坦病毒有较严格的宿主特异性,不同型别的汉坦病毒有着不同的啮齿动物宿主。除啮齿类动物外,其他动物如哺乳纲、鸟纲、爬行纲和两栖纲在内的近 200 种或亚种动物都可以感染汉坦病毒。

这些自然感染或携带汉坦病毒的鼠类,既是汉坦病毒的主要贮存宿主,又是 HFRS 的主要传染源。动物感染汉坦病毒后,一般没有明显的症状,仅表现为亚临床感染、慢性感染或持续性感染,但这些带毒动物能够通过唾液、尿和粪便等排泄物排出病毒,从而污染环境,传播疾病。对于汉坦病毒的传播途径目前尚未完全确定,但普遍认为汉坦病毒可能的传播途径有 3 类 5 种,即动物源性传播(呼吸道、消化道和伤口)、虫媒传播(螨媒)和垂直传播(胎盘)。其中动物源性传播是最主要的传播途径,即携带病毒的动物通过唾液、尿液、粪便等排出病毒污染环境,人或其他动物再通过呼吸道、消化道摄入而被传染,或伤口直接接触感染动物而被传染。对于呼吸道传播来说,在室内(如动物饲养室)或野外(如打谷场)有带毒鼠密集并大量排毒的情况下,所形成的气溶胶可经呼吸道吸入感染;对于消化道传播来说,在水利工地、野营宿营地,野鼠常集中于伙房,如未做好预防工作,食物易被鼠排泄物污染,人类通过消化道食入而感染;对于伤口传播来说,在秋收季节黑线姬鼠大量繁殖并频繁下田取食,其排泄物污染土壤和农作物的机会大为增加,参加劳作人员接触土壤和农作物以及皮肤破伤的机会亦大为增加,因此人类可因伤口接触导致感染。关于垂直传播,孕妇感染病毒则有可能经胎盘将病毒传给胎儿。同样,带毒孕鼠亦可将病毒传给胎鼠,这一传播途径对人类 HFRS 的传播意义不大,但对维持该病毒自然疫源地的形成和发展具有重要作用。另外,虽然能够从 HFRS 患者的血、尿中分离到病毒,但目前还没有关于人 - 人之间水平传播 HFRS 的报道。而关于虫媒传播的方式目前也尚未完全确定。近年来 HFRS 传播途径的研究已取得显著成绩,但仍然存在一些需要研究的问题,主要有两方面:①需加强现场多途径的综合性调查,以弄清 HFRS 在鼠间以及鼠 - 人间的传播途径及在不同情况下的主要和次要传播途径;②需要利用分子生物学等研究方法研究汉坦病毒基因在革螨、恙螨体内定位、定量及增殖情况,以及对同一疫区的从鼠、螨和患者身上分离到的汉坦病毒毒株作比较,为虫媒传播提供证据。这对 HFRS 的流行病学和预防具有重要的理论意义和实用价值。

人类对汉坦病毒普遍易感,但多呈隐性感染,仅有少数人发病,感染后发病与否与感染病毒的型别等有关。病后可以获得稳定而持久的免疫,二次发病者极为罕见。汉坦病毒感染往往发生在经济条件较差的地区、经济收入较低的人群,究其原因可能与居住条件较差、参加野外劳动生产机会较多,使得接触啮齿类动物的机会增加有关。本病多见于青壮年,儿童发病很少,这可能跟青壮年的免疫系统更为成熟和健全有关,因此病毒感染所导致的免疫病理损伤更为严重。

汉坦病毒引起的 HFRS 的发生和流行具有两大特征,即明显的地区性和季节性。这主要与宿主动物(鼠类)的分布与活动密切相关。在我国,汉坦病毒的主要宿主动物和 HFRS 的感染源是黑线姬鼠和褐家鼠,因此主要存在着姬鼠型疫区、家鼠型疫区和混合型疫区。姬鼠型疫区的 HFRS 流行高峰主要在 11—12 月(6—7 月还有一小高峰),家鼠型疫区的流行高峰在 3—5 月,而混合型疫区在冬、春季均可出现流行高峰。通过对汉坦病毒流行病学特征的研究和了解,可以为我们在 HFRS 具体防控实践工作中,特别是疫苗接种的重点地区、重点人群以及疫苗的选用上提供重要的参考。

血之痛:汉坦病毒的致病性

在我国,引起 HFRS 的汉坦病毒主要为 HTNV 和 SEOV,SEOV 感染引起的症状较轻,而 HTNV 感染引起的症状较重。HFRS 的临床表现常因流行年度、流行地区、流行季节、临床类型和患者年龄的不同而有较大的差异。汉坦病毒感染人体后主要损伤的部位为血管内皮细胞、肾脏和多种免疫细胞及免疫器官,因此本病的表现错综复杂。病毒感染人体后除部分为隐性感染外,大多数呈现轻重不等的临床发病过程。HFRS 的典型临床表现为发热、出血和急性肾功能损害,常突然畏寒发热,发冷时犹如卧在冰块上,继之发热,又好像坐在蒸笼里,体温常高达 40℃。主要症状可归纳为"六期(即潜伏期、发热期、低血压休克期、少尿期、多尿期和恢复期)、三痛(头痛、腰痛、眼眶痛,有时全身痛)、三红(颜面、结膜、颈胸皮肤潮红,貌似酒醉状)",口腔黏膜、眼底以及胸背、腋下等处皮肤有出血现象(图 12),发热多在 3～5 天消退,热退后症状反而加重,出现血压下降、脉搏微弱、烦躁不安、胡言乱语等现象。由于出血和低血压使患者肾脏受到损害,造成尿中毒和酸中毒等,严重时危及生命。HFRS 的病死率依据型别不同而差别较大,一般为 3%～15%(HTNV 高,SEOV 低)。

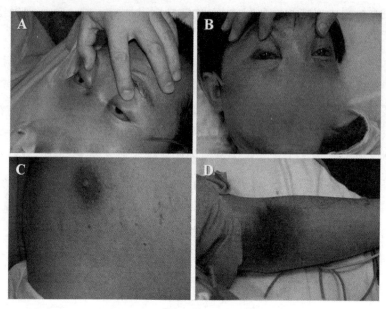

图12　HFRS的部分临床表现

注:A.结膜水肿;B.结膜充血;C.皮下出血;D.皮肤瘀斑。

　　临床研究结果显示,HFRS的基本病理生理变化是全身小血管和毛细血管的广泛损伤。具体表现为血管内皮细胞肿胀、变性、管壁疏松、重者管壁可发生纤维蛋白样坏死和破裂崩解。内脏毛细血管高度扩张、充血淤血,管腔内可见血栓形成,引起各组织器官的充血、出血、变性甚至坏死。其中以肾脏、腺垂体、肾上腺皮质、右心房内膜下、皮肤黏膜、后腹膜等处尤为明显,这也解释了前面临床症状中所描述的三痛(头痛、腰痛、眼眶痛,有时全身痛)、三红(颜面、结膜、颈胸皮肤潮红,貌似酒醉状),以及口腔黏膜、眼底以及胸背、腋下等处皮肤有出血现象的原因。此外,组织液的渗出和水肿也比较普遍,重者脏器和体腔都有不同程度的水肿和积液。炎细胞浸润以淋巴细胞、单核细胞和浆细胞为主,但浸润现象不明显。

　　那么,汉坦病毒是如何致病的呢? 研究表明,HFRS的发病机制及病理变化较复杂,有些还不是很清楚。有观点认为,病毒一方面可直接导致感染细胞和脏器的结构与功能损害,将这种致病方式称为直接损伤作用,另一方面可激发机体的免疫应答,并进而导致病理损伤,将这种致病方式称为免疫病理损伤。

　　汉坦病毒具有泛嗜性,可感染体内多种组织细胞,如血管内皮细胞、淋巴细胞、单核巨噬细胞、血小板等,但主要的靶细胞是血管内皮细胞。病毒在血管内皮细胞内增殖,引起细胞肿胀和损伤、细胞间隙形成、血管通透性增加。除此以外,病毒侵犯骨髓巨核细胞,使之成熟障碍,感染肝细胞、胃黏膜上皮细胞和神经细胞等可发生变性坏死,而感染的单核细胞可携带病毒向其他组织扩散。在HFRS 患者的肾中就发现有汉坦病毒的抗原和病毒颗粒。

　　病毒对宿主细胞的吸附是病毒感染的始动环节,主要是通过与细胞表面的受体特异性结合来实现的。病毒受体是存在于宿主细胞膜表面的能够被病毒吸附蛋白(viral attachment protein,VAP) 识别并与之结合的组分,它决定了病毒的宿主范围、组织及细胞嗜性。近年来,对汉坦病毒受体的研究取得了可喜的进展。研究表明,汉坦病毒通过 GP 吸附至宿主细胞表面来感染内皮细胞、上皮细胞、巨噬细胞、滤泡树突样细胞和淋巴细胞。一些研究表明,汉坦病毒是通过 Gn 与受体的相互作用来介导病毒穿入的。有研究小组通过抗整合素抗体阻断及整合素配体竞争抑制来研究细胞表面的汉坦病毒受体,结果发现致病性与非致病性汉坦病毒的主要受体分别是 β3 和 β1 整合素。而作为汉坦病毒感染的主要靶细胞——血管内皮细胞表面表达有大量的 αvβ3 整合素。除此之外,αvβ3 整合素还广泛表达于巨噬细胞、血小板、巨核细胞、单核细胞以及某些活化的白细胞、平滑肌细胞、破骨细胞表面。对 αvβ3 整合素的晶体及电镜结构分析表明,αvβ3 整合素存在两种构象,即有活性的伸展形式和非活性的卷曲形式,且其构象受 Mn^{2+} 及 Ca^{2+} 动态调节。进一步研究显示,被 Mn^{2+} 激活的 αvβ3 整合素的伸展形式可与配体结合,结合位点位于 αvβ3 整合素异二聚体顶端伸出的球形头部;相反,Ca^{2+} 参与非活性构象的 αvβ3 整合素的形成,非活性的 αvβ3 整合素异二聚体几乎卷曲了一半,使得位于细胞表面的配体结合区域隐蔽起来。为了确定汉坦病毒是否选择性地与某种构象的整合素相互作用,研究人员在中国仓鼠卵巢细胞(CHO)表面表达了上述两种构象的重组 αvβ3 整合素。结果显示表达活性伸展构象 αvβ3 整合素的细胞不能感染汉坦病毒,而表达非活性卷曲构象 αvβ3 整合素的细胞可增强病毒的感染性(图 13)。

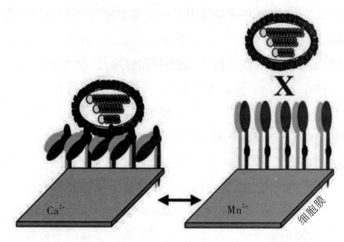

图 13 致病性汉坦病毒与弯曲的 αvβ3 作用模式图

引自：Tracy Raymond, Elena Gorbunova, Irina N Gavrilovskaya, et al. Pathogenic hantaviruses bind plexin - semaphorin - integrin domains present at the apex of inactive, bent αvβ3 integrin conformers. PNAS, 2005, 102(4): 1163 - 1168.

一些研究发现，尽管整合素的配体或抗体能抑制汉坦病毒感染，甚至一些抗体的抑制率高达 95%，但仍有一些细胞能被汉坦病毒感染。这表明除了整合素外，细胞膜上的一些其他蛋白可能也参与到汉坦病毒的侵入过程。汉坦病毒可能还存在其他的细胞受体或协同受体。新近研究证实汉坦病毒感染极化细胞依赖 β3 整合素与糖基磷脂酰肌醇锚定蛋白（DAF/CD55）的共同作用。研究还证实汉坦病毒对于宿主细胞有效的黏附和感染还有赖于细胞膜表面糖化补体 1q 片段受体/P32（gC1qR/p32）的表达。此外植物凝集素和笼形蛋白相关受体也可能参与介导了汉坦病毒的吸附和入胞过程。尽管不断有研究发现新的细胞受体或协同受体参与到汉坦病毒的吸附和入胞过程，但整合素仍是目前公认的汉坦病毒感染的主要受体。

以上我们了解到汉坦病毒主要是通过与 αvβ3 整合素结合感染血管内皮细胞。那么血管内皮细胞的损伤机制又是怎样的？研究发现血管内皮细胞上的血管内皮钙黏蛋白（vascular endothelial cadherin, VE - cadherin）是构成黏着连接（adherens junctions, AJs）的主要成分，而 VE - cadherin 的紊乱足以扰乱血管内皮屏障（endothelial barren）功能并导致其通透性增加。血管内皮生长因子（vascular endothelial growth factor, VEGF）介导的下游通路主要影响 VE - cadherin 的功能。国内外研究结果及我们研究小组的研究结果均表明,在汉坦病毒感染过程中,VEGF 可与内皮细胞上的 VEGF R2 相结合,通过引起下游激酶 Src 的激活,磷酸化 VE – cadherin 的胞内区,进而通过 VE – cadherin 的内化来改变细胞膜上 VE – cadherin 的含量,以此来调节内皮细胞的通透性(图 14)。这一受体 – 配体结合过程及其下游的效应可能在汉坦病毒的致病过程中起了至关重要的作用,并且这一过程也可被 VEGF R2 的中和抗体所阻断;其下游 Src 通路的抑制剂也可以阻断该病毒感染造成的内皮细胞通透性增加,这更进一步证明了在汉坦病毒的致病过程中 VEGF R2-Src 通路的重要作用。

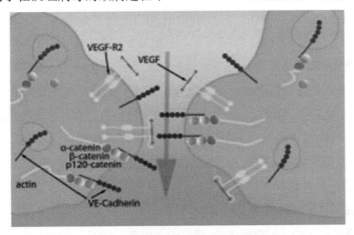

图 14　汉坦病毒感染导致血管内皮细胞损伤的机制

引自:Christina F Spiropoulou1, Anon Srikiatkhachorn. The role of endothelial activation in dengue hemorrhagic fever and hantavirus pulmonary syndrome. Virulence,2013,4(6):525 –536.

此外,尚有研究报道显示,汉坦病毒还可以造成血小板的损伤并直接引起细胞凋亡,这些都与病毒感染细胞的直接损伤作用相关。

除了汉坦病毒的直接损伤作用,HFRS 的发病过程与机体的免疫应答也密切相关。患者早期血清中 IgE 和组胺均明显增高,毛细血管周围有肥大细胞浸润和脱颗粒,引起毛细血管扩张和通透性增加,致使皮肤和黏膜充血与水肿,说明 HFRS 患者存在 I 型超敏反应。同时,患者血中出现高滴度的特异性抗体,与病毒抗原结合形成循环免疫复合物,沉积到小血管、毛细血管、红细胞、血小板、肾小球、肾小管基底膜等处,激活补体,释放生物活性物质,进一步引起血管通透性增加和细胞损伤,导致低血压、休克和肾脏功能障碍;大量血小板聚集、破坏并发生功能障碍等,引起广泛出血,表明Ⅲ型变态反应也参与了发病过程。此外,HFRS 患者的特异性细胞免疫功能也增强,外周血 CD4$^+$/CD8$^+$ T 细胞下降或倒置,抑制性 T 细胞功能低下,CTL 细胞和 B 细胞功能相对增高,患者血清中 IL、TNF、前列腺素、内皮素等明显增加,提示细胞免疫在汉坦病毒的致病过程中也可能起到了重要作用。

汉坦病毒感染后引起的免疫病理损伤是导致机体炎症发生和损害的主要原因。病毒感染可以激发宿主强烈的体液免疫和细胞免疫应答,同时产生的大量促炎症细胞因子/趋化因子可进一步活化和增强免疫功能,致使免疫系统在清除病毒的同时,产生损伤。有报道指出,HFRS 患者外周血中多种细胞因子和黏附分子水平异常升高(包括 IFN - α/β、IFN - γ、TNF - α、TGF - β、IL - 2、IL - 6、ICAM - 1、VCAM 等),并与疾病的严重程度密切相关。体外研究也表明汉坦病毒感染可促进外周血淋巴细胞分泌 TNF - α、IL - 6 和 IFN - γ。目前越来越多的证据表明,免疫介导的病理反应是汉坦病毒致病的主要原因之一。主要包括:①病毒特异性 CTL 对感染的血管内皮细胞的细胞毒作用。感染病毒后,CD8$^+$ 的 CTL 可通过细胞毒作用直接诱导病毒感染的细胞死亡,而在感染 PUUV 患者尸检的肾标本中就有大量的 CTL;同时,HFRS 患者急性期外周血中 CTL 含量也明显升高,提示 CTL 的细胞毒作用可能是病情进展的一个重要因素。②感染细胞产生的"细胞因子/趋化因子风暴"(cytokine storm)(如 TNF - α、IL - 6、IL - 8、RANTES、IP - 10、MCP - 1 等)的作用。当机体的免疫系统抗击病原体时,可以系统性地表达超过 150 种已知的炎症介导物质(细胞因子、活性氧 ROS 和凝结因子等)。而在细胞因子风暴中,患者血清中促炎症细胞因子(TNF - α、IL - 1 和 IL - 6 等)和拮抗炎症细胞因子(IL - 10 和 IL - 1R 拮抗剂等)均有升高,细胞因子信号可使诸如 T 细胞和巨噬细胞等免疫细胞迁移至感染部位。此外,细胞因子激活这些细胞,并促使其释放更多细胞因子。如此过度的应答,使细胞因子风暴对机体组织和器官具有显著的损伤作用。③其他免疫细胞的作用,如血小板、NK 细胞、树突状细胞(DC)和单核巨噬细胞等。目前一般认为,TLR 信号通路是产生细胞因子/趋化因子(如 TNF - α、IL - 1β、IL - 6、IP - 10、RANTES)、黏附分子(如 ICAM - 1)和与炎症介质形成有关的酶(如 COX - 2、iNOS)的主要途径,而 NK 细胞通过其活化型受体对病毒感染的细胞或病原体识别,产生大量的细胞因子/趋化因子和细胞毒分子,杀伤感染的靶细胞。

综上所述,尽管对汉坦病毒致病机制的研究已取得了一系列重要成果,但其致病机制十分复杂,欲完全阐明其致病机制尚需进行大量的研究。

打好反击战:汉坦病毒的检测与 HFRS 的预防和治疗

汉坦病毒的检测主要包括血清学检测和核酸检测。前者集中于重组抗原和各种类型抗体的产生和应用,后者主要通过各种方法直接检测汉坦病毒核酸。重组抗原的产生主要以较为保守的 NP 为目标,采用多种表达系统表达并纯化目的蛋白,用于 ELISA、IFA 等实验,而抗体的产生主要集中于单抗的制备和应用。第四军医大学微生物学教研室汪美先教授早期研究获得用于 HFRS 检测的针对 NP 的单抗,并被"肾综合征出血热监测网"推荐在全国范围内使用。核酸检测是利用分子杂交、PCR 等技术进行检测。无论是血清学检测还是核酸检测,必须具备快速、敏感和特异的特点。近年来,随着新技术的发展和应用,汉坦病毒的检测研究也是突飞猛进,胶体金、多重 PCR、第三代测序等一大批快速准确的检测方法为早期确诊 HFRS 患者提供了巨大的帮助和支持。

HFRS 是一种主要由啮齿类动物传播的传染病,所以一般预防主要采取灭鼠、防鼠、灭虫、消毒、加强食品管理和个人防护等措施。对于特异性预防,目前国内外已成功研制出纯化乳鼠脑灭活疫苗和细胞培养灭活疫苗。纯化乳鼠脑灭活疫苗和细胞培养灭活疫苗在接种人体后均可刺激人体产生特异性抗体,对预防 HFRS 有较好效果。其不足之处主要包括中和抗体的阳转率不足 100%;中和抗体滴度不高(一般均为 1:40～1:10);抗体维持时间较短,常需追加免疫等。

在基因工程疫苗方面,国内外多个研究小组都在进行相关研究。目前,正在研制的汉坦病毒基因工程疫苗主要有重组活载体疫苗、亚单位疫苗和核酸疫苗。对于重组活载体疫苗来说,这类疫苗的优点是安全性好,技术较为成熟。目前常用的病毒载体主要包括逆转录病毒载体、腺病毒载体、腺相关病毒载体及痘苗病毒载体等。但是该疫苗最大的缺点是接受疫苗接种的个体体内预先存在的抗病毒载体抗体会影响活载体疫苗的免疫效果。目前美国已制成重组痘苗病毒疫苗,获 FDA 批准,已经完成 II 期临床研究。但该疫苗后续的 I 期和 II 期临床试验发现,先前体内存在痘苗病毒抗体的志愿者接种后仅有 50% 能产生针对 HTNV 的特异性中和抗体。对于亚单位疫苗来说,这类疫苗的优点是安全性和稳定性好,纯度比较高,便于大规模生产。虽然目前关于汉坦病毒亚单位疫苗的研究取得了长足进展,但也遇到了一些瓶颈问题,例如如何提高汉坦病毒抗原蛋白尤其是 GP 的表达量,如何有效分泌和正确修饰重组抗原蛋白,如何纯化并保持抗原蛋白活性,以及如何增强其刺激机体的免疫应答能力等。若能有效解决这些问题,将会大大促进汉坦病毒亚单位疫苗的进一步发展。对于核酸疫苗来说,这类疫苗的优点是其在体内的抗原提呈过程与病毒感染相似,因此能够刺激机体产生特异性的免疫应答,尤其是以 CTL 杀伤功能为主的细胞免疫应答。同时由重组质粒编码的蛋白抗原在体内可以维持更长效的免疫刺激,能够有效地预防病毒等引起的传染病。核酸疫苗的制备工艺简单,易于保存,同时可以避免出现毒力返祖、人群之间传染及环境污染等危险,安全性高。目前,汉坦病毒的核酸疫苗已进入临床研究阶段,虽然表现出良好的应用前景,但实际应用尚需时日。另外,汉坦病毒病毒样颗粒(VLP)也是基因工程疫苗比较有前景的一个方向,目前仍处于实验室研究阶段。

迄今,临床上对于 HFRS 患者还没有十分有效的特异性治疗方法,早期一般采用卧床休息加"液体疗法"(输液调节水与电解质平衡)为主的综合对症治疗,但却很难阻止患者病情进一步发展。而对于引起患者死亡的主要原因——急性肾衰竭的救治方法,仍是反复进行腹膜透析,这种治疗方法不但费用昂贵,而且易引起多种并发症。

尽早清除患者体内的病毒,对于阻止继发的病理损伤及病情发展具有重要意义,也是治疗的关键。HFRS 患者恢复期血清或从此血清中提取的免疫球蛋白在 20 世纪 80 年代末曾被用来治疗 HFRS,虽然取得了较好疗效,但这种方法由于原材料来源、生产规模、质量控制等方面限制而无法进行产业化生产,其疗效稳定性和副作用等方面存在的问题也使其难以推广应用。笔者所在的研究小组与武汉生物制品研究所合作,成功研制"注射用抗流行性出血热病毒单克隆抗体",并已完成了Ⅲ期临床研究,其研究结论为:"注射用抗流行性出血热病毒单克隆抗体"用于治疗流行性出血热患者,安全性好,疗效确切,优于常规药物治疗。

尽管近年对汉坦病毒及其所致疾病的研究取得了很多有重要意义的进展,但在汉坦病毒的检测与 HFRS 的防治中仍有许多难关有待攻破,研究出快速准确的检测技术、高效安全的预防疫苗、特异有效的治疗药物仍是未来对汉坦病毒及其所致疾病的研究中最重要的方向和目标。

（张芳琳　程林峰）

参考文献

［1］Plyusnin A, Vapalahti O, Vaheri A. Hantaviruses: genome structure, expression and evolution. J Gen Virol, 1996, 77(Pt 11): 2677 – 2687.

［2］Avšiĉ – Županc T, Saksida A, Korva M. Hantavirus infections. Clinical Microbiology and Infection, 2019, 21(1): 13.

［3］Kell AM, Hemann EA, Turnbull JB, et al. RIG-I-like receptor activation drives type I IFN and antiviral signaling to limit Hantaan orthohantavirus replication. PLoS Pathogens, 2020, 16(4): e1008483.

［4］Harris C, Blas A. Sociocultural determinants of adoption of preventive practices for hantavirus: A knowledge, attitudes, and practices survey in Tonosí, Panama. PLoS Neglected Tropical Diseases, 2020, 14(2): e0008111.

［5］Schlohsarczyk E, Ulrich R, Schinkthe J, et al. Tissue Tropism of the Puumala Orthohantavirus in its Natural Host – The Bank Vole (Myodes glareolus). Journal of Comparative Pathology, 2020, 174: 197.

［6］Carles SR, Marina G, Ljunggren HG, et al. Hantavirus inhibits apoptosis by preventing mitochondrial membrane potential loss through up-regulation of the pro-survival factor BCL – 2. Plos Pathogens, 2020, 16(2): e1008297.

［7］Alexander, M, Alexandra B, Sandra E, et al. Analysis of the integrin β3 receptor for pathogenic orthohantaviruses in rodent host species. Virus research, 2019, 2(267): 36 – 40.

［8］Qiangling Y, Yun X, Quanfu Z, et al. Comparative Study of Serologic and Pathogenic Detection Methods for Hantavirus Infection in Rodents. Chinese journal of virology, 2019, 2(11): 136 – 147.

［9］董兆昱, 郭雷鸣, 程林峰. 汉滩病毒新型疫苗研究进展. 生物技术通讯, 2018, 29(3): 430 – 435.

★ 致死率近乎100%的病毒 ★

—— 狂犬病病毒

生活中经常会看到人被狗咬伤的新闻,只有狗才会传播狂犬病吗?如果被狗咬了应该怎样正确处理?我们应该如何预防狂犬病呢?

疫情报告

2010年11月4日11:00,某市疾控中心接到某区疾控中心电话,报告说发现一例狂犬病疑似病例。市疾控中心立即要求区疾控中心人员前往该患者家中进行流行病学调查。以下是调查情况:

2010年7月28日中午,某村一村民家中所养的一条7月龄藏獒挣脱拴狗链后,先后咬伤该村1男2女三名村民,并将其主人抓伤。随后,藏獒被同村村民打死并深埋。

伤者一:女,78岁,农民,既往有心脏病和高血压病史。被咬伤手臂和手(具体部位不详),当天即在村卫生室对伤口进行肥皂水冲洗并消毒。第二天开始在村卫生室按程序接种狂犬病疫苗(疫苗来源和批号待调查)。在接种第四针次后的8月19日那天,伤者因出现血压增高、烦躁不安等症状,到村卫生室、镇中心卫生院等医院就诊,治疗无效,于8月21日死亡。

伤者二:男,57岁,农民。被咬伤手、胳膊(具体部位不详),未对伤口进行清洗,未接种疫苗,曾将藏獒的毛烧成灰敷在伤口上。其妻称:10月27日起,伤者手臂伤口有痒麻的感觉。28日伤者说有类似喉头痉挛感觉,随即伤者出现狂躁不安,甚至追打他人的行为。此后,伤者曾被送到镇中心卫生院、区医院等地就医,但均未做出明确诊断,未予治疗,仅建议其转院。29日,伤者转至医院就诊时,出现狂躁、兴奋等症状。30日,医生根据伤者的流行病学史和出现的呼吸困难、流涎不止、痉挛等临床表现对其做出"狂犬病(疑似)"的诊断。31日,伤者病情加重,于11月2日早上死亡。

伤者三：女，46 岁，农民。左手腕背部和胸部被咬伤，当天即在村卫生室对伤口进行肥皂水冲洗并消毒，并全程接种了狂犬病疫苗，目前健康状况良好。

藏獒主人：男，中年，农民。手部被抓伤后，未对伤口进行处理，也未接种狂犬病疫苗，目前健康状况良好。

伤人藏獒：据藏獒主人说，该藏獒是他在约半年前从一位朋友处要的。与藏獒同时喂养的还有另外两条狗，两条狗健康状况良好。藏獒原来的主人于 2010 年 3 月曾为其接种过疫苗，现在他家的另外两条狗均有由畜牧兽医部门发的狗牌。在咬人前，这个藏獒似有兴奋不安、眼红的情况，但没有出现流涎、尾部下垂、行走蹒跚、毛发杂乱、乱叫咬人的表现。

狂犬病之缘由

狂犬病的发生，是由于感染了狂犬病病毒所致。狂犬病病毒是人和动物狂犬病的病原体，狂犬病是一种人畜共患传染病。

狂犬病病毒外形似子弹状，大小为 $(60\sim400)\,nm\times(60\sim85)\,nm$，一端钝圆，一端平凹，有包膜，衣壳呈螺旋对称（图 15、16）。核酸为单股负链不分节段 RNA。包膜表面的糖蛋白刺突与病毒感染、血凝、毒力有关。

狂犬病病毒基因组长约 12 kb，从 $3'$ 到 $5'$ 端依次为编码 N、P、M、G、L 蛋白的 5 个结构基因，各个基因间还含有非编码的间隔序列。5 种蛋白都具有抗原性，但以 N 基因最为保守，表达的效率最高，抗原性最强。N 蛋白为核蛋白，有保护 RNA 的作用。P 蛋白为磷酸化蛋白，与 L 蛋白结合构成完整的病毒 RNA 聚合酶复合体，实现对病毒的转录、复制等多功能调节。M 蛋白为最小的结构蛋白，在蛋白核衣壳和包膜之间起连接作用，并与病毒的出芽、核蛋白的复制及 mRNA 的转录密切相关。G 蛋白为糖蛋白，构成病毒包膜表面的刺突，是病毒的主要表面抗原，与病毒致病性及免疫性密切相关。L 蛋白分子量最大，为 RNA 聚合酶，在病毒基因的转录与复制过程中发挥关键的催化作用。

狂犬病病毒的 G 蛋白能与广泛分布于肌细胞和神经细胞膜上的乙酰胆碱受体结合，介导狂犬病病毒侵入细胞内，从而决定了狂犬病病毒的嗜神经性。病毒进入机体后，在易感动物或人的中枢神经细胞（主要是大脑海马回的锥体细胞）中增殖时，可在胞质内形成一个或多个圆形或卵圆形嗜酸性包涵体，直径约 $20\sim30\,nm$，称内基小体（Negri body），具有辅助诊断价值（图 17）。

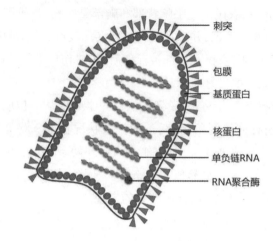

刺突
包膜
基质蛋白
核蛋白
单负链RNA
RNA聚合酶

图 15 狂犬病病毒结构模式图

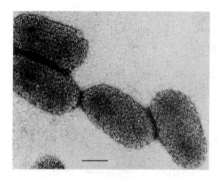

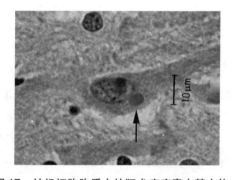

图 16 狂犬病病毒扫描电镜图　图 17 神经细胞胞质中的狂犬病病毒内基小体

根据 WHO 狂犬病专家委员会第八次会议报告,狂犬病病毒目前分为 5 个血清型,这些血清型分布在世界各地。

狂犬病病毒可发生毒力变异,从自然感染的动物体内分离到的野毒株(wild strain),亦称为街毒株(street strain),其潜伏期长、毒力强,将这种毒株在家兔脑内连续传代,潜伏期可随传代次数的增加而逐渐缩短,至 50 代左右缩短至 4~6 天,并不再缩短,对人和犬的致病力明显减弱,犬脑内或脑外接种后不能侵入神经细胞内增殖,不引起发病,这种变异的狂犬病病毒株称固定毒株(fixed strain)。

狂犬病病毒的抵抗力不强,对热、紫外线、日光、干燥的抵抗力弱,肥皂水、去垢剂等可使病毒灭活。但病毒在 4℃ 下能存活数月,冰冻干燥条件下可保存数年。

狂犬病之危害

狂犬病是迄今唯一一种能使人类病死率达到近乎 100% 的急性传染病。根据 WHO 统计：每年全球约有 5.5 万人死于狂犬病，即约每 10 分钟就有 1 人死于狂犬病。宿主范围广，包括人在内的几乎所有的温血动物都对狂犬病病毒易感。该病毒主要在野生动物及家养动物中传播，如狼、狐狸、鹿、鼬鼠、野鼠、松鼠、蝙蝠等野生动物及狗、猫、牛、羊、猪等家养动物均可感染狂犬病病毒。野生动物为狂犬病病毒的自然储存宿主，家养动物感染则来源于与野生动物的接触传播。犬类在传播人狂犬病过程中起主要作用，是本病的主要宿主之一（图 18）。

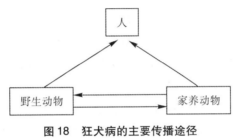

图 18　狂犬病的主要传播途径

1. 犬类感染

犬类感染狂犬病病毒后，临床表现可分为狂暴型和麻痹型两种类型。患狂犬病的动物通常会出现外观变化，如毛无光泽、显得较脏、流口水，并伴有行为异常。

（1）狂暴型　较多见，约占狂犬病病犬的 80%，分为前驱期、兴奋期和麻痹期 3 期。

①前驱期：病犬表现为精神沉郁，怕光喜暗，反应迟钝、不听主人呼唤、不愿接触人，食欲反常、喜咬食异物，吞咽伸颈困难、唾液增多，后躯无力，瞳孔散大。此期一般持续 1~2 天。

②兴奋期：前驱期后病犬即进入兴奋期，表现为狂暴不安，主动攻击人和其他动物，意识紊乱，喉肌麻痹。狂暴之后出现沉郁，表现为疲劳，不爱动，体力稍有恢复，外界稍有刺激又可引发其疯狂表现，如眼睛斜视、自咬四肢及后躯。此种病犬一旦走出家门，便不认家，四处游荡，叫声嘶哑，下颌麻痹、流涎。此种病犬对人及其他牲畜危害很大。一旦发现应立即通知有关部门将其处死。

③麻痹期：以麻痹症状为主，病犬出现全身肌肉麻痹，起立困难，卧地不起、抽搐，舌脱出、流涎，最后因呼吸中枢麻痹或循环衰竭而死亡。

（2）麻痹型　较少见，约占狂犬病病犬的20%。无兴奋性表现，以精神抑郁、反应迟钝为主，表现为有嗜睡状、下颌下垂、皮毛散乱、张口伸舌，喉部受堵、做干呕状，行动摇摆、步态失衡，后肢瘫痪，常处于狗坐位的姿势，几天内因呼吸中枢麻痹或循环衰竭而死亡。

值得注意的是，虽然麻痹型狂犬病病犬较少见，但因其具有很强的隐蔽性，所以往往不易引起人们的注意，容易发生意外，特别是当主人喂食时易受到病犬的攻击。

2. 人类感染

人被患病或带毒动物咬伤后，病毒进入伤口，但不侵入血流，而且首先在肌细胞中小量增殖，再侵入近处的末梢神经，沿周围神经的轴索浆以每小时约 3 mm 的速度向中枢神经做向心性扩散，侵入脊髓背根神经节内并大量繁殖，沿着传入感觉神经纤维上行至脊髓后角，然后侵入脊髓，很快到达脑部，主要侵犯脑干和小脑等处的神经元。在发病前数天，病毒自中枢神经系统向周围神经离心性扩散，侵入各组织与器官，尤以涎腺、舌部味蕾、嗅神经上皮等处病毒最多，不断随唾液排出。由于迷走神经核、舌咽神经核及舌下神经核受损，可发生呼吸肌和吞咽肌痉挛。临床上患者出现恐水、呼吸困难、吞咽困难等症状；交感神经受刺激，使唾液分泌和出汗增多；迷走神经节、交感神经节和心脏神经节受损，可引起患者心血管系统功能紊乱，甚至突然死亡。

人发病时，先感不安、头痛、发热，侵入部位有刺痛或出现蚁行等异常感觉。继而出现神经兴奋性增强，脉速、出汗、流涎、多泪、瞳孔放大，吞咽时咽喉肌肉发生痉挛，见水或其他轻微刺激后可发作，故又名"恐水病"。最后转入麻痹、昏迷、呼吸及循环衰竭而死亡。病程一般为 5～7 天。

典型的狂犬病临床表现可分为 4 期：

（1）潜伏期　长短不一，短者 5～10 天，长者 1 年至数年，一般 20～90 天。在潜伏期中感染者没有任何症状。潜伏期的长短取决于被咬伤部位与头部距离的远近，伤口的大小、深浅，有无衣服阻挡，以及侵入病毒的数量。

（2）前驱期　感染者开始出现全身不适、低热、头疼、恶心、疲倦，继而恐惧不安，烦躁失眠，对声、光、风等刺激敏感且有喉头紧缩感。在愈合的伤口及其神经支配区有痒、痛、麻及蚁行等感觉异常。本期通常持续 2～4 天。

（3）兴奋期　表现为高度兴奋，极度的恐怖表情，恐水、怕风、体温升高（38℃～40℃）。恐水为本病的特征，但不是每一例都有。典型患者虽极渴而不敢饮水，见水、闻水声、饮水或仅提及饮水即可以引起咽喉肌严重痉挛。外界刺激如风、光、声也可引起咽喉肌痉挛，可有声音嘶哑，说话吐字不清。呼吸肌痉挛，可出现呼吸困难和发绀。交感神经功能亢进，可表现为大量流涎、大汗淋漓、心率加快、血压升高。但患者多神志清楚，可有精神失常及幻觉出现等。本期常约1～3天。

（4）麻痹期　如果患者能够度过兴奋期而侥幸活下来，就会进入昏迷期，本期患者深度昏迷，但狂犬病的各种症状均不再明显，大多数进入此期的患者最终因器官衰竭而死，也有部分患者常常因为咽喉部痉挛而窒息身亡。

根据狂犬病诊断标准，综合病例的流行病学史、临床表现和实验室检查结果做出临床诊断。如果患者没有明确的狂犬咬伤史，通常可以排除狂犬病病毒感染。有流行病学史，并符合狂躁型或麻痹型狂犬病临床症状者，即可诊断为临床病例。在此基础上，满足任意一项实验室检测结果阳性者，即可诊断为确诊病例。实验室检查中荧光抗体实验是狂犬病诊断的金标准，可以快速、敏感、特异地检测人和动物脑组织中的病毒抗原，直接快速免疫组化法及酶联免疫法亦可特异地检测病毒抗原；也可通过检测病毒核酸进行早期诊断，病例的液体标本（唾液、尿液等）和脑组织等均可通过 RT-PCR 进行病毒核酸检测，但需要严格的质量控制。脑组织及唾液等病毒含量高的样本还可进行病毒分离，若检测结果阳性则可以确诊狂犬病，但结果阴性不能完全排除，目前还没有一项检测可完全排除狂犬病的可能。

目前狂犬病尚无有效的特异性治疗方法，只能根据患者情况给予支持治疗及进行相应的对症治疗。入院后要将患者隔离于暗室中，避免声、光、风等刺激。医护人员宜戴口罩和胶皮手套，以防止鼻和口腔黏膜及皮肤细小破损处被患者唾液所污染。注意维持患者的呼吸系统和心血管系统功能。

在我国卫生部组织制定的《狂犬病暴露预防处置工作规范》（2016版）和中国疾病预防控制中心发布的《狂犬病暴露预防处置专家共识》（2019版）中，均对不同类型的狂犬病暴露给出了建议处置措施，对规范医疗卫生机构开展狂犬病暴露后处置工作起到了积极的促进作用。

狂犬病暴露是指被狂犬、疑似狂犬或者不能确定健康的狂犬病病毒宿主动物咬伤、抓伤、舔舐黏膜或者破损皮肤处，或者开放性伤口、黏膜接触可能感染狂犬病病毒的动物唾液或者组织。

按照与动物的接触方式和暴露程度将狂犬病暴露分为三级。

Ⅰ级暴露：接触或者喂养动物，完好的皮肤接触动物及其分泌物或排泄物。Ⅰ级暴露者建议清洗暴露部位，无须进行其他医学处理。

Ⅱ级暴露：裸露的皮肤被轻咬，或者无出血的轻微抓伤、擦伤。Ⅱ级暴露者，应当立即处理伤口并接种狂犬病疫苗，必要时使用狂犬病被动免疫制剂。确认为Ⅱ级暴露者且免疫功能低下的，或者Ⅱ级暴露位于头面部且致伤动物不能确定健康时，按照Ⅲ级暴露处置。

Ⅲ级暴露：穿透性的皮肤咬伤或抓伤，临床表现为明显出血；尚未闭合的伤口或黏膜接触动物及其分泌物或排泄物；暴露于蝙蝠。Ⅲ级暴露者，应当立即处理伤口并注射狂犬病被动免疫制剂，随后接种狂犬病疫苗。

历史与现状

狂犬病是一种非常古老的疾病，中国早在 2000 多年前就有关于狂犬病的记载，是世界上记载狂犬病最早的国家之一。大约在公元前 1930 年，美索不达米亚古王国（在今伊拉克境内）的《埃什努纳法典》规定：有狂犬病症状的犬主人应采取一定措施防止病犬咬人，如果其他人被狂犬病犬咬伤并导致死亡，病犬主人将被处以重罚。

从世界狂犬病的历史流行资料看，狂犬病的发源地可能在东半球的亚洲或欧洲，并可能在 18 世纪由欧洲传入西半球。1500 年西班牙、1586 年奥地利、1734—1735 年英国先后在犬类中暴发狂犬病。1708 年意大利也暴发了一次相当大规模的家犬狂犬病。1604 年狂犬病在巴黎广为传播。在 19 世纪几乎整个欧洲各国均有狂犬病流行，一度引起人类恐慌。亚洲狂犬病一向甚为普遍，特别是在印度、中国、菲律宾、泰国、缅甸、越南、印尼、老挝、尼泊尔和斯里兰卡诸国。

狂犬病呈全球性分布。据 WHO 报告，有 150 个国家和地区发生狂犬病病例。99%以上的人狂犬病发生在发展中国家,主要分布在亚洲、非洲和拉丁美洲,其中98%在亚洲,疫情分布呈现显著的经济相关性。40%的被疑似狂犬病动物咬伤者是15岁以下的儿童。人类因狂犬病死亡的99%以上是由于狗咬伤。每年世界范围内约有1500万人接种疫苗,据估计约有32.7万人因接种疫苗而得以免死于狂犬病。

我国是狂犬病流行最严重的国家之一,年报告发病人数仅次于印度,居第2位。狂犬病在我国20世纪80年代曾出现严重流行,90年代一度得到有效控制。然而,进入21世纪以来,我国狂犬病流行形势比较严峻,有些年份报告狂犬病死亡人数在3000人以上。狂犬病一度位于我国各类传染病报告死亡数的前3位。虽然近年来狂犬病的发病数量有所降低,但发病范围却不断扩大,狂犬病流行的疫区正在扩大。原来为非疫区的一些省份,如河北、山西、陕西等,不但成为疫区,而且发展势头迅猛,出现集中发生的现象,如不采取积极的防控策略,有可能会出现狂犬病的集中暴发流行。

近十余年来,我国狂犬病报告发病的最高峰为2007年,报告3300例,而后逐年下降,2018年狂犬病发病422例,较高峰时下降87%。近年来,疫情主要分布在人口稠密的华南、西南、华东地区。狂犬病夏秋季高发,不同地区的季节性特征存在差异,纬度越高季节性越明显,发病时间相对集中。我国狂犬病病例呈现“三多”的特征:农村地区病例较多,农民一般占病例总数的65%以上;男性病例数约为女性的2倍;15岁以下儿童和50岁以上人群病例数较多。部分狂犬病高发省份的监测显示,90%以上的暴露就诊人群为Ⅱ级和Ⅲ级暴露,其中Ⅲ级暴露约40%。全部暴露者中,约10%未全程接种疫苗;Ⅲ级暴露者中,仅15%左右使用被动免疫制剂。绝大多数病例由狂犬病病毒感染所致,但也有少量由狂犬病病毒属其他相关病毒感染致病的报道。

目前,犬仍是我国狂犬病的主要传染源,其次是携带病毒的猫等。随着社会的发展、人们生活水平的提高,城市居民饲养的猫、狗等宠物的数量不断增多,农村猫、狗数量也在不断增长,但人们对狂犬病的认识及对犬、猫的管理尚存在很大欠缺,致使许多城市、农村中流浪犬增多。犬、猫免疫接种率低下,隐性带毒情况严重,这是导致近年来狂犬病发病率较高、疫区范围有所扩大的重要原因。

应对措施

目前,狂犬病是一种只能预防、不能治愈的感染性疾病。一旦发病,临床病死率几乎为100%。因此,对于该病的应对措施重点必须放在防止疾病的发生上。由于该病属动物源性人畜共患传染病,且易感动物广泛,多种野生动物为其宿主。所以,与其他许多传染病不同,狂犬病的防控难度非常大,也非常复杂。

为了更好地普及狂犬病知识,提高防控水平,2007年,在国际狂犬病控制联盟的倡议下,WHO、世界动物卫生组织及美国CDC等共同发起了"世界狂犬病日",将法国科学家路易斯·巴斯德逝世的日子——9月28日定为世界狂犬病日。通过设立世界狂犬病日,集合众多的合作者和志愿者,群策群力,为防控狂犬病而努力。其口号是:共同努力,使狂犬病成为历史。

为有效地控制狂犬病的发生,必须从以下几个方面入手:

1. 加大宣传和普及狂犬病的预防知识

普及狂犬病预防知识、提高公众对狂犬病的认知度,不仅有利于提高狂犬病暴露者的就诊率和接受规范处置的依从性,也能增强养户合法养犬、养猫的意识及对犬、猫的防病意识,有利于加强对犬、猫等动物的管理,从而从源头上控制狂犬病的发生。

2. 加强家养动物的管理

有效地控制犬及猫等家养动物狂犬病的发生及病毒携带,对控制人类狂犬病的发生将起到至关重要的作用。对动物感染源的有效管理包括:

(1)对犬、猫进行大范围免疫接种　预防是控制和消灭狂犬病的根本措施。加强动物狂犬病防控,实施疫苗免疫接种,可以有效降低狂犬病病毒感染人的概率。注射率达到80%以上时,可以形成免疫屏障,有效阻断狂犬病在动物间的传播。相较人类疫苗,动物疫苗价格非常低廉,且简便易行。因此,大规模实施动物疫苗免疫接种,具有事半功倍的效果,可以大大降低人类的发病率及防治成本。

(2)加强犬和猫的管理　对发病的犬、猫立即捕杀、焚毁或深埋,并对受污染的房舍和周围环境进行彻底消毒,避免疫情扩散。

(3)收容未免疫犬、无主犬和流浪犬,以及社区内外的流浪猫。对疫区应同步实施捕杀灭源、收容、免疫、消毒等措施。

3. 处理伤口

如若不慎被狂犬病动物或疑似狂犬病动物咬伤或抓伤,应立即用3% ~ 5%肥皂水或0.1%新洁尔灭洗涤伤口,再用清水充分洗涤,时间为15 ~ 20分钟。冲洗较深伤口时,用注射器探入伤口深部进行灌注清洗,尽量做到全面彻底清创。再用75%的乙醇对伤口进行消毒,继之用浓碘酊涂搽。被咬的伤口不宜包扎和缝合,应尽可能地让伤口暴露。局部伤口处理愈早愈好,但即使延迟1 ~ 2天甚至3 ~ 4天也不应忽视局部伤口处理。同时按照暴露等级接种狂犬病疫苗或在伤口附近浸润注射狂犬病病毒免疫血清。

4. 接种疫苗

对被咬伤者、兽医、动物管理员等接种人用狂犬病疫苗,对家养动物及野生动物接种动物用狂犬病疫苗,是防止狂犬病发生的关键措施。

接种狂犬病疫苗后,人体血液中可产生抗狂犬病病毒抗体,这些抗体可防止病毒在细胞间直接传播,减少病毒的载量,同时还能清除游离的狂犬病病毒,阻止病毒复制和扩散,从而达到预防狂犬病的目的。这是防止狂犬病发生、发展的最有效的方法。注射狂犬病疫苗的免疫效果与注射的时间有直接关系。被咬伤后,注射越早,免疫效果越好,获得保护的机会越大。

狂犬病疫苗是一个历史悠久的疫苗。1885 年,法国科学家路易斯·巴斯德和埃米尔·柔克斯采用连续传代减弱病毒毒力的方法,用兔脑研制出第一支狂犬病疫苗,并被用于一个被狂犬病病犬咬伤的 9 岁男孩,开启了应用狂犬病疫苗预防狂犬病的先例。这是继天花疫苗之后,人类发明的第 2 种用于防治传染病的疫苗,它为预防和控制狂犬病奠定了基础。例如,在美国,过去二十年中每年仅约有 2 例狂犬病死亡病例。

目前常用的疫苗有地鼠肾原代细胞狂犬病疫苗、人二倍体细胞狂犬病疫苗及 Vero 细胞狂犬病疫苗。前两种疫苗属减毒活疫苗,Vero 细胞疫苗属灭活疫苗。其中 Vero 细胞疫苗是目前效果最好、副作用最小的狂犬病疫苗。人用口服狂犬病疫苗目前正在研制中。

我国于 2005 年上市了经高度浓缩和纯化的细胞培养狂犬病疫苗,批准上市的原代地鼠肾细胞疫苗、Vero 细胞疫苗、人二倍体细胞疫苗以及进口的鸡胚细胞疫苗均达到国际标准。狂犬病疫苗分为液体和冻干剂型及 1.0 ml/剂和

0.5 ml/剂,其效价均为在效期内≥2.5 IU/剂。冻干疫苗复溶以后应立即使用,如果需保存,在2℃~8℃环境下不得超过6~8 h,否则极易污染。

(1)接种途径　目前全球范围内可采用的接种途径包括肌内注射(intramuscular injection,IM)和皮内注射(intradermal injection,ID),我国目前批准的狂犬病疫苗无论暴露前预防(pre - exposure prophylaxis,PrEP)处置还是暴露后预防(post - exposure prophylaxis,PEP)处置,只有 IM 单一途径。2018 年 WHO 在文件中推荐了 ID 途径,ID 途径在 PrEP 和 PEP 处置过程中,具有与 IM 途径相同的效果。由于皮肤组织内抗原呈递细胞密集,免疫应答强烈,故 ID 途径具有接种程序时间更短、使用疫苗量更节省的优势。建议疫苗生产企业向国家授权机构提交许可证变更申请,以增加该注射途径。IM 途径的接种部位,2 岁及以上人群疫苗接种于上臂三角肌,2 岁以下幼童可选择大腿外侧上 1/3 处。由于臀部脂肪组织丰富且抗原呈递细胞贫乏,免疫效果差,因此,不建议臀部注射狂犬病疫苗。

(2)疫苗免疫程序和剂量　①WHO 推荐的暴露前免疫程序:在第 0 和 7 天分别给予 2 位点 ID 接种,每个位点注射 0.1 ml;如果采用 IM 接种,第 0 和 7 天分别给予 1 剂 IM 接种。②WHO 推荐的暴露后免疫程序:以前 WHO 推荐的 IM 注射程序仍然适用,但相比之下,ID 程序在成本、剂量和时间方面更具有优势。③WHO 推荐的再暴露的免疫程序:上次免疫程序最后 1 剂完成后 3 个月及以上再次暴露者,在第 0 和 3 天分别给予 1 位点 ID 接种或在第 0 天给予 4 位点 ID 接种;如果采用 IM 接种,第 0 和 3 天分别给予 1 剂 IM 接种。

2018 年 WHO 有关狂犬病疫苗相关文件显示,基于疫苗的临床试验、实际的 PEP 应用和实验室数据的评价的研究,所有细胞培养狂犬病疫苗均能有效诱导免疫应答,快速产生高水平的中和抗体;暴露后第 14 天,无论是否同时注射狂犬病被动免疫制剂、无论受种者营养状况,各年龄段人群中和抗体均可达到阳转水平(≥0.5 IU/ml)。

孕妇和哺乳期妇女接种细胞培养狂犬病疫苗和狂犬病被动免疫制剂是安全有效的。接受正规的抗逆转录病毒治疗且临床监测和控制良好的 HIV 感染者,已证明其对狂犬病疫苗具有正常的免疫反应。严重免疫功能缺陷者,如艾滋病病人、造血干细胞移植后病例等患者,可能缺乏正常的狂犬病疫苗免疫反应。

细胞培养疫苗免疫后建立的免疫记忆几乎可维持终身。临床数据证实,接受过暴露前或暴露后免疫的个体在疫苗加强免疫后 7 天内即可激发良好的免疫记忆反应,即使暴露前或暴露后免疫是在几十年前进行的,同样可以快速激发免疫记忆反应。对于职业原因而具有持续或频繁暴露风险的人员,应进行加强免疫。

5. 狂犬病被动免疫制剂

狂犬病被动免疫制剂,即狂犬病免疫球蛋白,它的作用机制为在伤口局部浸润注射以中和伤口清洗、消毒后残留的病毒,降低伤口局部病毒数量从而降低发病率。

使用条件:狂犬病Ⅲ级暴露(特别是头面部、手指、手臂、会阴部等神经终板丰富的部位暴露),以及严重免疫功能缺陷的Ⅱ级暴露病例应当在第 1 剂疫苗免疫的同时进行伤口部位的浸润注射。

最好在首次暴露疫苗接种后即刻使用,最迟不超过首剂疫苗接种后 7 天。狂犬病病毒在进入神经组织前,通常有一段时间在局部肌肉细胞中缓慢复制,且疫苗初次免疫后的 1 周内人体尚不能产生较高水平的中和抗体。故首剂疫苗免疫时应给予但未给予狂犬病被动免疫制剂的,如果仍在首剂疫苗注射后 7 天以内,应尽早注射狂犬病被动免疫制剂。

由于狂犬病病毒具有宿主广泛、传播途径复杂的特点,与其他传染病相比,控制其发生具有更大的难度。但只要我们积极做好宣传教育工作,广泛普及有关狂犬病的知识,不断加大动物免疫的覆盖面,就可以降低人类狂犬病的发病率,最终实现 WHO"让狂犬病成为历史"的远大目标。

(徐纪茹　杨　娥)

参考文献

[1]Moulenat T,Petit C,Bosch Castells V,et al. Purified Vero Cell Rabies Vaccine (PVRV,Verorab©):A Systematic Review of Intradermal Use Between 1985 and 2019. Trop Med Infect Dis,2020,5(1):40.

［2］Gautret P, Diaz‐Menendez M, Goorhuis A, et al. Epidemiology of rabies cases among international travellers,2013‐2019:A retrospective analysis of published reports. Travel Med Infect Dis, 2020:101766.

［3］Wunner WH, Briggs DJ. Rabies in the 21 century. PLoS Negl Trop Dis, 2010, 4 (3):e591.

［4］Berche P. Louis Pasteur,from crystals of life to vaccination. Clin Microbiol Infect,2012, 18 Suppl 5:1‐6.

［5］Adamson PB. The spread of rabies into Europe and the probable origin of this disease in antiquity. The Journal of the Royal Asiatic Society of Great Britain and Ireland,1977,2 (2):140‐144.

［6］严家新,潘南胜. 狂犬病流行简史. 中华医史杂志,1994,14(04):196‐199.

［7］殷文武,王传林,陈秋兰,等. 狂犬病暴露预防处置专家共识. 中华预防医学杂志, 2019,53(07):668‐679.

［8］国家药典委员会. 冻干人用狂犬病疫苗. 中国药典(三部)2015 版. 北京:中国医药科技出版社,2015:146.

［9］李凡,徐志凯. 医学微生物学. 北京:人民卫生出版社,2018.

★ 隐秘而善变的杀手 ★

—— 流感病毒

人间浩劫

　　历史上大规模的战争常常都伴随着传染病的暴发和蔓延,而且因传染病死亡的人数可能超过战争本身死亡的人数。1914—1918 年的第一次世界大战因其空前的规模、深远的政治经济影响而备受世人关注,但在这次战争的最后一年,一场突如其来的流感(influenza)席卷美国并向世界各地蔓延。这场世界性的流感从 1918 年春开始肆虐,经历了 3 次高峰,到 1919 年 5 月才基本结束。在第一次世界大战中,直接死于战争的军人为 900 万人,平民达 1261 万人。而这场突如其来的大流感感染了全世界 30% 的人口,夺走了约 5000 万人的生命。这次大流感是有记录以来人类历史上最著名,也最具破坏性的一次流感大流行。这场流感发源于美国堪萨斯州哈萨克尔县,然后由该县征召入伍的人将病原体带进了该州一个大型军事基地——福斯顿军营。而美国源源不断地从这里向其他美军基地及欧洲提供兵力,流感病毒就这样随着军队的调动而不断扩散,逐渐席卷了北美洲、欧洲、南美洲、亚洲和非洲,甚至波及太平洋上与世隔绝的岛屿,最终发展到了全球范围。病毒传到西班牙后,一共造成约 800 万西班牙人死亡,且西班牙政府最先公布疫情,民众才得以了解这场疫病,因此这场人间浩劫又被称为“西班牙流感”。作家阿尔弗雷德·罗斯比在《美国被遗忘的传染病:1918 年流感》中写道:“在相同的历史时期内,没有一场疾病比这场浩劫夺走更多的生命。”曾有资料这样描述其惨烈场景:在费城,无人认领的尸体散布数日,直到马拉的车穿过街道,呼唤活着的人带走他们死去的亲人。成千上万的美国士兵死在被称为“死亡之船”的运兵船上,没有任何方法阻止这幽灵般的“杀手”。美国公共卫生官员维克托·沃恩认为:“如果这场传染病继续以成倍数增长,文明在数星期之内就会轻易瓦解。”

　　1918—1919 年的大流感使第一次世界大战变得更加残酷,各国士兵对抗着双重的敌人,从而影响了战争进程和战场局面。流感既打击了美国等协约国,也让德国更加危机重重。从当时的承受能力看,德国等同盟国更加经不起流感带来的打击。当然流感对第一次世界大战到底产生了多大的影响我们也无法仔细估量,只知道在这一切的混乱和失败的诸多原因中,有着流感的因素。从此种意义上推论,流感加速了战争的结束和议和的到来。

找寻真相

1918 年 3 月 11 日,美国堪萨斯州的一个步兵营。清晨,一名炊事员起床后觉得自己喉咙痛、低烧,有轻微头痛和肌肉痛等症状。至中午,兵营中已有107 人出现同样症状。次日,522 名士兵全部病倒,其后 1 周内,全美各州都出现了同样的病例。半个多月后,该病传到中国和日本,进而感染了全世界。这次大流感是有记录以来人类历史上最著名,也最具破坏性的一次流感大流行,也就是前文中提到的"西班牙流感"。受制于当时的研究手段,人们始终无法弄清,到底是什么使这种流感具有如此强大的杀伤力? 在这场灾难过去将近90 年,谜底终于由美国科学家揭开。

20 世纪 90 年代中期,美国军事病理研究所病理学家杰弗里·陶本伯格(Jeffery Taubenberger)博士和他的同事认识到应该从当年流感死者的组织切片入手研究。美国军事病理研究所有一个尸体解剖储藏室,其中储藏着两具死于1918 年流感的士兵的尸体,一名士兵来自马萨诸塞州,另一名来自长岛。陶本伯格和同事在尸体身上寻找切片组织,他们把从尸体肺部提取的切片组织浸泡在福尔马林中,然后用小块蜡密封起来。但当时距离士兵死亡时间已经近 80年了,尸体中的病毒本身已有损坏或退化,他们收获甚微。必须要有新的受感染的人类样本! 陶本伯格在报纸上登载广告,希望能获得其他人的帮助。功夫不负有心人,一位退休的病理学家乔汉·哈尔丁(Johan Hultin)帮助他获得了珍贵的肺组织切片,这是一个从阿拉斯加永久冻土带的一具女尸中提取到的样本。1918 年,流感袭击了这名妇女居住的小村庄,造成 72 名成年人死亡,仅 5人幸存,死者被埋在永久冻土的大型坟墓中。哈尔丁在报纸上读到陶本伯格的请求后,自费从旧金山的家里出发,来到这名妇女居住的村庄,千辛万苦得到村民允许后,挖开坟墓,从妇女的尸体中提取冰冻的肺组织,送往陶本伯格处。通过对这名女尸的肺组织样片的研究,陶本伯格研究小组首次成功复制了"西班牙流感"病毒 8 个基因片段的全序列。他们发现导致 1918 年大流感的病毒起源于禽流感病毒的一个变种,它的基因组序列非常接近禽流感病毒,而它的全部 8 个基因片段的序列都与其他的人流感病毒存在显著的差异。换句话说,1918 年的大流感是由禽流感病毒发生变异造成的,而不是以前认为的人流感病毒的变异。在此基础上,陶本伯格还合成了该病毒的各个基因片段,并将其注射到人肾脏细胞中(相当于病毒入侵)。在宿主细胞中,这些基因片段表达出了相应的蛋白,并进一步完成了装配,合成了新的子代病毒,也就是说,1918 年的流感病毒被人工重建出来了! 这一研究工作陆续发表在学术界的顶级杂志 Nature 与 Science 上。大多数研究者认为,通过复活"西班牙流感"病毒,研究其基因特点和致病性可为未来的流感暴发提供预测。在陶本伯格的论文发表的当天,马里兰大学生物信息和计算生物学家史蒂芬·沙伯领导的研究小组发布了名为《建立世界流感基因库》的文章。他们认为流感病毒基因组在不断进化,需要对流感病毒进行监测。同时提出了监测流感病毒的新策略:"我们从美国、新西兰和澳大利亚的中心直接得到流感样本,这些样本直接送往马里兰。我们正努力让亚洲的医学中心提交他们的样本。样本包括人流感病毒和禽流感病毒,但现在大部分的工作还是针对人类的。我们设计了一种新的更有效的方法对这些流感样本进行排序,大约收到样本后的 5 天内,就能完成对流感病毒基因组的排序。然后,我们把这些序列存储在公共数据库'基因银行'(gene bank),此数据库和欧洲、日本的类似数据库共享资料。所有数据都不受任何限制,供所有人使用。"但是这一做法也是极有风险的,人工制造病毒在技术层面上已经没有任何难度,如果少数居心叵测的生物恐怖分子,依据已有的基因序列,人为制造出高致病性的流感病毒,其后果将难以想象。

罪魁祸首

流感的病原体是流行性感冒病毒(influenza virus),简称流感病毒,包括人流感病毒和动物流感病毒,也就是说流感是一种病毒感染所致的疾病。关于流感病原体的发现还有一段小插曲。在 1892 年的一次流感世界性大流行时,波兰细菌学家 Pfeiffer 首先从流感患者鼻咽部分离到了一种新型的嗜血杆菌,并一直把这个菌认作流感的病原体,将其命名为流感嗜血杆菌。直至 1933 年 Smith 成功分离了流感病毒后,才确定了流感是一种病毒性疾病,流感病毒才是引起流感的罪魁祸首,之前发现的流感嗜血杆菌只是流感发生后继发细菌感染时的一种常见细菌。

流感病毒属于正黏病毒科(*orthomyxoviridae*),是一类有包膜、分节段的单负链 RNA 病毒。从致病性的角度来说,流感病毒归属于呼吸道病毒,这个命名并非病毒分类学上的名称,呼吸道病毒中的病毒属于不同的科属,但是都能以呼吸道作为侵入门户,在呼吸道黏膜上皮细胞中增殖,引起呼吸道局部感染或呼吸道以外其他组织器官发生病变。比较重要和常见的呼吸道病毒除了上面提及的流感病毒,还有副黏病毒科的麻疹病毒、腮腺炎病毒、呼吸道合胞病毒等,披膜病毒科的风疹病毒,小 RNA 病毒科的鼻病毒,冠状病毒科的普通冠状病毒、SARS 冠状病毒与 SARS 冠状病毒 – 2 等,以及腺病毒科的腺病毒等。这些病毒传染性强,波及范围广,人群感染率高,临床上 90% ~ 95% 的急性呼吸道感染都是由上述病毒引起的。

流感病毒一般为球形,直径 80 ~ 120nm,初次从患者体内分离出的病毒有时呈丝状或杆状。病毒体结构主要包括病毒基因组、蛋白质组成的核衣壳和包膜。病毒具有甲(A)、乙(B)、丙(C)、丁(D)四个型别。其中甲型和乙型流感病毒的基因组是 8 节段的单负链 RNA,第 1 ~ 3 个 RNA 节段分别编码聚合酶碱性蛋白 2(polymerase basic protein 2,PB2)、聚合酶碱性蛋白 1(PB1)以及聚合酶酸性蛋白(polymerase acidic protein,PA),共同组成 RNA 依赖的 RNA 聚合酶(RNA dependent RNA polymerase)复合体;第 4 ~ 6 个 RNA 节段分别编码血凝素(hemagglutinin,HA)、核蛋白(nucleoprotein,NP)和神经氨酸酶(neuraminidase,NA);第 7 个 RNA 节段编码基质蛋白(matrix protein,MP),包括 M1 和 M2;第 8 个 RNA 节段编码非结构蛋白(non – structural protein,NS),包括 NS1 和 NS2。丙型和丁型流感病毒只有 7 个节段,缺乏第 6 个 RNA 片段,但第 4 个 RNA 片段编码的蛋白质同时具有 HA 和 NA 的功能。

在这些病毒蛋白中,核蛋白 NP 是主要的结构蛋白,其抗原结构稳定,很少发生变异,与基质蛋白 MP 共同决定病毒的型特异性,依据这两种蛋白的抗原性将流感病毒分为上述四型。甲型流感病毒宿主范围最广,可感染人、猪、马和禽类等,容易变异,亚型众多,也是多次引起世界性大流行的罪魁祸首。乙型流感病毒可感染人和猪,虽也有变异,但幅度不大,尚不足以划分亚型,可引起局部小规模流行。丙型流感病毒则主要感染人,还未发现抗原变异,极少引起流行。丁型流感病毒是近几年发现的牛流感病毒。流感病毒包膜上镶嵌的两种刺突——HA 和 NA,抗原性不稳定,易发生变异,是划分甲型流感病毒亚型的主要依据。HA 与 NA 以疏水末端插入脂质双层中,HA 以糖蛋白三聚体结构存在,每条单体前体(HA0)由 HA1 和 HA2 通过精氨酸和二硫键连接而成。HA 在细胞蛋白酶水解作用下裂解为由二硫键连接的 HA1 和 HA2 后,才能形成病毒的感染性。HA 在病毒感染宿主的过程中,像一把钥匙,帮助病毒打开宿主细胞的大门,通过与宿主细胞表面受体 N - 乙酰神经氨酸(又称唾液酸)的分子结合,使得病毒黏附于宿主细胞;还能够通过与红细胞表面的糖蛋白受体结合,引起多种动物或人的红细胞凝集,称为红细胞凝集现象;HA 具有抗原性,能刺激机体产生特异性抗体,这是一种保护性抗体,具有中和病毒感染性和抑制血凝的作用。NA 是由 4 个立体亚单位组成的糖蛋白四聚体,呈纤维状镶嵌于包膜脂膜中,末端有扁球形结构,类似于蘑菇状,在包膜表面上的量远小于HA。NA 能够水解 N - 乙酰神经氨酸从而破坏受体,在感染初期帮助病毒在宿主体内扩散,在感染后期切割病毒颗粒表面糖蛋白末端的 N - 乙酰神经氨酸,帮助其释放子代病毒颗粒;该蛋白虽具有抗原性,但其特异性抗体只能抑制 NA 的水解能力,不能中和病毒,目前临床上有一类治疗流感的药物,如奥司他韦(达菲)、扎那米韦、帕拉米韦等,就是以 NA 为靶点而设计的。流感病毒以型别/宿主/分离地点/毒株序号/分离年代(HA 与 NA 亚型)这样一种方式来命名,宿主是人时可以省略。比如 A/Hongkong/1/68(H3N2)即指这株流感病毒为甲型流感病毒,宿主是人,分离地点在香港,毒株序号为 1 号,分离年代为1968 年,HA 是 3 亚型,NA 为 2 亚型。这种命名方式对流感病毒的基本属性有了清晰的描述。以此类推,A/Hangzhou/1/2013(H7N9)代表的就是 2013 年从杭州第 1 例感染 H7N9 甲型流感病毒的患者体内分离到的病毒株。

　　人类历史上共发生过 4 次流感大流行疫情,均由甲型流感病毒引发:1918年 H1N1"西班牙大流感",造成了全球 5 亿人感染,超过 5000 万人死亡;1957年 H2N2"亚洲流感",使约 100 万人丧生;1968 年 H3N2"香港流感"大流行,全球约有 75 万人死于这种病毒的感染。以前的几次流感大流行给现代人的印象也许仅仅停留在数字和文字描述上,而真正使现代人印象深刻的莫过于 2009

年的"甲型 H1N1 流感"了。2009 年,猪源甲型 H1N1 流感病毒引发了 21 世纪的第 1 次流感大流行,并在 1 年时间里在全球范围内感染了超过 60 万人。除了大规模的流行,其实在世界各地,每年都会出现小规模的流感流行,虽然不像"西班牙流感"那样的惨烈,但因流感造成的人员伤亡数目也让人触目惊心。据 WHO 估计,每年流感会导致全球 10 亿左右人感染、发病,每年因为季节性流感病毒感染而引起的呼吸道疾病导致多达 65 万人死亡,给全球人类健康带来巨大威胁,造成了严重的社会恐慌。

流感病毒的跨种传播

禽流感病毒(avian influenza virus,AIV)是一种能够在禽类的呼吸道和肠道中复制,并能引起禽类呼吸道症状的流感病毒。所有 AIV 都是甲型流感病毒。根据对家禽致病性的强弱,可分为高致病性禽流感病毒和低致病性禽流感病毒。通常情况下禽流感病毒只感染禽类,而人流感病毒只感染人类,这是因为流感病毒与其受体——唾液酸的结合具有种属特异性,而唾液酸在不同物种的不同组织中的分布有所差异,这些特性构成了流感病毒传播的种间障碍。

在历史上虽多次暴发过禽流感,包括在最为严重的 1983 年美国和 1995 年墨西哥的两次大暴发中,均未见有关禽流感病毒感染人类的报道。但在 1997 年香港发生高致病性禽流感病毒 H5N1 感染人的病例后,这条种间界线被打破,并愈演愈烈。当年 5 月,在香港一名 3 岁男童体内分离出一株甲型流感病毒,同年 8 月他被确诊为全球首例由 H5N1 禽流感病毒引起的人类病例。至同年 12 月底,香港共发现 18 例确诊病例,其中死亡 6 例。这是世界上首次证实禽流感病毒感染人类,并具有很高的病死率,引起国际社会的高度关注。在 2003—2004 年,香港和东南亚又陆续发生了多起禽流感人间感染。据不完全统计,截至 2004 年 12 月底,全世界共有 70 多人被确诊为 H5N1 型禽流感病毒感染者,约 55 人病死,使各国经济和人类健康受到巨大威胁。然而随着流感病毒的进化,发生越来越多的禽流感病毒感染人类事件,严重威胁人类健康。1997 年在香港暴发 H5N1 高致病性禽流感病毒感染人事件,造成 18 人感染,6 人死亡;从 2003 年开始 H5N1 禽流感病毒每年都会引发新的人感染病例,目前

H5N1 禽流感病毒感染人病例已超过 800 例,死亡率超过 50%。2013 年在我国上海、杭州等地出现新型 H7N9 禽流感病毒感染人病例,感染病例总数超过 1200 例,死亡率高达 40%,引起全球广泛关注。我国学者通过对全球共享的流感数据库分析证实,H7N9 禽流感病毒的 HA 来源于中国杭州的杭州鸭(即 H7N3 病毒株),NA 来源于中国江苏洪泽湖花脸鸭(即 H11N9 病毒株);此外通过对 2013—2017 年中国五批人感染禽流感 H7N9 疫情的流行病学信息进行研究,结果表明人感染禽流感 H7N9 的地理范围不断扩大,提示病毒在禽间的地理扩散范围更广泛。病毒可沿着家禽运输和交易的路线隐性传播,持续扩散到没有执行或没有严格执行活禽市场关闭的地区,包括尚未发现疫情的地区,从而对人类造成更大的威胁。事实上,除了 H5N1 和 H7N9 禽流感病毒能够感染人以外,目前 H6N1、H6N6、H7N2、H7N3、H7N7、H9N2、H10N7、H10N8 等禽流感病毒都已经跨过宿主界限感染人类,对公共卫生安全构成严重威胁。

如今的禽流感病毒是如何跨越种属屏障,获得感染人类的能力的呢?在禽流感病毒感染人的过程中,一个中间宿主发挥了很重要的作用,这个中间宿主就是猪。猪气管上皮细胞表面分布有带不同末端残基的唾液酸,这就决定了猪既可以感染人流感病毒,也可以感染禽流感病毒。如前所述,由于甲型流感病毒的基因组分为 8 个相对独立的节段,每一节段又编码了不同的蛋白,因此当两种不同亚型的甲型流感病毒感染同一个宿主时,可能会有节段之间的交叉和重组发生,进而形成含有新 RNA 节段组合的新型病毒(如 H1N1 转变为 H2N2 等)。在这种双重感染的偶然事件中,当两种型别病毒出现在同一个宿主体内时,就有可能出现基因节段的重组,在子代病毒中产生一系列全新的基因节段的组合,尤其是这两种病毒株起源于不同的物种,此重组毒株就可能是新的大流行流感变异体的来源。如今,我们尚可以庆幸的是,能感染人的禽流感病毒似乎还没有直接变成能在人群中传播的人流感病毒。

事实却总是比我们的认知要快一步,当人们还纠结于禽流感病毒的变异时,2009 年新的一轮流感大流行接踵而来,使得流感病毒的来源更为扑朔迷离。当年 3 月,位于墨西哥城东面 250 公里一处平坦山谷的边缘地带,一个名叫拉罗利亚村的村庄陷入了一种怪病的恐慌中,近百名村民先后出现流感症状,用传统的药物治疗毫不见效。鉴于已经有人流感、禽流感之称谓,当地人将其称为猪流感,继而该病迅速在全球范围内蔓延。6 月 11 日,WHO 宣布将此次流感大流行警告级别提升为 6 级(最高 6 级),全球进入流感大流行阶段。据中国卫生部门通报,截至 2010 年 1 月 10 日,中国内地有 124 764 例甲型 H1N1 流感确诊病例,其中 744 例死亡。起初大多数人认为这场流感的发生是由猪传染给人的,WHO 也将此型流感称为人感染猪流感。但这次暴发的流感,患者中绝大多数并未接触过猪,而且当时还没有证据证明人是从猪身上感染这一流感病毒的。那么这场疾病到底来源于哪里?是"猪",是"禽",还是其他什么呢?最终实验人员从一名 5 岁男孩身上提取了标本,才最终确认这种新型流感病毒具有猪、人类和禽类流感病毒基因片断。美国 CDC 的研究表明,2009 年流感大流行的病原体是一种以前从未发现过的猪源性甲型 H1N1 流感病毒。显然,但这场来势汹汹的新型流感疫情中,猪虽不是始作俑者,而且还是甲型流感病毒的受害者,但它也充当了多种流感病毒基因混合器这一角色,人流感病毒、禽流感病毒及其他动物流感病毒在其体内发生基因重组,造成流感病毒的抗原转换,为流感的大流行起到推波助澜的作用。

近几十年来,多次流感的大流行似乎都有动物流感病毒的身影,这说明尽管流感病毒具有较强的宿主限制性,但是流感病毒可以通过不断进化获得对新宿主的适应性,它们一旦获得感染人的能力,就会在人间肆虐,增加流感大流行的风险。

病毒多变之谜

流感病毒何以具有如此大的能力呢?这就要从流感病毒的抗原性变异说起。抗原性变异是流感病毒变异的主要形式,病毒表面抗原 HA 和 NA 是其主要的变异成分。按照变异幅度的不同,流感病毒的抗原性变异包括两种形式,分别为抗原性转变(antigenic shift)和抗原性漂移(antigenic drift)。

抗原性漂移指的是基因组发生突变而导致抗原的小幅度变异,属于量变,即亚型内变异,变异幅度小或连续变异,通常由病毒基因点突变和人群免疫力选择性降低引起,易于发生小规模的流感流行。在流感病毒中抗原性漂移主要发生在其表面糖蛋白 HA 和 NA 上,不断积累的小幅度变异会改变病毒的抗原性质进而帮助病毒逃避宿主免疫系统。形象地说,"漂移"就是病毒通过细小的变化伪装自己,从而达到躲避人体免疫系统识别的目的。目前流感病毒基因库中积累了大量数据,而这些数据为研究抗原性漂移和流感病毒的进化规律提供了基础条件。漂移为流感病毒的快速变异进化提供了基础,而这种快速进化的遗传特性不但会造成人流感病毒的持续流行,更有可能为其他动物源性流感病毒(如禽流感病毒)获得适应人宿主的变异而感染人提供了基础。

除了抗原性漂移外,流感病毒的主要进化动力与抗原性转变有关。抗原性转变是指在自然流行条件下,甲型流感病毒表面的一种或两种抗原结构发生大幅度的变异,或者由于两种或两种以上甲型流感病毒感染同一细胞时发生基因重组,而形成新亚型。这种变异属于质变,相对于 HA 与 NA 抗原性自身发生大幅度变异,抗原性转变最主要的方式主要还是来源于不同亚型间的基因重组。从发生频率看,抗原性转变发生的情况远少于抗原性漂移,但却是甲型流感病毒进化的一个重要的驱动力,是丰富基因多样性的另一个重要机制。抗原性转变可以快速且高效地扩充甲型流感病毒的基因池,同时也为禽流感病毒获得跨宿主传播能力提供了大量有效的遗传“原料”。生物病理学家童光志说:“出现新型和强毒性病毒是因为构成流感病毒遗传基因的核糖核酸的突然变异。以前每隔 10 ~ 40 年就会出现一种高致病性病毒,病毒平均每年有 10 次突然变异,30 年就有 300 次,大概在 300 次突然变异中,就有 1 次变成强毒型。”难怪著名生物学家、1960 年诺贝尔奖得主梅达沃也说:“病毒是被坏消息包裹着的一片核酸。”抗原性转变是流感进化,尤其跨越宿主限制性,甚至产生大流行的重要机制。但有关甲型流感病毒抗原性转变的基本规律仍然不十分清楚。

流感是感冒吗?

流感是什么？根据《流行性感冒诊疗方案》(2019 版),流感即流行性感冒,是一种由流感病毒引起的急性呼吸道传染病。这种疾病每年都会在世界范围内造成 300 万 ~ 500 万例重症病例,29 万 ~ 65 万例死亡病例。不过,近几年流感很少会在世界范围内大规模地流行,最近一次还是在 2009 年,甲型 H1N1,也就是猪流感,影响了全世界 209 个国家和地区,造成了至少 14 142 人死亡。虽然近几年没有再出现世界范围内的流感大流行,但是流感的情况一直都不容乐观。国家卫生健康委员会对全国法定传染病疫情概况进行通报,通过梳理其中流行性感冒的发病数,可以发现,2015 年国内流感发病数为 19.8 万例,此后发病人数逐年走高,到了2019年,已经超过350万,是前四年发病数总和的两倍多。而且,从流感发生的时间来看,流感呈季节性流行,在我国流感主要发生在冬季。

鼻塞、流涕、咽喉疼痛、继发性咳嗽等上呼吸道感染症状是我们每个人都经历过或者正在经历的一种相当常见的症状。通常我们会认为自己是感冒了,但是如果这种情况发生在2003年春季"非典"流行时期或2020年"新型冠状病毒肺炎"流行时期,那么你可能会被隔离。虽然流感病毒感染初期的症状和感冒十分相似,均表现为上呼吸道感染症状,但实际上它和感冒不是一回事。2018年1月18日,复旦大学张文宏教授在关于流感话题的演讲中讲道:一百年前中国将"influenza"翻译成"流行性感冒",它就一直被误解至今。实际上,"流行性感冒跟感冒根本不是一家人"。那么流行性感冒和普通感冒有什么不同呢?

从致病源上看,普通感冒和流感致病源完全不同。普通感冒是由鼻病毒、普通冠状病毒、副流感病毒、腺病毒等多种呼吸道病毒引起,四季均可发生,以散发为主,传染率只有10%,不会引起大流行。从症状上来看,如果得的是感冒,一般会出现打喷嚏、流鼻涕、鼻塞等症状,全身中毒症状轻微。虽然会出现发热的情况,但大多是中低热,而且3~5天就可以自愈,很少会有全身肌肉疼痛或者乏力的症状。普通感冒后产生的免疫力较弱,且因病原体为多种病毒,因此抵抗力较弱的人在短时间内可反复感染而患普通感冒。只要不发生并发症,1周内可自愈,很少危及生命安全。

而对于人群普遍易感的流感来说,其症状显然要严重得多。一般说来约50%的感染者会出现典型流感临床症状。起病急,表现为发热、畏寒、头晕头痛、肌痛、乏力,同时可伴有咽痛和咳嗽、鼻塞、流涕、胸痛、眼痛、畏光等症状。容易出现高热,体温可达39℃~40℃,持续2~3天后渐退,通常全身症状较重而呼吸道症状并不严重。潜伏期大多为1~4天。在症状出现初期的1~2天,随分泌物排出的病毒量较多,以后则迅速减少。流感病毒感染呼吸道上皮细胞后,可迅速形成子代病毒并扩散和感染邻近细胞,引起广泛的细胞空泡变性,并激发机体免疫病理性损伤等。流感属于自限性疾病,无并发症的患者通常5~7天即可恢复。但是对于婴幼儿、老人和慢性病(心肺功能不全等)患者而言,则可能会引起并发症,且因为并发症而危及生命。病毒性肺炎是流感最常见的并发症,常危及生命,这是一种深度感染,病毒会破坏肺部吸收氧气的那几层膜。除了肺炎外,还有神经系统损伤、心脏损伤、心肌炎或横纹肌溶解、脓毒性休克等并发症。而普通感冒通常很少见到严重的并发症,也很少有致死的病例。这就不难理解为什么普通感冒不容易出现死亡病例,但得了流感却有死亡的风险。复旦大学公共卫生学院余宏杰课题组在《柳叶刀·公共卫生》杂志上发表的研究显示,在 2010—2011 年至 2014—2015 年流感季,全国平均每年有8.81 万人死于流感相关疾病,占所有呼吸系统疾病死亡的 8.2%,因流感导致的呼吸系统疾病死亡率为 6.5/10 万人。老年群体在流感面前更加脆弱,有80% 的流感相关呼吸系统疾病导致的死亡发生在 60 岁以上的老人。

人体在感染流感病毒后能产生特异性的细胞免疫和体液免疫。呼吸道黏膜局部分泌的 sIgA 抗体能阻断病毒感染,有一定的保护作用,但维持时间短,仅有几个月而已。抗 HA 的抗体为中和抗体,有抗病毒感染、减轻病情的作用,可持续较长时间,达几年甚至十几年;NA 产生的特异性抗体不能中和病毒的感染,却能减轻病情和阻止病毒传播,但是不同型别流感病毒感染不能诱导交叉性保护抗体的产生。流感病毒特异性 CD8$^+$ T 细胞可通过直接作用和溶解病毒感染细胞,发挥交叉抗病毒作用,参与病毒的清除与疾病的恢复。不过机体缺乏终身免疫力也是甲型流感具有大流行潜力的主要原因。

流感疫苗的制备和药物研发面临的巨大挑战

接种疫苗是预防流感的特异性方法,在流感流行高峰前 1~2 个月接种可获得有效的保护。流感疫苗必须含有即将流行的病毒株的抗原,才能发挥特异性预防作用。但因流感病毒易发生变异,疫苗防治效率低,同时使得设计针对所有毒株的疫苗非常困难。1944 年第一种流感疫苗在美国获得批准。美国食品药品监督管理局(Food and Drug Administration,FDA)批准了 3 种可用于人类的流感病毒疫苗,包括流感灭活疫苗(inactivated influenza vaccine,IIV)、减毒活疫苗(live-attenuated influenza vaccine,LAIV)和重组病毒疫苗。IIV 是通过鸡胚培养后的流感病毒经甲醛灭活而制成,其优点是经皮下注射,可产生大量的IgG,副作用小;缺点是局部 sIgA 产生少,接种次数多,对鸡蛋过敏者应慎用。WHO 推荐的灭活疫苗为几种感染人类常见的甲型和乙型流感病毒的组合,如

2002—2003 年流感病毒裂解疫苗包含甲/莫斯科/99（H3N2）、甲/新喀里多尼亚/99（H1N1）、乙/香港/2001 三种病毒株的抗原。LAIV 采用鼻腔喷雾接种法，操作简单方便，局部 sIgA 产生多，类似轻症感染，国外常用冷适应减毒活疫苗（cold - adapted vaccine），属于温度敏感突变株（temperature - sensitive mutants）。目前我国使用的流感疫苗主要为灭活疫苗。流感病毒 HA 和 NA 亚单位疫苗及基因工程疫苗正处于研制阶段。WHO 免疫战略咨询专家组在甲型 H1N1 流感大流行初期推荐的疫苗接种策略是：把基础医疗卫生工作者作为第一接种对象；其他接种对象由各个国家根据自己的实际情况决定优先顺序，孕妇、6 个月以上合并有慢性疾病的患者、15～49 岁青少年及成人、儿童、50～64 岁成人以及 65 岁以上老年人。除了传统的疫苗外，目前 WHO 已允许采用由反向遗传学技术构建的重组流感病毒株应用于疫苗的生产。通过反向遗传学方法可在细胞中简便快速地产生具有所需基因型的菌株，该过程代替了在鸡胚中培养流感病毒的方法，避免了鸡胚生产流感疫苗的安全性问题。

　　流感疫苗的构建和生产面临的巨大挑战来自主要流行病毒株的识别和疫苗生产所需要的时间。WHO 全球流感监测网络（global influenza surveillance network, GISN）专门负责追踪和分析流感病毒的进化和流行病学调查，进行疫苗株的选择和改进，包括 90 多个国家的 120 多个国家流感中心。中国流感监测网络自 2000 年开始建成，逐年扩大至目前的规模，覆盖所有的地市级和部分县级，共有 400 余家流感网络实验室和 500 余家哨点医院。监测网络能力的不断提高，有力地保障了我国流感/禽流感防控工作。HA 蛋白是流感病毒监测的重点，也是目前流感疫苗的主要成分。流感疫苗组分每年均需重新配制，使疫苗中的 HA 和 NA 与流行的季节性病毒相匹配。国家流感中心分离患者身上的病毒样本，用以确定流行病毒的型别。通常在流感流行季节之前 7～9 个月，开始进行流感疫苗株的选择和制备生产，以便在当年 10 月/11 月份生产约 3 亿剂疫苗以供人们接种。目前，流感疫苗已从三价向四价流感疫苗发展，四价流感疫苗包括 2 种甲型（H1N1 和 H3N2）和 2 种乙型（Victoria 和 Yamagata）流感病毒，有效地控制了乙型流感病毒 2 种谱系的共同流行，提高了季节性流感疫苗的预防功效。

　　对于流感的治疗，尚无有效的方法，主要是对症治疗和预防继发性细菌感染。目前抗流感病毒的药物主要有：神经氨酸酶抑制剂扎那米韦、拉尼米韦及其成酯后的辛酸拉尼米韦、磷酸奥司他韦和帕拉米韦；M2 离子通道抑制剂金刚烷胺和金刚乙胺；RNA 聚合酶抑制剂法匹拉韦和处于临床试验阶段的匹莫地韦；CAP 依赖性核酸内切酶抑制剂巴洛沙韦等。但这些抗病毒药物的反复使用会加剧流感耐药株的产生，金刚烷胺和金刚乙胺由于耐药性的原因，已经不建议使用。由于流感病毒变异快、易耐药，使得针对病毒靶点的药物研发举步维艰。我国使用中医药治疗病毒感染性疾病具有一定优势，耐药性低、副作用和不良反应少，还有抑菌、抗病毒、解热镇痛与免疫调节等标本兼治的综合功效。对于继发性细菌感染则辅以抗生素等进行治疗。对于发病时病情严重、发病后病情呈动态恶化的病例及感染甲型流感的高危人群，应及时给予 NA 抑制剂如奥司他韦进行抗病毒治疗，开始给药时间应尽可能在发病 48 小时以内（以36 小时内为最佳）。

流感的诊断和防治原则

2009 年，H1N1 流感的发生让人们真切地领会到了"你和我，同住地球村"这句话的含义。在这个"村子"里，流感常常以一种不知不觉的方式传播。由于流感病毒基因容易发生变异且存在广泛的动物储存源，这些动物和人类的生活关系密切，因此人类至今无法有效地控制流感。但是只要我们充分了解病毒的特性，掌握病毒诊断和检测的方法，同时注意卫生习惯，就能在很大程度上预防流感的发生，或者在疾病早期进行治疗。

在流感流行期间，根据典型临床症状可以初步诊断，但必须结合实验室检查才能确诊，主要包括血清学诊断和一些快速诊断方法。在血清学诊断过程中，需要取病人急性期（发病 5 天内）和恢复期（病程 2 ~ 4 周）的双份血清，用红细胞凝集抑制试验检测抗体效价，如果恢复期比急性期血清抗体效价升高 4 倍以上，即可做出诊断，当然这种检测方法主要是一种回顾性检测。在快速诊断方面，目前最为常用的是 RT - PCR 方法检测病毒核酸，免疫荧光与 ELISA 法检测病毒抗原、核酸杂交或序列分析等方法也有助于进行快速诊断。

流感病毒本身抵抗力较弱，对干燥、日光、紫外线以及乙醚、甲醛等化学药物都比较敏感，而且病毒不耐热，56℃ 30 分钟即可灭活，室温下病毒传染性也会很快丧失，但 0℃ ~ 4℃ 可存活数周。流感的传染源主要是感染者本身，其次为隐性感染者,感染的动物亦可传染人。主要传播途径是飞沫、气溶胶通过呼吸道而直接传播。少数也可经过公用的门把手、扶手、手帕、毛巾等间接传播。病毒传染性强,在人群中可迅速蔓延造成流行。通过一些生活细节和良好的卫生习惯就可以有效地减少和避免流感传播。比如,勤洗手、咳嗽或者打喷嚏时应掩住口鼻;还可通过用酒精擦拭或阳光曝晒的方式为日常用品消毒;公共场所可以用乳酸熏蒸消毒;禽类、猪肉类食品应在充分加热后食用;此外,少在人群聚集的地方扎堆儿,出入人多的地方时正确佩戴口罩也是降低感染概率的有效方法。一旦发现染病,患者应尽量避免外出,以防将病毒传染给他人。在2009年预防甲型H1N1流感时,就有以下建议:勤洗手,养成良好的个人卫生习惯;睡眠充足,多喝水,保持身体健康;应保持室内通风,少去人多不通风的场所;做饭时生熟分开很重要,猪肉、禽肉等烹饪至71℃以上煮熟煮透,可完全杀死甲型H1N1流感病毒;避免接触生猪或前往有猪的场所;咳嗽或打喷嚏时用纸巾遮住口鼻,如无纸巾不宜用手,而是用肘部遮住口鼻;常备治疗流感的药物;一旦出现流感样症状(发热、咳嗽、流涕等),应尽快就医确诊,尽早服药,对症治疗,并尽量减少与他人接触的机会。对患者早发现、早诊断、早治疗、早报告、早隔离是切断流感流行的重要举措。

永无止境的战争

自然界的任何物种,包括人类本身,都存在变异。变异是生物适应环境和维持生存的一种重要方式,是生物进化的规律。但不同物种变异速率不一样,病毒是变异速率比较快的微生物,从H1N1到H5N1,从"猪流感""禽流感"到人流感。已控制的许多传染病卷土重来,一系列新传染病相继被发现,使人们明白,病毒变异并不是一件可怕的事情,而是人类历史中常见的现象,同时也认识到人类同传染病之间,将是一场永无止境的战争。

这场战争的形势越来越严峻,角力越来越激烈。由于病原体变异、人类自然环境及社会行为改变等原因,近年来全球多种传染病有死灰复燃的趋势,如结核病、血吸虫病等过去已被控制的"老"传染病发病率都有上升趋势。在自然界,异常强大的变异病毒不断出现,以至于人类来不及找出对付它们的有效药物。仅从1994年以来,已有30多种新病毒现身,其中包括SARS冠状病毒－

2、SARS 冠状病毒、MERS 冠状病毒、埃博拉病毒、寨卡病毒、法基病毒和比利多病毒等。随着全球化的迅速发展，一个新病毒甚至可以在 24 小时之内到达世界任何一个地区。这些由病毒造成的疾病中的任何一种都可能由区域性疾病变成全面性的灾难。

对病毒的反击战事关重大。随着科技的进步，人类对传染病的斗争手段和策略日益成熟，20 世纪最后 10 年被称为"疫苗 10 年"，大量新型疫苗不断地被应用于临床，但仍然不能永久性地消灭或阻止新病毒出现。与病毒的持久战是今后医学发展所面临的重大课题。专家建议采取的对策大致有：制订正确的策略、加强疾病监测，开展预测、预警、预报，改善公共环境与设施，强化计划免疫，加强基础研究，强化健康教育，提高全民卫生素质和大力开展医学科普宣传等等。

下一次流感大流行的时间是未知的，下一步的形势可能是严峻的。加强流感网络监测系统，进一步监控重症和死亡病例，将是我们今后工作的重点。只有通过密切监测，才能及时发现病毒变异情况，防止变异病毒的传播和扩散，减少重症病例和死亡病例。由于病毒不断变异，迫使人类不断地探索与病原体斗争的新方法和新技术。虽然流感病毒自身特点决定了人类不能像消灭天花病毒一样在自然界中消灭它，但在与疾病斗争的道路上，人类总体上是进步的，在以后每一次与流感病毒的生死之战中，我们或许可以做到：知己知彼，百战不殆！

（吕　欣　姚　敏）

参考文献

[1] 约翰·M·巴里. 钟扬，赵佳媛，刘念，译. 大流感——最致命瘟疫的史诗. 上海：上海科技教育出版社，2008.

[2] 李凡，徐志凯. 医学微生物学. 9 版. 北京：人民卫生出版社，2018.

[3] 王萌，颜海燕，李玉环，等. 靶向宿主的抗流感病毒药物研究进展. 中国医药生物技术，2020，15（03）：311 – 315.

[4] 年悬悬，杨晓明. 反向遗传学技术在流感病毒研究及流感疫苗发展中的应用. 中国生物制品学杂志，2020，33（01）：88 – 95.

［5］陈化兰. "流感百年"专题简介. 中国科学:生命科学,2018,48(12):1245 - 1246.

［6］王大燕,舒跃龙. 流感大流行的历史及思考. 中国科学:生命科学,2018,48:1247 - 1251.

［7］彭秀明. 新型 H5 亚型禽流感病毒的分子特征及致病性研究. 浙江大学,2019.

［8］姜慧. 人感染 H5N1、H7N9 和 H5N6 禽流感流行病学特征研究. 中国疾病预防控制中心,2018.

［9］胡明达. 禽流感病毒进化与传播规律研究. 军事科学院,2018.

［10］全传松. 禽相关职业暴露人群血清流行病学及禽流感病毒分子进化研究. 中国疾病预防控制中心,2018.

［11］Wang XL,Jiang H,Wu P,et al. Epidemiology of avian influenza A H7N9 virus in human beings across five epidemics in mainland China,2013 - 17:an epidemiological study of laboratory - confirmed case series. Lancet Infect Dis,2017,17(8):822 - 832.

［12］Xiong C,Zhang Z,Jiang Q,et al. Evolutionary characteristics of A/Hangzhou/1/2013 and source of avian influenza virus H7N9 subtype in China. Clin Infect Dis,2013,57(4):622 - 624.

★ 谈"肝"色变 ★

—— 乙型肝炎病毒

人间浩劫

　　肝炎是一种古老的疾病,在 2000 多年前的《黄帝内经》中,就已经有"黄疸"病症的记载,将病症描述为黄疸、胁痛、臌胀等。在 1700 多年前(汉代),就总结了一套适用于黄疸病症的详细且行之有效的辨证治疗方法,其中有些方法直到现在仍然在使用。

　　现代医学的发展表明:在本质上,肝炎的发生是由于肝脏发生炎症以及肝细胞坏死,使肝脏本身分泌的胆汁不能正常输送到肠道内,患者会出现黄疸、肝区疼痛不适,以及乏力、全身不适、食欲减退、腹胀等表现。在肝功能方面,肝细胞坏死导致细胞中谷丙转氨酶、谷草转氨酶入血使得血液中两者的水平升高,明显大于正常值,也就是肝功能受损。

　　肝炎初期症状不明显或无症状,一般是在验血或体检时才被发现。当肝脏炎症及肝细胞坏死持续 6 个月以内称为急性肝炎,超过 6 个月称为慢性肝炎。急性肝炎患者,主要表现为食欲减退、恶心、乏力、腹胀、肝脾肿大等,出现黄疸者称为急性黄疸型肝炎。慢性肝炎更多的是由急性肝炎转变而来的,其中尤以慢性迁延性肝炎为多见,主要表现为肝区疼痛、腹胀、食欲不佳、乏力,肝脏轻度肿大、质软、有压痛,脾脏多无肿大。引起肝炎的病因很多,包括病毒感染、酒精、自身免疫、药物,以及胆汁淤积等。酒精肝是由于长期大量饮酒所致的肝脏疾病。自身免疫性肝炎在我国比较少见,在欧美国家有较高的发病率。许多药物都可以导致肝炎,称为药物性肝炎。胆汁代谢或胆管梗阻可引起胆汁淤积性肝炎。病毒性肝炎是由一大类病毒感染(最主要的是肝炎病毒)引起肝脏细胞肿胀及功能损害,是世界上流行广泛、危害很大的传染病之一。到目前为止,肝炎病毒已被发现的有七种,包括甲型肝炎病毒(HAV)、乙型肝炎病毒(HBV)、丙型肝炎病毒(HCV)、丁型肝炎病毒(HDV)、戊型肝炎病毒(HEV)、庚型肝炎病毒(HGV)、输血相关肝炎病毒(TTV),其中 HBV 引起的乙型肝炎(简称乙肝)对人类的危害最为严重。

我国是乙肝大国,而很多乙肝患者对自己是如何感染乙肝病毒是一无所知。从 20 世纪 60 年代开始到 80 年代血液筛选普及之前,由于输血及母婴传播等因素,导致我国乙肝感染高发。1992 年我国乙肝防控流行病学调查显示,在当时 1~29 岁的人群中,HBV 感染率为 9.75%。2006 年再次筛查,我国一般人群中 HBsAg 阳性率仍有 7.18%。2014 年的调查显示,5 岁以下儿童 HBV 携带率已下降到 0.32%。尽管我国在乙肝防控方面取得了很大进步,但是我国乙肝患者的数量仍然是世界上最多的。

乙肝给很多人带来了身体上的痛苦,同时也造成了心灵上极大的折磨。关于乙肝歧视几乎是大家经常议论的话题。一位大学生在接受采访时有些苦涩地说:"对我而言,乙肝可能比经济危机更可怕。本来已经有单位接受我,但我的乙肝秘密被单位体检揭开了,最后我被委婉拒绝。"由于对 HBV 认识的不足,导致大多数人对乙肝和乙肝患者的看法是一种模模糊糊的恐惧和排斥。从 2005 年开始,我国政府相继出台了一系列关于维护乙肝表面抗原携带者就业权利的规定,相关的立法进程渐次展开,为保护乙肝病毒携带者的权益提供了法律依据。但是全面消除乙肝歧视,克服"谈乙色变",还有待大规模宣传教育活动的开展。

乙肝的演变

自古以来,病毒性肝炎一直威胁着人类的健康,但是关于它主要的病原体到 20 世纪才被逐一发现。1970 年 Dane 等用电子显微镜观察到澳大利亚抗原(Aa)阳性者血中有病毒样颗粒,而且在肝炎患者的肝细胞中也存在同样的病毒样颗粒。至此,学者们确定 Aa 是引起 B 型肝炎的病毒,将其命名为 HBV。由于在发现 Aa 方面出色的工作,Blumberg 于 1976 年获得了诺贝尔奖。

现在人们已经知道,HBV 在患者血液中大量存在,而人对 HBV 极易感,仅需少量病毒进入人体即可感染,通过输血、注射、外科或牙科手术、针刺以及医院内污染的器械等均可传播。此外,共用剃刀、牙刷,血液透析,器官移植等也可传播。母婴传播是 HBV 传播的另一重要途径,包括宫内感染(婴儿在母体子宫内已感染 HBV,主要经胎盘途经获得)、围生期传播(分娩时婴儿经产道,通过婴儿受损的皮肤或黏膜而感染母体的病毒)、分娩后传播(主要由母婴间的密切接触引起)。现已证实,在 HBV 感染者的精液、阴道分泌物、乳汁、唾液、汗液和羊膜液中也含有 HBV,但其含量仅为血清的万分之一至百分之一。因此,密切的生活接触、性接触亦是获得 HBV 感染的可能途径,但日常生活的握手、拥抱等接触不会传播 HBV。

肝脏是 HBV 的主要复制部位。此外,HBV 也存在于胰、肾、血细胞等肝外组织中。感染 3 天后,病毒即开始在肝细胞中复制,无明显致细胞病变效应,因而在相当长的时间内,患者无肝功能损害的表现。在 HBV 感染 45 天后或更长的时间里,患者才出现肝炎症状。HBV 感染的转归取决于感染病毒的数量、途径和感染者的自身因素(年龄、免疫状态等)。患者感染 HBV 时的年龄与乙肝慢性化发生率的相关性最大。在围产期(即母亲怀孕后至婴儿娩出 42 天内)和婴幼儿期感染 HBV 中,分别约有 90% 和 30% 发展为慢性感染,而成人感染仅有约 5% 发展为慢性感染(图 19)。HBV 感染后症状有多种,包括无黄疸型急性肝炎和黄疸型急性肝炎,它们可能完全恢复,也可能发展为慢性肝炎、重症肝炎或 HBV 持续性携带者等。对于急性乙型肝炎,患者在前驱期可出现发热、乏力、厌食、恶心、呕吐等,随之转氨酶 ALT 升高、HBsAg 转阳。HBV 感染还可表现为皮疹、多发性关节炎、急性坏死性血管炎和肾小球肾炎等,是一种变态反应。约 1% 的急性乙型肝炎可转为重症肝炎,由于肝组织严重损伤,病情可迅速发展,出现肝功能衰竭的症状。对于慢性乙型肝炎,乙型肝炎的病程超过 6 个月,病情无改善或呈复发性,占 HBV 感染者总数的 5% ~ 10%。每年 2% ~ 10% 的慢性肝炎患者可进而发展为肝硬化或肝功能衰竭,还有约 10% 的患者不能清除病毒而进展为 HBV 携带者,在这类患者中,虽然肝组织的持续性损伤可能导致慢性肝炎,但患者没有任何症状,人与病毒和平共处,故称为健康携带者。HBV 急性感染后,以下两类人群易成为 HBV 携带者:①免疫应答低下者。该类患者临床症状较轻但易转为 HBV 携带者。②幼龄 HBV 感染者。围产期感染 HBV 的患儿中 90% ~ 95% 成为 HBV 感染的自然演变携带者,而 1 ~ 3 岁幼儿和成年人 HBV 感染者中分别仅有 23% 和 3% 转变为 HBV 携带者。

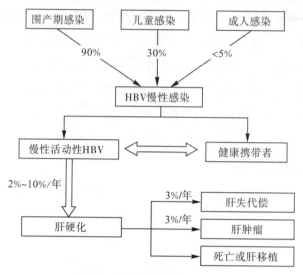

图 19 HBV 感染的自然演变

大、小三阳

在日常生活中我们常常听说"大三阳""小三阳",它们分别是什么呢？这首先要了解 HBV 抗原 – 抗体体系。该体系包括：HBV 表面抗原（HBsAg）、HBV 表面抗体（HBsAb），HBV 核心抗原（HBcAg）、HBV 核心抗体（HBcAb），HBV e 抗原（HBeAg）、HBVe 抗体（HBeAb）。

HBsAg 抗原活性属于高浮力密度范围内的脂蛋白类。用 CsCl 密度梯度离心，表面抗原（小颗粒和管状颗粒）平均密度为 $1.20g/cm^2$。Dane 颗粒的密度略高，为 $1.25g/cm^2$。纯化的 22nm 颗粒的平均沉降系数为 33 ~ 54S。纯化的 HBsAg 含有类脂质、糖类、脂质、蛋白质及糖蛋白。广义的 HBsAg 由三种蛋白组成：①主要表面蛋白（S 蛋白，小分子 HBsAg），由 s 基因编码的 226 个氨基酸组成；②中分子蛋白（中分子 HBsAg），由前 s2、s 基因编码，在 S 蛋白 226 个氨基酸的 N 端附加一个含 55 个氨基酸的 Pre S2 蛋白组成，共 281 个氨基酸；③大分子蛋白（大分子 HBsAg），由 s、前 s1 和前 s2 基因编码，在中分子蛋白 281 个氨基酸的 N 端附加一个含 119 个氨基酸的 Pre S1 蛋白组成，共 400 个氨基酸。S 蛋白即狭义 HBsAg，是 HBV 囊膜的主要表面抗原的主要成分，包括糖基化的

GP27 和非糖基化的 P24 两种形式,以二硫键相连形成二聚体,代表 HBsAg 的结构单位,具备完整的抗原性。如二聚体解离,则 HBsAg 的抗原性将会明显下降。

HBsAg 能刺激机体产生相应的抗体——HBsAb,它是 HBV 的中和抗体,具有免疫保护作用。HBsAg 的检出是 HBV 感染的标志之一。前 S2 蛋白与 HBsAg C 端相连,Pre S2 蛋白暴露于 HBV 囊膜外层,具有多聚人血清白蛋白(PHSA)的受体(PHSA – R),能与 PHSA 结合。由于肝细胞表面也有 PHSA – R,HBV 能通过血循环中存在的 PHSA 介导,吸附到肝细胞表面,最后经胞饮作用进入肝细胞内。HBsAg 具有几种特异性抗原组分,包括各亚型共同抗原特异决定簇 a 和两组互相排斥的亚型决定簇 d/y 和 w/r。HBsAg 的主要亚型有 adr、adw、ayr 及 ayw 四种。不同地区 HBV 感染者可有不同的亚型。欧美各国以 adr 为主;我国汉族以 adr 居多,少数民族地区以 ayw 为主(西藏、新疆、内蒙古等)。

HBcAg 存在于 Dane 颗粒的核心和乙型肝炎患者的肝细胞核内。HBcAg 一般从 HBcAg 阳性尸检肝或实验感染的黑猩猩肝脏提取。在乙型肝炎的急性期、恢复期和 HBcAg 携带者中常可测出 HBcAb,此抗体对病毒无中和作用。体内如发现 HBcAg 或 HBcAb,表示 HBV 在肝内持续复制。

HBeAg 潜藏于 Dane 颗粒的核心部分。到目前为止,尚未在 HBsAg 阴性的血清中发现。HBeAg 是一种可溶性抗原,抗原已知有三种亚型:e1、e2 及 e3。由于 HBeAg 与 DNA 多聚酶在血液中的消长相符,故 HBeAg 的存在可作为体内有 HBV 复制及血清具有传染性的一种标志。血中 HBsAg 滴度越高,HBeAg 的检出率亦愈高。有些患者可出现的 HBe 抗体,可能也是一种有保护作用的抗体。

目前临床上采用血清学方法检测的 HBV 抗原 – 抗体,包括 HBsAg、HBsAb、HBeAg、HBeAb 和 HBcAb,即俗称的"两对半"。HBsAg、HBeAg、HBcAb 阳性为"大三阳"。大三阳患者体内病毒大量复制,血清中含有大量的病毒,因此传染性很强。HBsAg、HBeAb、HBcAb 阳性为"小三阳"。小三阳患者体内病毒复制减弱,血清中含有少量病毒,传染性弱。

疫苗问世

HBsAg 的发现为寻找乙肝疫苗指出了一条新道路。1981 年,第一支血清提取的商业化乙肝疫苗在美国上市。近 30 年来,HBV 感染率下降了很多,主要归功于 HBV 疫苗的问世。

接种乙肝疫苗是预防乙型肝炎最有效的方法。我国现使用的是酵母基因工程乙肝疫苗,以中国仓鼠卵巢细胞(CHO)生产的重组乙肝疫苗正在使用中。基因工程疫苗的优点是:可以大量制备疫苗,并排除血液疫苗中存在未知病原体引起感染的可能性。乙肝疫苗需接种三次,一般的接种程序是:于出生时接种第一次,1 个月和 6 个月时各分别加强一次。95% 的疫苗接种者在接受第三次疫苗注射后即可产生保护性抗体。当发生伤口接触 HBV 血液污染的物品或 HBV 患者用过的针头刺入等意外事故时,可立刻注射人免疫球蛋白(HBIG)进行紧急预防。

正常情况下,接种乙肝疫苗后,可以检测到 HBsAb。但有少数人,按规定时间接种三次后,6 个月后复查乙肝两对半,发现未产生乙肝表面抗体。这是什么原因呢?目前认为,这可能是接种疫苗的个体免疫反应能力低下,不能产生保护性抗体;疫苗注射的剂量不够,可能不产生保护性抗体;部分感染乙肝病毒的母亲,通过宫内感染使其新生儿感染了乙肝病毒,注射疫苗无保护效果;免疫功能缺陷或低下者不易产生抗体,如应用免疫抑制剂的肾移植、肝移植、骨髓移植者,以及艾滋病感染者等。这些人注射乙肝疫苗,HBsAb 形成应答率只有 0.1%。因此,在提高 HBV 疫苗免疫效应方面,还在开展一系列研究。

药物治疗

疫苗在预防和控制 HBV 感染与流行中发挥了重要作用,而药物是控制已有大量 HBV 感染者进展为活动性肝炎、肝硬化和肝癌的有效手段。需要指出的是,目前尚无特异有效的治疗急性 HBV 感染的方法,可用包括口服抗病毒药物在内的药物治疗慢性乙肝感染,而且是仅有一定指征的慢性乙肝感染者需要治疗。对于慢性乙肝的治疗可延缓肝硬化发展速度,降低肝癌发病率,延长长期存活时间。

WHO 推荐的第三代乙肝一线治疗药物为 PEG – IFNα – 2a、恩替卡韦和替诺福韦酯,其中富马酸替诺福韦酯(TDF)和丙酚替诺福韦(TAF)有效提高了 HBV 抑制率,大幅改善了治疗耐药的问题。干扰素抗病毒具有广谱性,其抗病毒作用是间接和非特异性的,主要通过抗病毒蛋白质来抑制病毒蛋白质的合成而发挥抑制病毒增殖的作用,而对病毒本身没有直接抑制或杀灭作用。干扰素治疗效果持久并且有较高的病毒表面抗原清除率,但其应答率低且副作用大。核苷类似物(如恩替卡韦和替诺福韦酯等),在 HBV 复制的过程中竞争性地结合在 DNA 上,且由于缺少一个羟基,核苷类似物不能与下一个核苷酸形成共价键,从而使链合成终止。核苷类似物在胞质环境中抑制 HBV 复制,对核内cccDNA 没有作用,因此不能根除病毒。此外,它的缺点是疗程漫长,需要终身治疗,长期服用此类药物易积累耐药抗性,副作用也相应增加,并且一旦停止给药,病毒容易反弹。

在大多数情况下可以通过药物抑制 HBV 复制,但仍然很难彻底清除病毒,达到功能性治愈。HBV 功能性治愈的定义包括持续的病毒学应答、HBsAg 的血清学转化,并在不治疗的情况下,持续抑制 HBV 病毒载量。

已经获批的 HBV 药物可以较好地抑制病毒复制,特别是针对 50 岁以下的人群,能有效抑制疾病恶化。然而,由于 HBV 整合宿主细胞基因组的特性,导致病毒很难被彻底清除,在病毒不活跃复制的情况下,插入宿主基因组的病毒序列仍然能够合成 cccDNA 及一些病毒蛋白,HBV 感染可出现活动性肝炎或者进展为肝硬化、肝癌。因此,目前仍有许多公司和实验室在开发新型 HBV 药物,并致力于彻底清除人体内 HBV 基因序列的终级目标。主要包括:①衣壳抑制剂,是在研 HBV 药物的主要类别之一,可加速 HBV 核衣壳蛋白的组装,导致无基因组空衣壳的产生,并降低 cccDNA 的量。目前有超 10 个该类药物在进行临床试验,最快的进展到临床 Ⅱ 期。②RNA 干扰。它是近年来 HBV 新药热度较高的研究领域,可以有效阻止病毒基因的翻译,但仍然无法降解已经插入宿主细胞基因组的病毒序列。这方面目前已有多个项目进入临床 Ⅱ 期。③免疫疗法。免疫疗法是一种新型疗法,主要通过减少 T 细胞耗竭来抑制病毒,如先天免疫重要受体 TLR 的激活剂 GS9688 和 RG7854。④直接靶向 cccDNA。它是近年来发现的基于 CRISPR - Cas9 的基因编辑技术,可以特异性地作用于 HBV 基因序列,干扰病毒的复制和插入序列的翻译,但其应用于临床治疗仍然存在很大的安全和技术问题,包括如何避免脱靶效应以及如何将基因编辑工具靶向递送至感染肝细胞。目前治疗乙型肝炎的 CRISPR 技术还未进入临床研究。⑤治疗性疫苗。它是利用病毒蛋白作为抗原,激活免疫系统对病毒的杀伤效应,利用天然的免疫反应对抗病毒。这方面目前已有超过 15 个治疗性疫苗项目进入临床试验阶段。

消除乙肝是我们共同的目标

每年的 7 月 28 日是世界肝炎日,这一天也是发现了 HBV 并开发出病毒诊断方法和疫苗的诺贝尔奖获得者巴鲁克·布隆伯格的生日。通过世界肝炎日的一系列活动加强国家和国际层面的肝炎防控努力,鼓励个人、合作伙伴和公众行动起来并参与其中,同时强调有必要按照 WHO《2017 年全球肝炎报告》所述加强全球应对,不断解决检测和治疗覆盖率低的问题,从而实现 2030 年前全球肝炎(包括乙肝、丙肝等)的消除目标。

我们相信,随着人们对乙肝认识的深入,以及科学家在乙肝方面开展的大量的工作,人类征服乙肝的梦想终究会成为现实。

(雷迎峰)

参考文献

[1] Baruch S, Blumberg. Hepatitis B: The Hunt for a Killer Virus. Princeton University Press, 2002.

[2] 刘克洲, 陈智. 人类病毒性疾病. 北京: 人民卫生出版社, 2010.

[3] 闻玉梅. 精编现代医学微生物学. 上海: 复旦大学出版社, 2002.

[4] Gregory C. Fanning, Fabien Zoulim, Jinlin Hou, et al. Therapeutic strategies for hepatitis B virus infection: towards a cure. Nature Reviews Drug Discovery, 2019, 18: 827 – 844.

★ 身体里的潜伏者 ★

—— 单纯疱疹病毒

"上火"了吗

早上起床觉得嘴唇有些异样，照镜子一看，只见下嘴唇和皮肤交界处肿了一个大包，有点儿红。难道是青春痘吗，怎么没有毛孔堵塞的先兆呢？仔细一看，大包旁边还有一个小包，也有红肿的趋势啊！我用手挤了一下，好痛啊，但没有挤出来任何东西。不对，这不是痤疮！出门上班，同事见我就说："你上火了！"哦，原来如此。于是，我开始多多喝水，期盼着那红肿的包早点儿下去。第二天早晨，我往镜子前一站，只见那个包变大了，鼓成水疱了，水疱比较清亮。完了，这下严重了！我赶紧去医院皮肤科找医生看，"医生，你看我这是上火了吗？"医生说："你这不是上火，是疱疹！是由疱疹病毒感染引起的。"

疱疹元凶

疱疹——Herpes 这个词源于希腊文，意思是"蛇样爬行"。疱疹可以算得上是一种古老的疾病，它和人类的密切关系早在公元前就发生了。17 世纪为纪念患上热病的国王路易十四，还曾将疱疹称为"法国国王的病症"。那么，谁是这种恼人疾病的元凶呢？答案是一种病毒——单纯疱疹病毒（herpes simplex virus，HSV）。疱疹病毒家族有很多成员，在自然界广泛存在，能感染人和许多动物。在病毒分类学的病毒科中，以感染人类的病毒种类数计算，疱疹病毒科是数量是最多的之一。它们主要侵犯由外胚层发育而成的组织，例如皮肤、黏膜和神经组织。现已发现疱疹病毒科这个大家族里包括 9 种以上的疱疹病毒可感染人类，分别是单纯疱疹病毒 1 型（HSV－1）、2 型（HSV－2），EB 病毒（EBV），人巨细胞病毒（HCMV），以及人疱疹病毒 6 型（HHV－6）、7 型（HHV－

7)、kaposi 肉瘤相关病毒（HHV - 8）等。我们这里讨论的是最常见的口唇疱疹的罪魁祸首——HSV - 1。

据估计，地球上 80% ~ 90% 的人都感染过单纯疱疹病毒，儿童在五六岁时通过父母的亲吻、喂食就可能感染上疱疹。有个很极端的病例：英国有一位母亲没有料到自己出生仅 11 天的女儿竟因为她的亲吻而染病身亡，医生确诊小婴儿死于"单纯疱疹病毒感染"，而这种病毒极可能是这位妈妈在怀孕后期感染的，并通过亲吻传给了孩子。因此，直接密切接触是 HSV - 1 传播的途径。病毒经皮肤、口腔黏膜进入体内，然后传遍全身。它主要侵犯面部、腰以上部位的黏膜和破损皮肤以及神经系统，在嘴唇、脸、鼻腔或口腔黏膜上出现水疱，造成唇疱疹、口腔炎、咽喉炎。急性感染常发生于儿童，也叫原发性单纯疱疹，仅少数感染者出现临床症状，表现为发热、咽痛、口腔黏膜疱疹和溃疡（龈口炎）等。大多数的感染者没有症状，人们不会注意到它的存在，病毒呈"沉睡状态"，成为"身体中的潜伏者"。当精神负担过重、发热受寒、长期感染、月经周期、慢性消耗性疾病、吸毒、服用大量抗生素时，病毒被"激活"，躲在神经节内的病毒大量复制并沿神经节下行到末梢神经支配的上皮细胞内继续增殖，导致疱疹在同一位置复发。复发常发生于口唇皮肤与黏膜交界处，初有疼痛、瘙痒、烧灼感，之后局部出现水疱并破溃，约经 1 周才痊愈。最令人困扰的是单纯疱疹会不断地反复发作。唇疱疹发作的频率因人而异，有的人很多年发作一次，有的人一年复发好多次。

这里还要向大家介绍另一种引起单纯疱疹的元凶，也就是 HSV - 1 的同胞兄弟——HSV - 2。HSV - 1 和 HSV - 2 的基因有 50% 以上的同源性。分析认为，两者是由一个共同的祖先分化而来的。HSV - 2 主要引起腰以下部位，如外生殖器的感染，通常为性传播，侵犯生殖器、生殖道黏膜和神经节，引起生殖器疱疹（genital herpes）。生殖器疱疹属于性传播疾病（STD）。生殖器疱疹可以使艾滋病病毒感染的风险增加 2 倍到 3 倍。人们可以大大方方地说自己感染了唇疱疹，但不可能这么痛快地讲自己有生殖器疱疹。原发性生殖器疱疹感染潜伏期为 3 ~ 5 天，发病后症状较严重，表现为生殖器皮肤、黏膜局部先有烧灼感，出现红斑，很快在红斑的表面出现 3 ~ 10 个成簇分布的小水疱，数天后成为小脓疱，脓胞破溃后形成糜烂面和浅溃疡，局部红肿，有剧痛。女性患者多发生于阴唇、阴道、肛门周围，约 90% 的患者可同时侵犯子宫颈引起宫颈炎或子宫炎。

隐藏的秘密

HSV 是一种复杂的病毒,它的核心内含有病毒基因组,有一个长的双链 DNA 分子,长度为 150 kb,可以编码 70 多种蛋白(图 20)。相比之下,其他一些 DNA 病毒只需要 6~7 kb 基因就能够有效进行复制。HSV 的许多"额外"基因可用来支持该病毒感染的三个最重要特征:在静止的细胞中复制,在感染的上皮细胞中突然产生大量新病毒,在中枢神经系统细胞中潜伏性感染。我们知道,非增殖期的细胞无法提供或仅提供极少数量的保证 DNA 复制的各种成分。对此,HSV 在进化过程中形成了自己的策略,使其在静止的细胞中复制成为可能。其策略是它的基因能够编码那些 DNA 复制所需而在静止细胞中含量有限的酶类,如除了编码自身的 DNA 聚合酶外,HSV 还能够制造自身特有的酶——胸苷激酶,该酶可用于制造病毒 DNA 所需的结构单位。当 HSV 感染一个上皮细胞时,它能够阻止宿主细胞的绝大部分蛋白质合成,并将细胞的生物合成机器全部占为己有。在这种被"劫持"的细胞中,病毒的复制速度很快,大约 24 小时,一个被"劫持"的细胞中就可产生上千个新的子代病毒。这样大量的病毒对被感染细胞来说显然是无法承受的,这些细胞即因衰竭而死亡,所以 HSV 感染是杀细胞的感染。

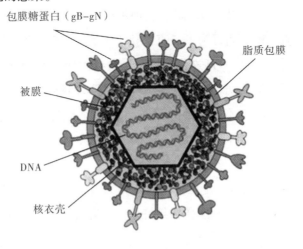

图 20　疱疹病毒结构示意图

HSV 基因组中含有大量的基因,其功能是负责逃避宿主防卫机制。如 HSV 的表面糖蛋白可以灭活那些已经黏附病毒的补体成分 C3b,使其失去相应的功能;同时也可结合到 IgG 抗体的尾部,使抗体不能与吞噬细胞结合而灭活抗体,从而使病毒能够逃避补体与抗体介导的调理吞噬作用,这是一种很有效的逃避宿主防卫的策略。

另外,HSV 感染后能够降低主要组织相容性复合物 I 类分子的表达,从而降低杀伤性 T 细胞识别和杀灭病毒感染的可能性。无论疱疹病毒有多聪明,它都不能逃避因感染细胞死亡而无处藏身或是被免疫系统清除的结果。如果这就是 HSV 感染过程的全部,那么它怎么在这个物竟天择的进化长河中生存下来呢?HSV 的对策堪称绝妙,它利用两种不同类型的细胞来实现其持续传播的目的:另一种是上皮细胞,病毒在其中可以有效地复制、繁殖;另一种是神经细胞(或称神经元),它可以感染神经元并在其中潜伏,躲避宿主的防卫攻击。

在感染的早期,HSV 能够在上皮细胞中迅速复制,完成病毒基因表达的全过程,产生大量新的病毒颗粒,继而破坏细胞。而后释放出的病毒到达附近的组织中去感染更多的上皮细胞,同时又感染附近的感觉神经元,在神经元中,病毒几乎没有基因表达,几乎不产生 HSV 蛋白,只能检测到一种功能未知的特征性 RNA 分子,所以杀伤性 T 细胞识别病毒感染的神经细胞是极其困难的。由于在神经元中病毒不能被清除,而借这种策略 HSV 得以逃避固有免疫和适应性免疫系统的监视。病毒为了一直潜伏下去,它还需要经常扩大自己的势力范围。要做到这一点,病毒进化成了一套放弃潜伏状态、不时激活的方法。在压力、紫外线照射、受伤、激素等因素的作用下,病毒可以从潜伏状态被激活,从神经元中释放(但不裂解神经元),导致邻近上皮细胞的感染并产生大量的病毒颗粒。只有这样,病毒才有充足的机会从一个宿主向另一个或多个宿主传播。

对人类而言,喜欢群居、喜欢亲密接触是人类的天性,HSV 正是利用了人们的这种天性,得以从一个宿主传播给许多与之有过亲密接触者,所到之处,所向披靡,因为人类对它普遍易感。

疫苗与治疗

一般来说,HSV 何时再次致病很难预料。一般情况下,发热、情绪紧张、受凉、长期感染等因素导致免疫力低下时,病毒都会伺机作乱、东山再起,给生活平静的人们平添了许多纷扰。

研制有效的疱疹病毒疫苗是非常困难的,原因可能与其可以潜伏在神经节里从而躲避免疫清除有关。HSV 疫苗分为两大类:治疗性疫苗和预防性疫苗。治疗性疫苗用来减轻已感染 HSV 人群的症状及传染性;而预防性疫苗主要用于阻断 HSV-2 的感染。与其他疫苗研制一样,HSV 疫苗又可分为灭活疫苗、亚单位疫苗、复制缺陷疫苗、减毒活疫苗、DNA 疫苗、多肽疫苗等。迄今,已有多种类型的疫苗候选株进入临床实验阶段,美国 Rational Vaccines 公司的 William Halford 等研制的 Theravax HSV-2 疫苗的 I 期临床试验结果显示,接受 3 次 Theravax HSV-2 疫苗接种的 17 名参与者中,所有人均显示出其生殖器疱疹症状的缓解要比使用抗病毒药物更加有效,每月疱疹症状发作天数也大约减少到原来的 1/3。目前该疫苗已经进入临床 II 期试验。科学家们一直在不断地探索新的方法,使成功研发 HSV-2 疫苗成为可能。近年来,通过传统的酶切和质粒基因重组方法构建出的一系列 HSV-2 突变株,分别缺失了 LAT 中的 TATA box,ICP-4 连接位点、miR-I、miR-II 基因片段。在豚鼠模型中,可降低急性期 HSV-2 在体内的病毒载量并减轻组织损伤,但是不能预防病毒的重激活。不过,也有可能通过此类方法构建出缺失 LAT 其他片段的突变株,有望在急性期和潜伏期均产生较好的保护效应。另外,一种运用纳米技术构建的树突状大分子及多阴离子的微生物杀灭剂(microbicides),可抑制 HSV 进入并可引起较强烈的抗病毒免疫反应。该杀灭剂可抑制病毒进入的关键分子 gB、gD、gH/gL 和硫酸乙酰肝素(heparan sulfate,HS)的结合,阻止病毒进入。最近,有实验室利用 CRISPR-Cas9 技术,通过定向的基因突变方法改造 HSV-1,克隆构建出了具有特定突变基因的缺失突变株,该突变株在急性期和潜伏期均能起到较好的减毒作用和免疫效果,这也为 HSV-2 疫苗的研究提供了一些思路。目前对 HSV 感染主要通过切断传播途径来预防。但由于正常人群中无症状排病毒者较多,尤其是复发性感染患者很多,因而预防比较困难。健康人应注意避免与患者密切接触。

目前,用于治疗的抗病毒药物有碘苷、阿糖腺苷、阿昔洛韦即无环鸟苷(ACV)和丙氧鸟苷即更昔洛韦(GCV)等。阿昔洛韦和更昔洛韦用于治疗生殖器疱疹和疱疹性角膜炎等,可缩短排病毒时间,促进病灶愈合,疗效较好;也可静脉注射治疗全身性疱疹或疱疹性脑炎,均有良好疗效,但都只能使表皮的疱疹消除,疼痛缓解,不能清除潜伏状态的病毒或防止潜伏感染的复发。此外,应加强一般支持及对症治疗。如有继发细菌感染,应加用抗生素。轻型患者不需全身应用抗病毒治疗。碘脱氧脲嘧啶核苷局部滴眼治疗疱疹性角膜结膜炎效果较好,但因为毒性较大不宜全身应用。干扰素也可以用于疱疹的治疗。最近,哈佛大学医学院的 David Knipe 针对 HSV 利用 CRISPR – Cas9 基因编辑技术设计抗病毒策略,不仅破坏了主动复制的病毒,还增加了病毒进入休眠期的难度,从而证明永久性病毒控制的策略具有一定的希望。尽管在基因编辑工具的超高精度和安全性方面还需要进一步验证,但这为我们控制和清除 HSV 提供了一个新的方向。

疱疹病毒,这个身体内的潜伏者能否不再反复出现,我们一直在努力。

(杨 敬)

参考文献

[1]刘克洲,陈智.人类病毒性疾病.北京:人民卫生出版社,2010.

[2]松佩拉克.姜莉,李琦涵,译.病毒学概览.北京:化学工业出版社,2006.

[3]Sarah Salameh,UrmiSheth,Deepak Shukla. Early events in herpes simplex virus lifecycle with Implications for an Infection of Lifetime. The Open Virology Journal,2012,6:1 – 6.

[4]Kara A. Judson,John M,et al. Blocking Immune Evasion as a Novel Approach for Prevention and Treatment of Herpes Simplex Virus Infection. J Virol,2003,77(23):12639 – 12645.

[5]Jon Cohen. Painful failure of promising genital herpes vaccine. Science,2010,(6002):304.

[6]Kawamura Y, Bosch – Marce M, Tang S,et al. Herpes simplex virus 2 latency – associated transcript (LAT) region mutations do not identify a role for LAT – associated microRNAs in viral reactivation in guinea pig genital models[J]. J Virol, 2018, 92(14):e00642 – 18.

[7]柳蕾,李琦涵.单纯疱疹病毒 2 型疫苗的研究进展[J]. 微生物与感染,2019,14(4):246 – 496.

★ 夏日天堂的阴影 ★

—— 登革病毒

天堂的阴影

估计你从没听过这个名字像蔬菜的地方——芹苴（qín jū），女孩 Miniko（米果）去一次就牢牢记住了这个美丽的城市！它与苏梅岛处于同一纬度，是湄公河三角洲的经济与运输中心，它是越南第四大城市。城如其名，这里水土肥沃素有"鱼米之乡"之称，有越南最大的水上市场，水晶女孩米果可是爱死这里的水果和咖啡了。这里也是梁家辉主演的电影《情人》的取景地，是越南少有的仍存留真正西贡风情的地方，当初导演让·雅克·阿诺为了电影能还原书中描绘的越南原始风貌，跑遍了整个越南，最终选择了芹苴。

在当地，湄公河三角洲又称九龙江平原，"九龙"意指湄公河的九条支流。这些支流流经三角洲，肥沃了这里的土壤，最终汇入南海。这里生态环境极好，有无数的鸟群在这里栖息，如果运气好能看到不少稀有鸟类。米果乘坐一条木船，穿梭在原生态的河流中，探秘原始自然的魅力。美中不足的是，亲近自然的同时，免不了蚊虫环绕，而这不经意间的叮咬，却成了水晶女孩米果在这片夏之天堂的惊魂噩梦。

结束了愉快游览后的第四天上午，米果有一点点头晕，外加有点心悸，像熬了夜那种，可她明明前一天晚上早早地睡去，并没有晚睡。中午症状逐渐变重，面对丰盛的泰式午饭她却没有任何胃口。到了下午，晕感暴发更加厉害，难以忍受。米果以为自己只是感冒发烧，就联络酒店协助她在当地医院测量体温，确实是发烧。好不容易熬到晚饭，米果感到难以支撑。当时全身疼痛，肌肉酸痛，关节处酸痛不止，连步行至房门口，都是磕磕绊绊，几近摔倒。这种酸痛感并非大量运动后的那种肌肉酸痛，而是像吃醋的那种酸劲，只是吃醋的不是口舌，而是全身的关节和肌肉，完全使不上力。眼睛也不时会出现一阵一阵发黑的眩晕感，要花费些许力气才能努力睁开眼睛。此时的米果已经完全顾不上享受美好的假期，只能以躺着半蜷缩的姿势来减少痛感，胸口沉闷疼痛，会忍不住哼哼。

去医院路上的经历米果刻骨铭心，在车上她想向朋友求救，可是没有人能帮助她解脱病痛的折磨——她有生不如死的感觉！好不容易熬到了医院，经过一系列问诊和检查，医生告知米果她可能得了登革热。经过为期一周的治疗，在第二周的周二下午，米果终于恢复了健康。只是这片夏之天堂在米果的心中，平添了一分阴影。

谍影迷踪——登革热的发现

登革热是一种古老的疾病，最早的记载距今已有 200 余年。近代历史上，有诸多关于登革热这种疾病的医学文献记录。1779 年于埃及开罗和印度尼西亚雅加达相继记载有关节痛和发热的疾病。1780 年在菲律宾、美国费城和印度马得拉斯有相似的疾病发生，此后不断有关于类似疾病的记载。直至 1869 年，英国伦敦皇家内科学院将此病正式命名为登革热。

第二次世界大战时，登革热在东南亚地区造成日本军队和盟军的伤亡人数增加。此后，日本和美国科学家积极投入研究。1943 年日本科学家首次发现登革病毒，随后美国也发现该病毒。1952 年登革病毒首次被分离，按照血清学方法鉴定出登革病毒 1 型及登革病毒 2 型。1956 年，从马尼拉患有出血性疾病的病人体内分离出登革病毒 3 型及登革病毒 4 型。

兴风作浪——登革热流行病学

近年来，登革热在全球的流行范围和感染人数呈急剧增长的趋势。在 20 世纪 70 年代以前，全球仅有 9 个国家和地区出现过较为严重的登革热疫情。时至今日，全球约有一半人口处于登革热发生的风险区。登革热在位于非洲、美洲、东地中海、东南亚和西太平洋区域等全球 100 多个国家和地区广泛流行，其中美洲、东南亚和西太平洋区域已成为最为严重的登革热疫区。

我国的登革热疫情形势也日趋严峻。2014 年我国曾出现登革热大流行，而根据最新的流行数据，2019 年我国大陆 28 个省、自治区、直辖市报告登革热病例共 2 万余例,其中 13 个省、自治区、直辖市发生本地登革热病例,并出现了死亡病例。我国的云南省、广东省、广西壮族自治区、福建省、重庆市和江西省为集中暴发地区,这些地区报告病例总数接近全国报告病例总数的 85%。境外输入病例主要分布于云南省、广东省和广西壮族自治区。

登革热的发生和流行与虫媒密度、气候、全球化、城市化、人口密度、交通发达程度和植被覆盖率等众多因素相关,其中气候变化因素被认为可能是登革热扩散和流行的最主要因素。

魔王现形——登革病毒的真面目

引起登革热的病原体是登革病毒(Dengue virus,DENV),这是一种什么生物呢? 经过科学家们的共同努力,登革病毒的神秘面纱已经被揭开。登革病毒,是一种非常微小,结构简单的特殊生命形式。登革病毒属于黄病毒科黄病毒属,已发现 4 种血清型,即 DENV–1、DENV–2、DENV–3 和 DENV–4。成熟的登革病毒颗粒呈球形,直径约 50 nm,有脂质双分子层构成的包膜,基因组为单股正链 RNA,长约 11 nt,编码 3 种结构蛋白和 7 种非结构蛋白(图 21)。结构蛋白分别为衣壳蛋白(C)、膜蛋白(M)以及包膜蛋白(E);非结构蛋白为NS1、NS2a、NS2b、NS3、NS4a、NS4b 和 NS5。

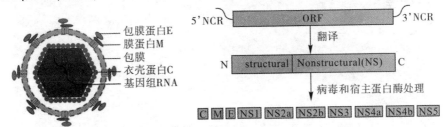

图 21　登革病毒结构及基因组结构图

注:左图为登革病毒结构模式图,右图为登革病毒基因组结构及其所编码蛋白示意图。本图参考网络图片绘制而成:https://www.onlinebiologynotes.com/dengue–virus–structure–serotypes–mode–transmission/.

深入魔窟——登革病毒的来源

登革病毒来自哪里呢? 通过什么方式传播给人呢?

在自然界,登革病毒储存于人和灵长类动物体内,通过埃及伊蚊和白纹伊蚊等传播,引起猴—蚊—人的循环传播。当雌蚊叮咬了带有病毒的病人或者猴类的血后,病毒可在蚊体内增殖,再通过叮咬健康人传播病毒。伊蚊感染病毒后无症状,但可终身携带和传播病毒,也可经卵将病毒传播给子代伊蚊。

埃及伊蚊(图22左)分布于全球热带地区,在我国大陆主要分布于海南沿海市、县及火山岩地区,广东雷州半岛的乌石和企水镇,云南西双版纳傣族自治州,德宏傣族景颇族自治州和临沧市,以及我国台湾地区嘉义市以南及澎湖列岛部分地区。该蚊种对登革病毒易感,但这种易感性也因毒株不同和型别不同而呈现差异性。埃及伊蚊为家栖蚊种,主要孳生在室内和住房周围的容器积水中,与人的关系密切,白天叮咬人。在登革热疫区,该蚊带毒率很高,传播能力很强。

白纹伊蚊(图22右)广泛分布在全球的热带、亚热带和部分温带地区,也是我国常见的蚊种,分布甚广,北起辽宁沈阳、大连,经天水、陇南,西至西藏自治区墨脱县一线及其东南侧大部分地区,南至海南均常见。在无埃及伊蚊的地区,白纹伊蚊则为主要的登革病毒传播媒介。白纹伊蚊对4种血清型的登革病毒均易感,但易感性也因分布的地理位置不同而呈现差异,白纹伊蚊可以通过蚊卵传递登革病毒。

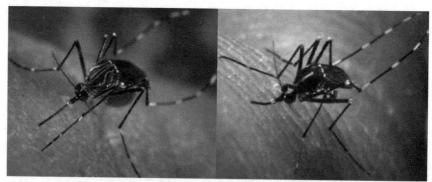

图22 登革病毒传播媒介埃及伊蚊(左)和白纹伊蚊(右)

一场激烈的战斗——登革热病程

登革病毒感染人体后，人体的免疫系统将会被调动起来，与入侵者进行一场激烈的战斗，而战争的结局会是怎样呢？

人体被感染性伊蚊叮咬后，病毒潜伏期通常为 5～7 天，也可长达 2 周，之后部分患者突然出现症状。疾病通常会经历三个阶段：发热期、关键期和恢复期。

1. 发热期（通常持续 3～7 天）

患者通常突发高热，可达 39℃～40℃，偶尔可高于 40℃，患病儿童可能出现高热、惊厥。同时伴有一些非特异性全身症状，包括头痛（有时是剧烈疼痛并伴有眼球后压力感和眼球运动疼痛）、全身不适、恶心、呕吐、肌痛和关节痛等，其他常见症状还包括味觉改变、腹部绞痛、便秘或腹泻，偶见排尿困难、咳嗽、喉咙痛等。

在这一阶段中，患者常表现出面部潮红、结膜充血和全身性淋巴结轻度肿大，偶见肝脏肿大和黄疸。部分患者伴有出血，如皮肤疹点、鼻、牙龈、胃肠道或泌尿生殖道黏膜出血等。此时实验室检查可发现轻度到中度的血小板减少及白细胞减少，通常伴有肝转氨酶轻度升高。

高热常持续 3～7 天，随即体温恢复正常，但有些患者体温下降后会再次升高，呈双峰热或不规则热型。少数病人在退热阶段开始出现并发症，这部分病人在进入关键期时需要倍加关注。

2. 关键期（通常在发病后的 3～6 天，持续 48～72 小时）

通常没有显著的体征提示患者进入该阶段，但在该阶段中患者身体可能会出现一些系统性问题，其中最严重的是血管通透性增加而导致的毛细血管渗漏综合征，通常表现为出血、血液指征异常、血浆渗漏引起的低血容性休克。随着血浆渗漏的持续，机体会出现低蛋白血症、胸腔积液、腹水和明显的心血管代偿症状直至严重的心血管衰竭。

3. 恢复期（通常在发病后的 6～8 天）

如果发生血管通透性增加和凝血异常的 48～72 小时内治疗及时护理得当，患者机体会开启液体再吸收，进入恢复阶段且进展迅速，这通常发生在疾病的第 6～8 天。通常患病成年人恢复期比患病儿童要长，且在恢复后几周内会感到异常疲惫、嗜睡和抑郁,有些患者有脱发现象。少数患者可能出现肝功能衰竭、心肌炎和噬血细胞性淋巴组织细胞增多症的表现。少数大龄患儿和成人会在关键期到恢复期的过渡期中出现不同外观的皮疹。

谁是命运的判官——重症登革之谜

虽然大多数登革病毒感染者的症状轻微,就像女孩米果一样,最终能恢复健康,但少数患者会出现严重的症状,甚至导致死亡。20 世纪 60 年代,科学家将登革病毒感染导致的疾病分为登革热(dengue fever, DF)和登革出血热(dengue hemorrhagic fever, DHF)/登革休克综合征(dengue shock syndrome, DSS)。登革热主要以高热、头痛、肌肉和关节痛为主,可伴有皮疹、淋巴腺肿和白细胞减少,呈自限性感染,病死率低。而登革出血热/登革休克综合征是指高热伴有严重出血,器官衰竭甚至休克的严重感染综合征。2009 年,WHO 重新修订了登革病毒感染性疾病的临床分类,将它分为如图 23 所示的两大类,即登革(dengue)和重症登革(severe dengue),而登革又分为伴有进展警告信号的登革和没有进展警告信号的登革两个亚类。

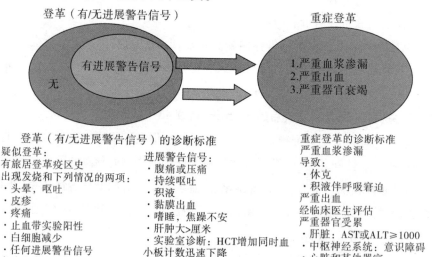

图 23　WHO 关于登革疾病的分类建议图

引自:Duane J, Gubler EEO, Subhash Vasudevan, et al. Dengue and Dengue Hemorrhagic Fever 2nd Edition. London, UK: CABI; 2014.

　　登革病毒的致病机制尚未得到清晰解析,病毒感染人体后,先在毛细血管内皮细胞及单核巨噬细胞系统内增殖,经血流扩散,可以引起登革和重症登革。重症登革的发生与患者的年龄、性别、是否是初次感染、患者的遗传因素以及病毒株系的毒力等诸多因素高度相关。

　　科学研究发现,登革病毒首次感染时机体通常不会表现出严重的临床症状,再次感染时则时常导致重症登革的发生。那么,科学家们认为重症登革的发生可能和抗体依赖性的免疫增强作用(antibody dependent enhancement, ADE)密切相关。初次感染登革病毒后机体可产生非中和类 IgG 抗体,当再次感染同型或异型登革病毒时,病毒与非中和类抗体形成免疫复合物,并通过与 IgG 的 Fc 受体结合而进入细胞繁殖,引起单核巨噬细胞感染。这些感染的细胞可以携带病毒播散,引起全身性的感染。其次,病毒感染可诱导单核细胞或活化的 T 细胞释放 IL－2、TNF 及 IFN－γ 等炎症细胞因子,使毛细血管通透性增加,血浆渗出,引起出血和休克等严重症状。此外,大量登革病毒抗原与抗体在血循环中形成的免疫复合物,可激活补体系统而引起血管通透性增加,可以诱导出血和休克的发生。以上这些因素都会诱导发生重症登革。

火眼金睛——登革的诊断

　　那么,怎样判断一个病人是不是患了登革呢?

　　登革的诊断需要依据患者的流行病史、临床症状和病原学诊断结果而确定。有疫区旅居史,在流行季节中出现发热、头痛、肌肉及关节疼痛、皮疹并伴有白细胞减少、淋巴结肿大等体征的可以怀疑是登革病毒感染,但应注意与重症感冒、钩端螺旋体病、伤寒、风湿热、流感病毒感染、流行性出血热、乙型脑炎、恙虫病以及疟疾等相鉴别。但要明确诊断,则需要进行进一步的病原学检查。

　　登革的病原学诊断总体上可以分为直接法和间接法。直接法主要包括病毒颗粒分离、病毒核酸检测以及病毒抗原检测,可信度较高;间接法主要为血清学检测方法,操作简便快速,检出率较高,易于实施。疾病的不同时期可选择不同的方法,在疾病早期,病毒分离、病毒核酸和抗原检测均可用于诊断感染;病毒血症出现在发热前 2~3 天到发热开始后 5~6 天,在病毒血症期间,病毒颗粒可以被分离到,RNA 和 sNS1 蛋白也可以被检测到。而血清学方法是在急性期结束时诊断感染的首选方法。在大多数病例中,抗登革热 IgM 抗体在发热后 5 ~ 6 天可以被检测到,通常可以持续 60 ~ 90 天,有时甚至长达 6 个月。而机体的 IgG 抗体在 IgM 抗体出现后几天开始出现,抗体滴度在数周内继续缓慢上升,并可能终身维持可被检测的水平。

1. 登革病毒分离与鉴定

登革病毒是 RNA 病毒,具有热不稳定性,对分离操作有一定的要求。大多数病例的血液以及死亡患者的肝、脾、淋巴结和胸腺中容易分离出病毒。标本应注意低温运送和保存,避免反复冻融。而全血样本也可以保存于滤纸上,数周甚至数月后仍可以检测到病毒 RNA。

采集所得标本可以进行细胞接种或动物实验,常用于培养登革病毒的细胞系有白纹伊蚊 C6/36 细胞系、Vero 细胞系、仓鼠肾细胞(BHK21 细胞)系、恒河猴肾细胞(LLC – MK2 细胞)系和巨蚊细胞系等,一般在接种培养 5 天即可进行病毒感染的细胞学检查或收获病毒。登革病毒的动物接种可以选择 1 ~ 3 天龄小白鼠,进行脑内和腹腔联合接种,或者取埃及伊蚊和白纹伊蚊进行胸腔接种。小白鼠接种后一般饲养观察 21 天,如出现行动迟缓、松毛、离群、离乳、弓背、共济失调、抽搐或瘫痪等发病表现时,提示可能有病毒繁殖,可进行剖脑保存或传代。接种伊蚊通常在 28℃ ~ 30℃ 饲养 8 ~ 10 天后,取蚊的脑、唾液腺压片检测。

病毒鉴定可取病毒分离株制成抗原并获得免疫血清,与已知 4 种血清型登革病毒做中和试验、血凝抑制和交互补体结合从而确定所分离的病毒的型别。目前较为理想的方式是采用特异性的单克隆抗体进行中和实验检测鉴定。如果使用多克隆抗体进行鉴定,需与乙型脑炎等病毒做交叉反应试验,以排除其他病毒的可能。

2. 登革病毒的核酸和抗原检测

应用 RT – PCR 技术检测登革病毒核酸可以进行快速诊断和病毒分型。采用登革病毒特异性的单克隆抗体以 ELISA 方法检测标本中的病毒抗原,可作为诊断病毒感染的直接证据。

3. 血清学检测

采取患者早期与恢复期血清测定血凝抑制抗体或补体结合抗体,如恢复期单份标本补体结合抗体效价达到 1∶32 以上有诊断意义;双份血清效价递升 4

倍以上则有诊断意义。用 ELISA 法监测登革热患者血清,特异性 IgM 抗体比 IgG 抗体更早出现,发病第 5 天抗体阳性率为 80% ,至第 6 ~ 10 天达 99% 。

克敌之机——登革的治疗与预防

1. 登革的治疗

对于登革和重症登革患者尚无特效治疗方法,以对症和支持疗法为主。对于登革患者主要采用对症疗法,如退热、止痛及维持水、电解质平衡并卧床休息,发热期间需要给患者补充足够的液体,饮食以流食或半流食为主,有出血倾向的患者可给予适量止血药物。

对于重症登革患者的治疗以支持疗法为主,同时要密切观察患者病情,尽早发现休克体征。高热病人需要即时采用各种措施进行降温,同时注意补充足够的液体,维持机体水和电解质平衡。密切留意患者病情变化,当患者出现汗多尿少、面色苍白、皮肤冰凉、收缩压降低时,应迅速纠正,快速输液扩容补充适量血浆。

2. 登革的预防

随着全球化的进程加快、旅游业的发展,以及全球气候变暖等,登革病毒的感染和传播形势严峻,然而目前对登革尚无特效药,也没有成熟的疫苗产品。现阶段只能从控制传染源、防蚊灭蚊和加强易感人群的宣教这三个方面进行预防。

(1)控制传染源　输入病例引起本地流行被认为是目前我国登革疫情暴发流行的主要原因,因此应当密切关注国内外疫情,加强对来自疫区的人员和由国内疫区出境人员的传染病监测,尽早发现患者或疑似感染者,并及时上报有关部门,进行隔离和治疗,及时隔离尤为重要,收治登革病例和疑似病例的病房应有防蚊装置。

(2)防蚊灭蚊　埃及伊蚊和白纹伊蚊是登革病毒的主要传播媒介,控制埃及伊蚊和白纹伊蚊密度是当前最有效的预防登革病毒感染的措施。埃及伊蚊主要孳生于户内积水容器内,白纹伊蚊主要孳生于盆、罐、竹节、树洞、废轮胎、花瓶、壁瓶以及建筑工地容器积水中,控制埃及伊蚊和白纹伊蚊以清理孳生地、消除幼虫、杀灭成虫为主。

消除孳生地和幼虫：翻盆倒罐，填堵竹节、树洞，对饮用水容器勤洗刷，勤换水，加盖防蚊，也可采取水缸内放养食蚊幼虫的鱼类，或其他生物灭蚊方法消除蚊幼虫。对难以彻底清除的非饮用容器积水，可投洒废油类或缓释杀虫剂。

杀灭成蚊：室内喷洒杀虫剂灭杀成蚊。室外在搞好环境卫生的基础上重点对成蚊较多的竹、树林、陶器场、废轮胎堆积站等场所使用杀虫剂空间喷洒处理。

（3）加强易感人群的宣教　对进入疫区的人员要加强宣教，督促做好个人防护工作。

涂抹驱避剂：对于暴露部位，如双手、颈部、面部等处可涂抹驱避剂。市售的各类驱避剂，如酊剂、霜剂、膏剂等，其主要成分为避蚊胺，一次涂用可保护 3 ~ 5 小时。

戴防蚊头网、防蚊帽：户外工作者，将特制的棉质头巾或面纱浸渍驱避剂后披于头部，可防蚊虫侵袭。

蚊帐浸药：常用 2.5% 溴氰菊酯乳剂或用 5% 奋斗呐，按每平方米 25mg 杀虫剂的剂量加适量清水混匀后揉渍（或浸泡）于蚊帐上，使其均匀分布，晾干即可使用，持效 2 个半月以上。二氯苯醚菊酯也有同样的效果。

窗纱涂灭蚊涂料：将杀虫药制成窗纱涂料，涂抹于窗纱上，早晚进出的蚊虫停留于纱窗上接触杀虫剂会中毒死亡。

攻克魔王的堡垒——登革热疫苗

有效的疫苗无疑是预防传染病的最佳工具之一，然而登革病毒疫苗的研发工作在过去的几十年中进展缓慢。近年来，随着对登革病毒感染免疫机制探究的逐步深入，以及分子生物学、生物化学等基础研究和实验方法的不断进步，疫苗的研发工作取得了一些新的进展。目前登革病毒疫苗的研究主要集中在灭活疫苗、减毒活疫苗和重组亚单位疫苗等方向。此外，核酸疫苗和病毒样颗粒疫苗也有一些阶段性的成果。

登革病毒灭活疫苗仅能诱导机体产生体液免疫，起到的免疫保护作用有限，需要添加免疫佐剂和多次免疫，但预防病毒感染的效果仍不甚理想。减毒活疫苗则可以有效地刺激机体同时产生细胞免疫和体液免疫作用，因其这种天然的免疫保护优势,科学家们更多地致力于寻求安全、有效的减毒活疫苗上。传统的方法是通过筛选细胞培养的减毒株以制备疫苗,各国科学家用此法制备了相关疫苗,但尚处于临床试验阶段。随着分子生物学的迅猛发展,新型登革病毒减毒活疫苗层出不穷,如重组嵌合减毒活疫苗和缺失突变疫苗。重组嵌合减毒活疫苗的制备方法包括种内嵌合和种间嵌合。Dengvaxia 是目前全球唯一一个获批上市的登革病毒疫苗,它就是一种由登革病毒组分和黄病毒 17D 疫苗嵌合而成的四价减毒活疫苗,该疫苗由赛诺菲巴斯德公司经过近 20 年时间、耗资 1 亿欧元研发而成。自 2015 年底在巴西、菲律宾等登革热流行区域批准上市后,该疫苗在欧盟和其他 19 个国家与地区也获得批准。但该疫苗仅对已经感染过登革病毒的接种者提供抗病毒保护能力,而对于未感染过病毒的接种者,若接种后感染登革病毒,则可能会因为抗体依赖性的增强作用而增加重症登革的风险。在菲律宾也曾因为接种该疫苗,相继引发 5 例接种儿童的死亡事件,导致公司遭菲政府法律诉讼。上述重大缺陷导致其应用前景黯淡。

　　重组亚单位疫苗研究主要针对诱导血清型特异性抗体反应的登革病毒的包膜蛋白 E 蛋白膜外区 EDⅢ结构域展开。登革病毒核酸疫苗通常是将病毒的 M 蛋白和 E 蛋白基因导入质粒载体而制成,通过激活真核细胞特异性启动子在机体表达相关蛋白从而刺激机体产生相应抗体以期达到保护作用。然而,目前的核酸疫苗单独作用于机体产生的免疫反应尚不理想,病毒样颗粒疫苗仍未在登革病毒疫苗研发领域中得到广泛的应用。

　　综上,登革病毒疫苗研究工作虽取得一定进展,但目前尚无十分理想的疫苗可以用于登革病毒感染的预防。但随着对登革病毒的致病机制及宿主抗病毒免疫机制的认识的深入,实验技术的发展完善,登革病毒疫苗研发工作未来可期。我们坚信,在不远的将来,人类一定能攻克登革病毒这个魔王堡垒。

(白　洁　董昊炜　马雅军)

参考文献

[1] Alvarez DE, De Lella Ezcurra AL, Fucito S, et al. Role of RNA structures present at the 3′UTR of dengue virus on translation, RNA synthesis, and viral replication. Virology, 2005, 339

（2）:200 - 212.

［2］Bhatt S, Gething PW, Brady OJ, et al. The global distribution and burden of dengue. Nature,2013,496(7446):504 - 507.

［3］Hadinegoro SR, Arredondo - Garcia JL, Capeding MR, et al. Efficacy and Long - Term Safety of a Dengue Vaccine in Regions of Endemic Disease. The New England journal of medicine, 2015,373(13):1195 - 1206.

［4］Lardo S, Soesatyo MH, Juffrie J, et al. The Autoimmune Mechanism in Dengue Hemorrhagic Fever. Acta medica Indonesiana,2018,50(1):70 - 79.

［5］Malavige GN, Ogg GS. Pathogenesis of vascular leak in dengue virus infection. Immunology,2017,151(3):261 - 269.

［6］Organization WH. Global strategy for dengue prevention and control 2012 - 2020. World Health Organization,2012:43.

［7］Ranjit S, Kissoon N. Dengue hemorrhagic fever and shock syndromes. Pediatric critical care medicine,2011, 12(1):90 - 100.

［8］Rivino L, Kumaran EA, Jovanovic V, et al. Differential targeting of viral components by CD4$^+$ versus CD8$^+$ T lymphocytes in dengue virus infection. Journal of virology,2013,87(5): 2693 - 2706.

［9］Rodriguez - Barraquer I, Salje H, Cummings DA. Dengue Vaccine in Regions of Endemic Disease. The New England journal of medicine,2016,374(14):1388.

［10］Rodriguez - Barraquer I, Salje H, Cummings DA. Dengue pre - vaccination screening and positive predictive values. The Lancet Infectious diseases,2019,19(2):132 - 134.

［11］Schieffelin JS, Costin JM, Nicholson CO, et al. Neutralizing and non - neutralizing monoclonal antibodies against dengue virus E protein derived from a naturally infected patient. Virology journal,2010,7:28.

［12］Wahala WM, Silva AM. The human antibody response to dengue virus infection. Viruses,2011,3(12):2374 - 2395.

［13］Wang WH, Urbina AN, Chang MR, et al. Dengue hemorrhagic fever - A systemic literature review of current perspectives on pathogenesis, prevention and control. Journal of microbiology, immunology, and infection,2020.

［14］Whitehorn J, Simmons CP. The pathogenesis of dengue. Vaccine,2011,29(42):7221 - 7228.

［15］Wilder - Smith A, Lindsay SW, Scott TW, et al. The Lancet Commission on dengue and other Aedes - transmitted viral diseases. Lancet,2020,395(10241):1890 - 1891.

［16］Wilder - Smith A, Ooi EE, Horstick O, et al. Dengue. Lancet,2019,393(10169):

350 – 363.

［17］刘起勇. 我国登革热流行新趋势、防控挑战及策略分析. 中国媒介生物学及控制杂志,2020,31(1):6.

［18］孟凤霞,王冠,冯磊,等. 我国登革热疫情防控与媒介伊蚊的综合治理. 中国媒介生物学及控制杂志,2015,26(1):6.

［19］Duane J,Gubler EEO,Subhash Vasudevan,et al. Dengue and Dengue Hemorrhagic Fever. 2nd Eed. London,UK:CABI,2014.

★ 战疫必胜 ★

——新冠肺炎防控

新冠肺炎防控

2020 年 1 月 30 日,WHO 将新冠肺炎疫情列为国际关注的突发公共卫生事件,3 月 11 日,WHO 宣布此次疫情已构成全球大流行。截止到 2021 年 4 月 5 日上午 10 时,WHO 发布的实时统计数据显示,疫情已经造成全球 200 多个国家和地区逾 1 亿 3 千万人感染,死亡 280 多万人,其中中国(包括港澳台地区)报告确诊病例 102 908 例,死亡 4850 例。这是 2009 年甲型 H1N1 流感大流行 10 余年后,又一肆虐全球的疾病。

对于任何疾病,只有找到病因才有可能找到有效的治疗方案。中国疾控中心联合多家研究机构迅速开展研究,从多名不明原因肺炎患者的肺泡灌洗液标本中提取核酸,并用病毒 PCR 引物进行扩增,结果显示冠状病毒核酸阳性;之后利用宏基因组测序技术检测,结果表明样本中的主要病原依旧是冠状病毒;同时研究团队还从病人标本中分离到了一株病毒,并通过电镜下的病毒形态和病毒基因组测序得到验证。2020 年 1 月 8 日,我国科学家用了短短 2 周时间,确认了引起此次不明原因病毒性肺炎的是一种新型冠状病毒。

2020 年 2 月 7 日,中国国家卫生健康委员会(以下称国家卫健委)将此次"新型冠状病毒感染的肺炎"暂命名为"新型冠状病毒肺炎",简称"新冠肺炎";2020 年 2 月 11 日,WHO 将新型冠状病毒肺炎命名为: COVID - 19(coronavirus disease 2019)。但关于病毒的命名仍在争议之中,WHO 最初把新型冠状病毒肺炎命名为"2019 新型冠状病毒肺炎"(2019 - nCoV),国际病毒分类委员会(International Committee on Taxonomy of Viruses, ICTV)建议将该病毒命名为 SARS - CoV -2(severe acute respiratory syndrome coronavirus 2),但是该命名忽视了新型冠状病毒肺炎在流行病和临床特征上与 SARS 病毒存在较大差异。中国多名专家建议将其命名为 2019 人冠状病毒（Human coronavirus 2019，HCoV-19）。笔者在以下篇章用 ICTV 建议的 SARS-CoV-2 来指代引起本次疫情的病原体。

病毒解析

那么引起这次 COVID-19 的是一种什么病毒，它与 2003 年发生的让我们记忆犹新的 SARS 有什么关系？让我们来揭开它的神秘面纱。首先让我们了解一下什么是冠状病毒。

冠状病毒（Coronavirus）属于套式病毒目（*Nidovirales*），冠状病毒科（*Coronaviridae*），是一类具有囊膜、基因组为线性单股正链的 RNA 病毒，于 1965 年被分离出来，以其在显微镜下可见如日冕般外围的冠状特征而得名（图 24）。冠状病毒是自然界广泛存在的一大类病毒，仅能够感染脊椎动物，可引起人和动物呼吸道、消化道和神经系统疾病。冠状病毒基因组 5′ 端具有甲基化的帽状结构，3′ 端具有 poly（A）尾，基因组全长约 27～32 kb，是目前已知 RNA 病毒中基因组最大的病毒。

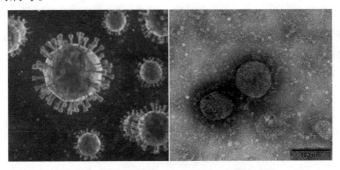

图 24　冠状病毒外观模拟图及其电镜照片

注：左图为冠状病毒外观模拟图，右图为其电镜照片。左图引自世界卫生组织网站 https://www.who.int/zh/emergencies/diseases/novel-coronavirus-2019；右图引自国家微生物科学数据中心网站 http://nmdc.cn/nCoV.

冠状病毒主要分为 α、β、γ 和 δ 四个属（图 25）。2019 年以前发现的人冠状病毒共有 6 种：包括 α 冠状病毒属的 HCoV-229E、HCoV-NL63 和 β 冠状病毒属的 HCoV-HKU1、HCoV-OC43、SARS-CoV 以及中东呼吸综合征冠状病毒（Middle East respiratory syndrome coronavirus，MERS-CoV）。其中 HCoV-

229E、HCoV – NL63、HCoV – HKU1、HCoV – OC43 是引起上呼吸道感染(例如普通感冒)的常见病原体,症状包括流鼻涕、头痛、咳嗽、咽喉痛、发热等,有时会引起肺炎或支气管炎等下呼吸道疾病,这种情况在心肺疾病患者、免疫力低下人群、婴儿和老年人中较为常见;而 SARS – CoV 和 MERS – CoV 常引起较为严重的下呼吸道感染(例如肺炎),病死率较高。

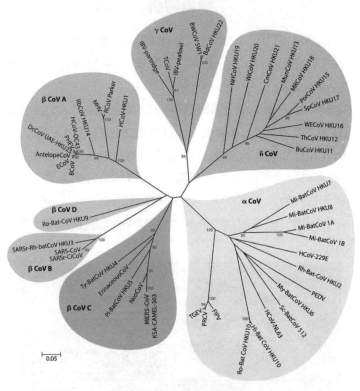

图 25 冠状病毒系统发生树

引自:中国疾病预防控制中心中心网站 http:// www. chinacdc. cn/jkzt/crb/zl/szkb_11803/jszl_2275/202001/t20200121_211326. html.

引起本次疫情的 SARS – CoV – 2 也属于 β 属冠状病毒,是目前已知的第 7 种可以感染人的冠状病毒,序列分析显示其全基因组序列与 SARS – CoV 的序列同源性约为 76.0% ,与 MERS – CoV 的同源性为 54% ,而与云南中华菊头蝠中的蝙蝠冠状病毒 BatCoV RaTG13 的亲缘关系最近,同源性高达 96.2% ,推测蝙蝠有可能为其储存宿主。但病毒是如何通过中间宿主变异进化然后感染人,目前多个研究团队提及穿山甲有可能是其中间宿主,理由是病毒表面的刺突糖蛋白（S 蛋白）的同源性高于蝙蝠冠状病毒 RaTG13（RBD 97.4% VS 89.2%），但是在全基因组水平上穿山甲冠状病毒与 SARS - CoV - 2 的同源性只有 85.5% ~ 92.4%。因此，不同于果子狸是 SARS 病毒的中间宿主（仍有争议），单峰骆驼是 MERS 病毒的中间宿主，穿山甲是否为 SARS - CoV - 2 的中间宿主还很难确定，需要更多的动物溯源依据。

科研助力防控

对于一种新（突）发传染病来说，其传播能力及传播方式都存在很大的不确定性，需要深入认真研判。SARS - CoV - 2 的传播能力到底怎么样呢，对于其传播动力学研究至关重要，它可以为疫情防控策略的制定提供数据支持。

全球不同的研究团队计算得到的基本再生指数（R_0）有不同的结果，大致在 2 ~ 4 之间。在疫情暴发初期，中国疾病预防控制中心收集了武汉市截止 2020 年 1 月 22 日的 425 例患者的临床数据，对新冠肺炎的传播动力学开展研究，结果显示 COVID - 19 的平均潜伏期为 5.2 天，人传人平均间隔时间为 7.5 天，病例倍增时间为 7.4 天，基本再生指数 R_0 为 2.2。武汉市政府在 2020 年 1 月 23 日迅速采取了封城的措施，以进一步控制病毒从武汉向其他省市蔓延。随后，国内外研究团队继续对 COVID - 19 的传播动力学开展跟踪研究，有研究人员分析截至 2020 年 1 月 23 日的 830 例患者的数据后发现，COVID - 19 的平均潜伏期为（4.8 ± 2.6）天，基本再生指数 R_0 为 2.90。钟南山院士团队基于我国 552 家医院截至 2020 年 1 月 29 日的数据，发现中位数潜伏期为 3 天。此外，周涛教授团队根据疫情早期传播规律，考虑部分患者未被检出的效应，估计 COVID - 19 基础再生指数 R_0 波动于 2.8 ~ 3.9 之间。

SARS - CoV - 2 可以在人际持续传播，那么它的传染源与传播方式是怎样的？特别值得我们关注的是，在国家卫健委发布的《新型冠状病毒肺炎诊疗方案（试行第七版）》中指出，不同于 SARS 病毒，SARS - CoV - 2 感染的患者为主要传染源，而无症状感染者也可能是传染源，潜伏期是否具有传染性还有待证实。2020 年 1 月 24 日香港大学研究团队报道家族聚集性的 COVID - 19 传染案例，研究显示 COVID - 19 可发生人际传播，且已经出现了第三代和第四代传播，此外该家庭有一名感染了 SARS - CoV - 2 的儿童未表现出任何临床症状，推测无症状感染者也可能作为传染源传播疾病；同时河南省人民医院报道的一个家族聚集性案例也进一步证实无症状病毒感染者可作为传染源感染其他有密切接触的人员。

COVID - 19 的传播途径多样，经呼吸道飞沫和密切接触传播是主要的传播途径，在相对封闭的环境中长时间暴露于高浓度气溶胶情况下存在经气溶胶传播的可能。另外一些研究发现，在粪便及尿中可分离到 SARS - CoV - 2，因此应注意粪便及尿对环境污染造成气溶胶或接触传播。SARS - CoV - 2 对紫外线和热敏感，56℃ 30 分钟、乙醚、75% 乙醇、含氯消毒剂、过氧乙酸和氯仿等脂溶剂均可有效灭活病毒，该病毒在低温条件下可长期存活。

COVID - 19 具有人群普遍易感的特点，基于 COVID - 19 患者的研究显示，合并糖尿病、高血压、心血管疾病等慢性病的高龄人群患重症肺炎比例较高，因此身体状况不佳、合并多种慢性疾病的高龄人群应是疫情防控的重点保护对象。

临床特点

基于目前的流行病学调查，COVID - 19 的潜伏期为 1 ~ 14 天，多为 3 ~ 7 天。在临床表现上 COVID - 19 也与 SARS 和 MERS 不同，SARS 和 MERS 患者多见重症，病死率分别为 9% 和 35% 左右。目前 COVID - 19 在湖北省的粗病死率为 2.9%，其他省份为 0.7%，疫情快速暴发造成医疗资源挤兑是武汉市相对较高病死率的一个重要原因。

COVID - 19 的临床表现以发热、干咳、乏力为主，少数患者伴有鼻塞、流涕、咽痛、肌痛和腹泻等症状。轻症患者仅表现为低热、轻微乏力等，无肺炎表现。重症患者多在发病 1 周后出现呼吸困难和/（或）低氧血症，严重者可快速进展为急性呼吸窘迫综合征、脓毒症休克、难以纠正的代谢性酸中毒和出凝血功能障碍及多器官功能衰竭等。值得注意的是，重症、危重症患者病程中可为中低热，甚至无明显发热。儿童病例症状相对较轻，部分儿童及新生儿病例症状可不典型，表现为呕吐、腹泻等消化道症状或仅表现为精神弱、呼吸急促。

致病机制

目前,人们对冠状病毒的致病机制认识还非常有限,研究人员通过了解病毒的结构功能研究其如何导致人类生病。冠状病毒有 4 种结构蛋白:刺突蛋白(spike protein,S 蛋白)、膜蛋白(membrane protein,M 蛋白)、包膜蛋白(envelope protein,E 蛋白)、核衣壳蛋白(nucleocapsid,N 蛋白)。冠状病毒结构模式图见图 26。

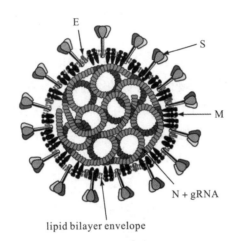

图 26　冠状病毒结构模式图

引自:Knipe DM, Howley PM. Fields virology. 6th ed. Philadelphia, PA:Wolters Kluwer/Lippincott Williams & Wilkins Health;2013. 2 volumes p.

1.冠状病毒如何进入靶细胞

对 SARS - CoV 相关研究发现,S 蛋白是 I 型跨膜蛋白,也是病毒最大的结构蛋白,含有诱导中和抗体的抗原表位,对病毒侵袭力和诱导机体免疫反应至关重要。S 蛋白就像是打开宿主靶细胞的钥匙,介导病毒与靶细胞的黏附和融合,其功能发挥依赖两个基本结构域:S1 亚基(靠近 N 端)有一个受体结构域(receptor binding domain, RBD),含有与 II 型血管紧张素转化酶(angiotensin converting enzyme 2,ACE2)受体结合的配体;S2 亚基(靠近 C 端)介导病毒与宿主细胞膜融合,并刺激中和抗体产生及细胞毒性 T 淋巴细胞激活等一系列免疫反应。序列分析显示,SARS - CoV - 2 病毒的 S 蛋白受体结合区域与 SARS - CoV 病毒非常相似,因此推测,两种病毒很可能使用相同的受体,即 ACE2 进入细胞,多个研究团队通过生物信息学预测、晶体结构分析和体外实验等方法,也证明了 SARS – CoV – 2 与 SARS – CoV 使用相同的宿主受体 ACE2,而不是 MERS – CoV 受体 DPP4。

ACE2 受体广泛分布于动脉和静脉内皮细胞、动脉平滑肌细胞、小肠上皮和呼吸道。在呼吸道中,ACE2 表达于肺泡、气管和支气管等。ACE2 是血管紧张素转换酶 ACE 蛋白的同源物,两者都是肾素 – 血管紧张素系统的关键酶。在 SARS – CoV 等感染情况下,ACE2 下调,导致 ACE 产生过量的血管紧张素 II,其与 1a 型血管紧张素 II 受体(AGTR1A)结合,增加肺血管通透性,促进肺损伤发生。

对病毒受体结合区(receptor binding domain,RBD)序列分析发现,SARS – CoV – 2 与 SARS – CoV 影响受体结合最关键的 5 个氨基酸有 4 个不一样,但是晶体结构显示,这种氨基酸的改变并没有影响 ACE2 的结合,反而提高了其亲和力。SARS – CoV – 2 与其他 SARS 和 MERS 病毒还有一个显著不同的特征,是其 S1 和 S2 连接区具有 PRRA 4 个氨基酸,从而在连接区形成 PRRAR 序列。该序列提示 S 蛋白可以被包括 Furin 在内的多种蛋白酶水解,类似高致病性禽流感的 HA 链接肽,从而有可能增加了病毒的感染力。

2. 免疫逃逸

病毒入侵后,干扰素(interferon,IFN)细胞因子 IFN – α、IFN – β 和 IFN – γ 启动干扰素刺激基因(IFN – stimulated genes,ISGs)的转录来杀伤病毒,调节机体体液免疫和细胞免疫的功能。但是,SARS – CoV 和 MERS – CoV 可以延迟这一反应机制的发生,从而抑制机体免疫对病毒的清除作用。SARS – CoV – 2 是否有相似的作用机制尚不清楚。

3. 宿主细胞的损伤机制

既往针对 SARS – CoV 发病机制的研究表明,SARS – CoV 可通过结合 ACE2 受体侵犯肺泡上皮细胞、小血管内皮细胞、巨噬细胞和淋巴细胞等。其诱导的损伤机制包括:细胞内病毒复制直接导致的细胞损伤;高细胞因子血症或"细胞因子风暴"(cytokine storm)诱发的免疫病理损伤。肺泡上皮细胞的损伤以及血气屏障的破坏,导致炎症细胞浸润、肺水肿、纤维蛋白原的渗出,激活的巨噬细胞和淋巴细胞可释放细胞因子和自由基,进一步增加肺泡毛细血管的通透性和诱导成纤维细胞增生。

研究显示 SARS – CoV – 2 感染者体内 IL – 1β、IL – 1 受体拮抗剂、粒细胞集落刺激因子(granulocyte colony stimulating factor,G – CSF)等细胞因子的浓度高于健康对照者;而重症患者体内 IL – 2、IL – 7、IL – 10、G – CSF 等细胞因子浓度高于普通感染者。这提示,免疫病理损伤在 COVID – 19 的发生和发展中发挥了作用。不过 SARS – CoV – 2 是一个新(突)发传染病,其感染机制仍需进一步探索。

防治措施

目前尚没有治疗 COVID – 19 的特效药,新药的开发周期漫长、过程复杂,现阶段还是针对现有化合物的筛选和老药新用。针对 COVID – 19 尚没有确认有效的抗病毒治疗策略,从既往 SARS 和 MERS 的救治经验来看,抑制病毒复制的药物可能会降低病毒引起的直接细胞损伤,而抑制宿主过激性反应可减少病毒触发的免疫病理损伤。国家卫健委发布《新型冠状病毒肺炎诊疗方案(试行第七版)》中建议的治疗方案包括:对症支持治疗、抗病毒治疗以及对病情进展迅速或过度免疫激活的患者给予适当激素或者免疫抑制治疗。目前一些潜在有效的治疗药物(例如洛匹那韦/利托那韦、阿比多尔等)正在开展一系列临床试验,未来有可能应用于 COVID – 19 的一线治疗当中。此外,还有治疗性抗体及恢复性血浆疗法等治疗手段,但需更严格、更大规模的临床试验验证。临床研究发现,中医药对患者的转归发挥了一定的作用,诊疗方案也提供了一些中成药和中药合剂的处方。中西医结合治疗在临床上已经显示了良好的治疗效果。

接种疫苗仍然是抗击病毒感染和传播最有效措施之一,但目前还没有针对 SARS – CoV 和 MERS – CoV 的上市疫苗。SARS – CoV – 2 作为新的病原体,其疫苗研发难度比较大、周期比较长。为确保尽早研发成功,国内外多家机构开展了 COVID – 19 疫苗的研究,目前至少 5 条技术路线同步开展,包括核酸疫苗、病毒载体疫苗、灭活疫苗、重组蛋白疫苗、减毒流感病毒载体疫苗等,目前国内外已有多款 COVID – 19 疫苗获批上市使用。

检测方法

目前,SARS – CoV – 2 的实验室检测主要包括病毒分离培养、病毒核酸检测、血清学检测等。

1. 病毒分离培养

从呼吸道标本中分离出 SARS - CoV - 2,需要选用合适的细胞株。SARS - CoV - 2 的易感细胞主要为 Vero E6 细胞、原代人呼吸道上皮细胞 HAE、Huh7 细胞,其他易感细胞还需要进一步验证。SARS - CoV - 2 的培养需要在生物安全三级实验室内进行,且病毒分离耗时较长,一般不用于临床诊断,但是分离得到的毒株可以进行动物实验、开展疫苗研发、测试药物敏感性等工作,因此对于每一种新(突)发传染病,成功地分离到病毒可以对以上研究提供有力的支撑。

2. 核酸检测

这次新型冠状病毒的暴发对实验室检测能力是极大的考验,实验室不仅要具备病毒核酸检测相应的硬件,还要专业的实验技术人员,保证检测结果快速与准确。现有的冠状病毒核酸检测方法包括:病毒基因组测序、实时荧光定量聚合酶链式反应(Quantitative Real - time PCR, qPCR)、反转录环介导等温扩增法(RT - LAMP)等。当前诸多医院和疾控中心均采用 qPCR 的方法,其检测的特异性和敏感性最好。中国疾病预防控制中心官方发布的引物和探针包括两个检测靶标,位于病毒 ORF1ab 和 N 基因上,美国 CDC 官方公布的引物和探针,检测 SARS - CoV - 2 的 N1、N2、N3 三个靶标基因和 RNaseP。此外,有研究使用 RdRP 基因、N 基因、E 基因三个靶标片段,判断标本汇总是否含有 SARS - CoV - 2,也得到了较好的检测效果。另外采集样本的质量也关乎实验结果,采集样本包括鼻咽拭子、痰和其他下呼吸道分泌物、血液、粪便等,检测下呼吸道标本更加准确。此外,标本采集后应尽快送检,并避免反复冻融。曾有报道指出,在症状早期检测呼吸道样品中的核酸,出现假阴性的结果。在病程发展的不同时期,患者的肛拭子、尿液、血液标本中检测到病毒核酸,说明 SARS - CoV - 2 感染的复杂性尚未明确,可能由于潜伏期的存在导致检测窗口期的出现,并且由于采样技术、标本来源及保存时间、检测技术本身的限制也会导致核酸检测时出现假阴性的结果。

3. 血清学检测

IgM 抗体是免疫应答中最先分泌的抗体,是病毒感染机体免疫过程中最早出现的抗体,可作为近期急性感染的标志。IgG 抗体产生晚、维持时间长、恢复期较急性期有 4 倍及以上增高,血液中检测阳性可作为感染和既往感染的指标。目前的研究显示 COVID - 19 患者感染 7 天后或是出现症状 3~4 天后,即可检出特异性抗 SARS - CoV - 2 的 IgM 抗体,紧随其后的是 IgG。特异性 IgM、IgG 抗体水平随病情进展而升高,由于个体差异的存在,不同病例 IgM、IgG 变化趋势不尽相同,且在既往感染中,也会检测到 IgG 抗体阳性。目前我国有多个团队研发出检测 SARS - CoV - 2 特异性抗原抗体的试剂盒,有的利用免疫层析技术,或者化学发光技术检测 SARS - CoV - 2 的 IgM 和 IgG 抗体水平,这些试剂盒操作简单,容易判读。对发热的疑似病例或者无症状的密切接触者可进行血清学特异性抗体检测,作为核酸检测的补充。根据《新型冠状病毒肺炎诊疗方案(试行第七版)》,血清学抗体检测已被纳入 COVID - 19 确诊标准之一,但血清学检测试剂盒的敏感性和特异性较 qPCR 法略低。

防控策略及思考

中国国家卫生健康委还先后下发了 6 版《新型冠状病毒肺炎防控方案》,以指导各地做好防控工作。根据《中华人民共和国传染病防治法》《突发公共卫生事件应急条例》等法律法规,实施分区分级精准防控。低风险地区实施"外防输入"策略,中风险地区实施"外防输入、内防扩散"策略,高风险地区实施"内防扩散、外防输入、严格管控"策略,要求各级各类医疗机构要做到"早发现、早报告、早隔离、早治疗",对密切接触者进行追踪和管理,对重点场所、机构和人群进行防控等等。我国政府通过实施一系列包括控制传染源、切断传播途径以及保护易感人群的多种防控措施,经过艰苦卓绝的努力,付出巨大代价和牺牲,稳定了国内的疫情形势,取得抗击新冠肺炎疫情斗争重大战略成果。

21 世纪以来,已经有甲型 H1N1 流感、SARS、MERS、COVID - 19 等多种新(突)发传染病发生,新(突)发传染病是人类永恒的挑战,我们不能阻止新(突)发传染病的发生,能做的就是要尽量降低其发生的概率和造成的危害。2009 年甲型 H1N1 流感毒株包含猪流感、禽流感和人流感三种流感病毒的基因片段,对 SARS - CoV、MERS - CoV、SARS - CoV - 2 研究均发现其与特定蝙蝠的同源性很高,经过中间宿主,进而传染给人的可能性很大,这就提醒人类,要尊重自然,保护环境,减少病毒传播概率。

目前,疫情虽然在中国得到有效控制,但新冠病毒仍在全球传播蔓延,而且极有可能长时间与人类共存。我们知道 RNA 病毒基因组出现变异和重组的概率很高，而变异会导致病毒的致病力、宿主适应性、传染能力和耐药性等功能的改变，这就需要我们持续监测新型冠状病毒，及时发现变异株。我们还要不断强化新（突）发传染病的监测体系，加强新（突）发传染病疫苗和药物的研发，使我们有能力和技术手段在某种新（突）发传染病出现伊始就将其控制。

2013 年中国提出"人类命运共同体"理念，经过这次新冠疫情，更让我们理解其深刻含义。大疫当前，只要大家目标一致、团结协作，就一定能打赢这场看不见硝烟的战斗！

（许　晶）

参考文献

[1]李兰娟,任红. 传染病学. 9 版. 北京:人民卫生出版社,2018:17 - 24.

[2]李群. 我国新发传染病应对形势和任务. 中华疾病控制杂志,2020,24(2):125 - 127.

[3]李凡,徐志凯. 医学微生物学. 9 版. 北京:人民卫生出版社,2018:278.

[4]新型冠状病毒肺炎疫情实时大数据报告〔2020 - 07 - 23〕. https:∥voice. baidu. com/act/newpneumonia/newpneumonia/? from = osari_pc_3.

[5]军队前方专家组. 军队支援湖北医疗队新型冠状病毒病诊疗方案(试行第二版). 中华结核和呼吸杂志,2020,43(5):414 - 420.

[6]黎志东. 生命之窗——生命科学前沿纵览. 病原生物学. 西安:第四军医大学出版社,2014.

[7]郑涛. 生物安全学. 北京:科学出版社,2014:12.

[8]贺福初,高福锁. 生物安全:国防战略制高点. 求是,2014,1:53 - 54.

[9]World Health Organization. https:∥www. who. int/emergencies/diseases/novel - coronavir-us - 2019.

[10]新型冠状病毒肺炎诊疗方案(试行第七版). 国家卫生健康委办公厅,国家中医药管理局办公室,2020 年 3 月 3 日. http:∥www. nhc. gov. cn/xcs/zhengcwj/202003/46c9294a7dfe4cef80dc7f5912eb 1989. shtml.

[11]舒跃龙. 对于 2019 人冠状病毒我们知道多少. 病毒学报,2020,36(3):535 - 536.

[12]Zhou P,Yang XL,Wang XG, et al. A pneumonia outbreak associated with a new corona-virus of probable bat origin. Nature,2020,579(7798):270 - 273.

[13]Ren LL,Wang YM,Wu ZQ,et al. Identification of a novel coronavirus causing severe pneumonia in human：a descriptive study. Chin Med J（Engl）,2020,133（9）:1015 – 1024.

[14] Lu R,Zhao X,Li J,et al. Genomic characterization and epidemiology of 2019 novel corona-virus：implications for virus origins and receptor bingding. Lancet,2020,395（10224）:565 –574.

[15]Wrapp D,Wang N,Corbett KS,et al. Cryo – EM structure of the 2019 – nCoV spike in the prefusion conformation. Science,2020,367（6483）:1260 – 1263.

[16]Kristian G,Andersen AR,W. Ian Lipkon, et al. The proximal Origin of SARS – CoV – 2. http：// virological. org/t/the – proximal – origin – of – sars – cov – 2/398.

[17]Lam T T – y,Shum M H – H,Zhu H – C,et al. Identification of 2019 – nCoV related coronaviruses in Malayan pangolins in southern China. bioRxiv, 2020, http：// www. bioxiv. org/ content/1101/2020. 02. 13. 945485vl. full. pdf.

[18]Wong MC, Javornik Cregeen SJ, Ajami NJ, et al. Evidence of recombination in corona-viruses implicating pangolin origins of nCov – 2019. bioRixiv, 2020. http：// www. biorxiv. org/con-tent/10. 1101/2020. 02. 07. 939207v1. full. pdf.

[19]Xiao K,Zhai J,Feng Y,et al. Isolation and characterization of 2019 – nCoV – like coro-navirus from Malayan Pangolins. bioRxiv, 2020. http：// www. biorxiv. org/content/10. 1101. 2020. 02. 17. 951335v1. full. pdf.

[20] Hui DSC,Zumla A. Severe acute respiratory syndrome：Historical,epidemiologie,and clinical features. Infect Dis Clin North Am,2019,33（4）:869 –889.

[21]Zumla A, Hui DS, Perlman S. Middle East respiratory syndrome. Lancet, 2015, 386 （9997）:995 – 1007.

[22]中国疾病预防控制中心新型冠状病毒肺炎应急响应机制流行病学组. 新型冠状病毒肺炎流行病学特征分析. 中华流行病学杂志,2020,4（2）:145 – 151.

[23]Riou J,Althaus C I. Pattern of early human – to – human transmission of Wuhan 2019 novel coronavirus（2019 – nCoV）, December 2019 to January 2020. Euro Surveill,2020,25 （4）:2000058.

[24]Zhao S,Lin Q,Ran J,et al. Preliminary estimation of the basic reproduction number of novel coronavirus（2019 – nCoV）in China, from 2019 to 2020：A data – driven analysis in the early phase of the outbreak. Int J Infect Dis,2020,92:214 – 217.

[25]Zhao S,Musa SS,Lin Q,et al. Estimating the unreported number of novel coronavirus （2019 – nCoV）cases in China in the first half of January 2020:A data – driven modeling analysis of the early outbreak. J Clin Med,2020,9（2）:388.

[26]Wu JT,Leung K,Leung GM. Nowcasting and forecasting the potential domestic and inter-

national spread of the 2019 – nCoV outbreak originating in Wuhan , China：a modeling study. Lancet,2020,395(10225):689 – 697.

[27]Li Q,Guan X,Wu P,et al. Early transmission dynamics in Wuhan, China, of novel coronavirus – infected pneumonia. N Engl J Med,2020,382(13):1199 – 1207.

[28]谢茜,伍政宇,舒跃龙. 2019 新型冠状病毒的研究进展.病毒学报,2020,36(3):493 – 501.

[29]Jiang S, Shi Z, Shu Y, et al. A distinct name is needed for the new coronavirus. Lancet,2020,395(10228):949.

[30]Xu X, Chen P, Wang J, et al. Evolution of the novel coronavirus from the ongoing Wuhan outbreak and modeling of its spike protein for risk of human transmission. Sci China Life Sci,2020,63(3):457 – 460.

[31]Chen Y, Liu Q, Guo D. Emerging coronaviruses：genome structure, replication, and pathogenesis. J Med Virol,2020,92(4):418 – 423.

[32]Lu R, Zhao X, Li J, et al. Genomic characterization and epidemiology of 2019 novel coronavirus：implications for virus origins and receptor bingding. Lancet,2020,395(10224):565 – 574.

[33]金荣华.新型冠状病毒肺炎.首都医科大学学报,2020,41(2):149 – 154.

[34]Chan J F, Yuan S, Kok K H, et al. A familial cluster of pneumonia associated with the 2019 novel coronavirus indicating person – to – person transmission：a study of a family cluster. Lancet,2020,395(10223):514 – 523.

[35]Bay Y, Yao L, Wei T, et al. Presumed asymptomatic carrier transmission of COVID – 19. JAMA, 2020 [2020 – 03 – 05].

★ 另类病原体 ★

—— 朊粒

疯牛病的新闻上了《新闻周刊》封面

"疯牛病"一词如今听到的机会很少了,可是在二十年前,疯牛病却是大名鼎鼎,就如同人们谈到今年流行的新冠肺炎(COVID – 19)一般,不仅属于绝对热门话题,甚至于到了谈"牛"色变的地步,因此也就自然而然地上了时政名刊《新闻周刊》(*Newsweek*)的封面。

为什么叫疯牛病呢? 原来,从 1986 年开始,英国牧场里陆陆续续出现了一些行为异常的奶牛,起先是离群,不愿回圈,进而出现肌肉震颤、易跌倒,同时产奶量显著减少,厌食、体重减轻,性情、感觉方面明显变化(如触、听觉过敏),身体日渐衰弱,但攻击性却逐渐增强,常因恐惧、狂躁而乱踢、乱蹬,最后共济失调(尤其是后肢,图 27),直至死亡。这一组进行性病症被新闻界形象地称为"疯牛病(mad cow disease)"。英国的疯牛病在 1993 年达到高峰,最多时每周有近 1000 只新发病牛,像传染病暴发一般,陆续传播至西欧多个国家。尸检发现,疯牛病最突出的表现在中枢神经系统,大脑实质出现密布的空洞(即空泡化),如同海绵一般,所以疯牛病的学名即为"牛海绵状脑病(bovine spongiform encephalopathy,BSE)"。病理切片显示大脑实质多灶性海绵样变,星形胶质细胞增生,神经元消失,此外还可见淀粉样病变(图 28),而且居然看不见任何炎症反应,譬如各类炎细胞的浸润! 虽然淀粉样病变是一种特征性的蛋白质沉积物,但是在许多不同的神经系统疾病中都能找得到,比如阿尔茨海默病(Alzheimer's disease,AD)、帕金森病(Parkinson's disease,PD)、亨廷顿舞蹈症等神经退行性疾病(neurodegenerative disease,NDD)。由此可见,BSE 的病原体着实不一般。

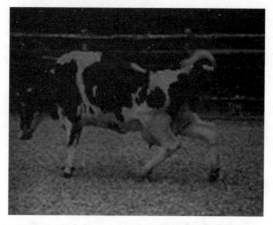

图 27　牛海绵状脑病后期表现出的共济失调症状

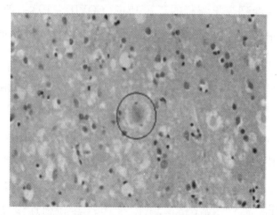

图 28　牛海绵状脑病大脑组织切片

注:可见大量空泡(无染色处),黑色圆圈标识淀粉样病变。

　　牛海绵状脑病的潜伏期相当长,平均 4～5 年,发病多在 4～6 岁,病程呈现进行性,一旦发病,牛只便在数月内百分之百死亡。糟糕的是,牛海绵状脑病可以在牛之间传播〔因此也称作传染性海绵状脑病(transmissible spongiform encephalopathy,TSE)〕,虽说发病与品系、性别并无太大关系,但显然奶牛的发病率比肉牛要高得多,提示 BSE 的传播可能与喂食的肉骨粉有关。在英国,为了提高奶牛产奶量,常把反刍类动物屠宰后废弃的动物内脏与骨骼制成粉末添加到牛饲料中,所以 BSE 的病原体极有可能混杂在肉骨粉中,传染源头疑为罹患瘙痒症(Scrapie,因病羊难以控制地刮蹭皮肤病变处而得名)的羊,因为 BSE 的临床表现与羊瘙痒症非常相似。为了阻止 BSE 的进一步传播,英国宰杀了数以十万头的奶牛和肉牛,牛肉、奶制品等的消费与出口大受影响,造成的经济损失高达90亿~140亿美元。

然而,更可怕的是,疯牛病最终传染给了人类:从1996年开始,新闻界开始报道英国有人罹患了一种症状类似"疯牛病"的新疾病,患者也是出现中枢神经系统症状(如精神反应异常、痴呆和共济失调等),最后死亡。这些患者具有某些CJD(Creutzfeldt - Jakob disease,克雅病,详见后述)的特征,男女都有,而且出现在了年轻人群中,绝大多数患者(98%)在发病后一年内死亡,所以就被称为"变异性克雅病(variant Creutzfeldt - Jakob disease,vCJD)"。虽然截至目前(2020年),全球只有228例确诊的vCJD病例(四分之三在英国),但在当时还是引起人们巨大恐慌。人们怀疑vCJD与疯牛病有着密切的关系:疯牛病流行的地区,若干年后就出现vCJD,反之亦然。另外,从人群最早接触到疯牛病污染的食物(1984—1986)到出现最早的vCJD病例(1994—1996)这一段时间,大约正好是CJD的潜伏期。最具说服力的证据来自于动物实验:3只食蟹猴接种了来自BSE病牛的脑组织之后,出现了与vCJD惊人相似的临床和神经病理变化。同年,另一项实验室研究也证实,vCJD患者与BSE感染动物脑组织的蛋白质印迹结果相似,而与其他类型CJD标本明显不同。小鼠脑内接种vCJD、BSE以及羊瘙痒症的脑组织提取物后均显示出从潜伏期到神经病理表现的一致性。于是,人们怀疑vCJD很可能是通过食用了被疯牛病污染的牛肉及其制品而感染,其他传播方式也可能包括某些医疗途径(如注射人源性生长激素、角膜移植以及硬脑膜移植等)。果然,随着停止使用肉骨粉饲料、肉牛宰杀前检疫等措施的实施,vCJD病例从2000年的发病高峰一路下滑至今,十余年保持零发病,直到2017年英国报道1例最后确诊的vCJD,恰好验证了上述干预措施的有效性以及这些疾病相互传染的因果关系。

那么,BSE、vCJD这些传染性NDD的病原体到底是什么,是细菌,是病毒,还是闻所未闻、见所未见的致病因子呢?现在,人们几乎一致地倾向于认为TSE的病原体是一种空间构象异常的蛋白质,即Prion,而其氨基酸序列、基因序列与细胞内正常的Prion完全一致。显然,Prion的确是一种与众不同的另类病原体。

要了解Prion的来龙去脉,还是请跟随我们从CJD说起。

从 CJD 到 Kuru 病

1920 年前后,两位德国神经病学医师 Creutzfeldt 和 Jakob 最早描述了一种神经系统疾病的症候群,主要临床表现是快速进展的痴呆,导致记忆力丧失、个性改变,甚至产生幻觉,伴有语言障碍、肌肉阵挛、癫痫发作以及各种共济失调表现,脑电图可见周期性的尖波,大多数患者在发病后 6 个月内死亡。于是,此病便被命名为克雅病(Creutzfeldt – Jakob disease)。从病理切片上看,其典型表现是大脑神经元死亡,出现大量空洞,呈现海绵状(故又称海绵状脑病),神经元内可见淀粉样病变。从流行病学方面看,CJD 属于少见病:在全球范围内,约每一百万人中每年出现 1 名患者,主要发生在 50～80 岁老年人群中,属于散发性病例(sporadic CJD,sCJD),平均生存期 6 个月。

在随后的几十年间,除了 sCJD,人们还陆续发现有家族性或遗传性(fCJD 或 gCJD)、医源性(iatrogenic)以及变异型 CJD 等类型。前述 vCJD 就是牛 CJD 通过食用病牛肉传染给了人。说起海绵状脑病的传染性,就不得不提 Gajdusek 等人对库鲁病(Kuru disease)的研究。

Kuru 病发现于 20 世纪 50 年代,流行于巴布亚新几内亚一个土著部落,多发于妇女和儿童(发病数是成年男性的 8～9 倍),不发热,没有炎症反应,病因不明。首先表现的症状是行走和站立不稳、肌肉震颤、口齿不清以及头痛、关节痛等。随着病情恶化,患者不能行走,共济失调症状和肌肉震颤加剧。此外,患者情绪不稳定,间或有难以控制的大笑,但跟腱反射正常。最后,患者不能坐卧、行走、说话,大小便失禁,吞咽困难,对周围环境完全失去反应,常死于肺炎和褥疮。Kuru 在当地土语中就是颤抖的意思,从症状出现到死亡平均只有 12 个月存活期。

美国医生 Daniel Gajdusek(1923—2008)对 Kuru 病进行了系统详尽的研究,纠正了所谓“笑病”的报道。在对病人尸检后,他认为 Kuru 病其实是一种神经系统疾病。Gajdusek 还观察到土著部落中有食人的习俗:人死后,女人们要肢解尸体,将四肢、大脑、内脏等经过水煮后呈给所有人食用。他们认为这样,死者的灵魂就会永远萦绕在村庄周围。Gajdusek 和 Lindenbaum 等人认为 Kuru 病发生、传染与此习俗有关。通过禁止食人后,Kuru 病例从 20 世纪五六十年代的 1100 多人持续降低到 21 世纪累计的 2 例,至今再无新病例。

　　尸检发现 Kuru 病病变涉及整个大脑和脊髓,但主要还是在小脑,典型特征是神经元变性、消失,形成空泡、海绵样变;星形胶质细胞肥大、增生,但却没有任何炎症征象! 在一些病例中还可以看到沉积的淀粉样斑块(光镜)和负染的纤丝(电镜)。1959 年,神经病理学家 William Hadlow 偶然参观了一个 Kuru 病展览,瞬间就被 Kuru 病和羊瘙痒症惊人相似的神经病理改变给怔住了(图29)——这不就是一个类型的神经系统病变么! 因为 Hadlow 知道羊瘙痒症可在绵羊和山羊间相互传染,也具有很长的潜伏期,病因同样不明。到了六十年代中期,Gajdusek 收集了一份 Kuru 死亡病例脑组织,随即将其送往美国,注射给了 2 只黑猩猩,其中 1 只在 1 年半后出现了类似 Kuru 病的症状,证实了 Kuru 病可以通过感染的生物材料跨越种属屏障传染。Kuru 病的潜伏期最短 2 年,最长 23 年,黑猩猩的感染实验也符合这一点。于是,所有人都认识到 Kuru 病是一种新的传染病,而且和羊瘙痒症有着相似的性质——可传染的神经系统退行性病变(脑病)。

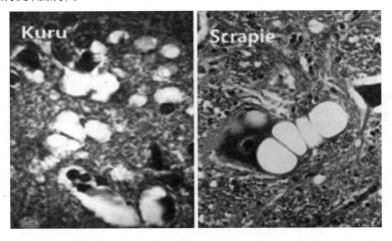

图 29　Kuru 病患者和 Scrapie 羊的大脑病理切片

注:染成黑色的团块是细胞核。显见神经元消失,细胞浆空泡化,使脑组织看上去如同海绵一般。

　　关于 Kuru 病的本质,当时有两种观点:一是遗传性疾病,二是所谓的"慢病毒"感染。当 Gajdusek 等成功地完成了黑猩猩的感染实验,他们坚信 Kuru 病源于"慢病毒"感染(发病潜伏期奇长的一类病毒),甚至认为像 CJD、GSS 综合征(German – Sträussler – Scheinker syndrome)和致死性家族性失眠症 FFI(fatal familial insomnia)等人的脑病也是可以传染的! 后来的动物实验(如猫、仓鼠)

验证了他们的预想，其中 FFI 是有明确基因突变的遗传病。遗传病居然可以传染，无疑是令人意外的全新发现，然而他们一直努力尝试分离的慢病毒却始终没有被找到。

尽管如此，鉴于 Gajdusek 在发现"传染病起源与传播新机制"方面的贡献，他和 Blumberg（乙肝病毒的发现者）分享了 1976 年诺贝尔生理学或医学奖。

从慢病毒到 Prion

Gajdusek 等明确了 Kuru 病的传播方式，通过动物实验证实了一类海绵状脑病的传染性，大大拓展了传染病的内涵，并且提出慢病毒感染的概念。虽然分离、纯化慢病毒始终未成功，人们还是发现了这种病原体具备一些独特的性质：传统的病毒灭活方式（加热、紫外线、烷化剂等）无效；发病后机体没有任何免疫反应，既不产生抗体，没有细胞免疫应答，也不产生干扰素！显而易见，这是一种全新的致病因子。

其实，早在 20 世纪 60 年代 Alper 就提出了一个听上去颇为离经叛道的理论：Kuru 病、羊瘙痒症的病原体（姑且称为 Scrapie）可能根本就没有核酸。因为已知的传统病原体，不论是细菌、病毒，还是真菌、寄生虫，都有 DNA 或 RNA，而她的实验结果却是这样的：将感染性鼠脑悬液置于紫外线下照射，破坏其中的核酸，鼠脑悬液依旧保持了感染性。虽然英国数学家 Griffith 写信给 *Nature* 杂志表示支持 Alper 的推论，但当时科学界的主流观点还是认为 Scrapie 应该是病毒。病毒与非病毒的争论一直持续着。

众多 Scrapie 研究者中有一位叫 Stanley B. Prusiner 的年轻人，他当时是加州大学旧金山分校神经病科的住院医师。1972 年，他收治了一名有进行性遗忘和运动障碍的妇女，惊异地得知她罹患的是由一种所谓的慢病毒感染导致的克雅病，机体对此毫无免疫抵抗，而且无药可医，只能慢慢地等死。慢病毒激发了 Prusiner 强烈的好奇心，他决心要搞清楚慢病毒的性质，便开启了艰苦的研究工作。

在随后的两年中，他读遍了能找到的所有慢病毒文献，设计了各种实验，然而，繁琐、漫长且昂贵的 Scrapie 感染小鼠实验着实令人沮丧，严重影响实验进度，但也没有更好的解决办法。原本 Prusiner 也期待着纯化的 Scrapie 是一种小病毒，然而结果却反复告诉他，他制备的 Scrapie 样品中只有蛋白质，没有核酸。

Scrapie 不含核酸的结果越来越多，终于使 Prusiner 确认这不是实验假象。于是，在总结他人和自己实验结果的基础上，他创造性地提出了"proteinaceous infectious particle（Prion）"（蛋白质感染因子）的概念，挑战慢病毒理论。他认为：Scrapie 经过长潜伏期引起羊神经系统病变，至少有六条证据显示 Scrapie 的感染性有赖于 Prion。虽然 Scrapie 也可被强碱不可逆地灭活，但其余五种特异性修饰核酸的方法均不能使之失活。另外，Prion 疏水性强，分子量不大于 50 000，小于已知最小的病毒。这些特质使 Prion 明显有别于病毒、质粒或类病毒。前人在 Scrapie、CJD 以及 Kuru 病标本中看到的纤丝被理所当然地视为"丝状病毒"，而同样结构在 Prusiner 眼里却是"杆状 Prion"，是淀粉样斑块的沉积形式。他的论文在 *Science* 杂志发表后，立即引起巨大争议，绝大部分病毒学家持怀疑态度。然而，科学问题毕竟还是需要科学证据说话的，想象当中的核酸依旧没有被找到。正如 Prusiner 后来回忆道，论文发表后引发的争论甚至给他和他的家庭都带来负面影响，然而平心而论，世界上没有任何一个人像他那样更期待着找到核酸。

最终奠定 Prion 假说的 Prion 蛋白恰在此前后的一两年内被找到了，它被称为 PrP（意即 prion protein），并且立即和 Scrapie 的感染性和标本中的纤丝（fibril）联系在了一起。最早确定的是 PrP 27 - 30 基因（完整 PrP 的近 C - 端片段），随后才是完整的 PrP 基因。PrP 基因竟然与 Scrapie 编码基因相同！此外，Prusiner 研究团队还制备了针对 PrP 的特异性兔多克隆抗体，这些抗体在一系列重要实验中发挥了决定性作用。这些重要实验结果包括：PrP 基因存在于包括人在内的所有测试动物；某些 fCJD（如 GSS 综合征）的 PrP 基因存在点突变，突变的 PrP 基因在转基因鼠体内仍然可引起海绵状脑病；建立了啮齿类疾病模型，转基因鼠脑内新生成的 PrP（嵌合型 Scrapie）保持了感染性；敲除了 PrP 基因的小鼠看上去依然健康，似乎表明 PrP 并非小鼠神经系统发育所必需，但却表现出对 Scrapie 感染的完全抵抗；更重要的是，当 PrP 基因被重新引入 PrP 基因敲除小鼠后，小鼠又获得了对 Scrapie 的易感性。实验结果还显示，正常 PrP 的存在对于 Scrapie 的神经毒性必不可少。

这一系列令人震惊的实验结果肯定了 PrP 在 Prion 假说中的重要性，同时也引出更多的疑惑,其中最关键的一个就是:既然 PrP 广泛存在于哺乳动物,为什么海绵状脑病并不见于大多数人? 原来,PrP 可以折叠成两种独特的构型:正常构型(PrP^C)和异常构型(PrP^{Sc},Sc 代表 Scrapie)。PrP^{Sc} 具有感染性,并且可以启动某种链式反应,使正常的 PrP^C 转变成致病的 PrP^{Sc} 形式。PrP^{Sc} 极其稳定,对蛋白酶、有机溶剂和高温(超过100℃)有顽强的抵抗力。随着时间推移,PrP^{Sc} 累积到一定程度就导致脑组织的破坏而发病,潜伏期从数月到数年不等。如同 Stevenson 的名著 *Dr. Jekyll and Mr. Hyde* 一样,PrP 有着 Dr. Jekyll 好的一面(PrP^C),又有着 Mr. Hyde 恶的一面(PrP^{Sc}),一个实体两种表现。至此,Prion 假说变得更具说服力。

另外,Prusiner 等人还确定 PrP 基因突变也能引起 Prion 结构变化,沉积在大脑不同部位,表现出不同部位的病变及其相应症状:如 Kuru 病和 GSS 综合征多在小脑病变,症状以共济失调为主;CJD 主要在大脑,主要表现是记忆和思维受损;FFI 在丘脑,影响睡眠;BSE 在脑干,影响运动功能(图30)。

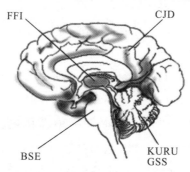

图30 不同 Prion 突变体影响大脑的不同部位

Prion 假说拓展了人类对传染性疾病的认识。因此,1997 年诺贝尔生理学或医学奖授予了 Prusiner,以表彰其在"发现 Prion———一种新的生物学感染理论"中所做的贡献。

近年来,Prion 的变构致病假说也大大推动了其他常见神经退行性疾病(如 Alzheimer 病、Parkinson 病以及 Huntington 舞蹈病)的研究,有越来越多的证据表明这些神经退行性疾病也是由于某种正常蛋白质发生了构象变化,从而逐渐形成沉积物或斑块沉积于大脑,造成损害。也许这些神经退行性疾病拥有相似的终极致病机制(详见后文)。

Prion 致病假说

目前,科学界基本上已接受 Prion 假说,中文也将 Prion 译作"朊蛋白"。朊蛋白是一种不含核酸和脂类的疏水性糖蛋白,分子量 35 ~ 36 kDa,理化特性独特,与病毒、细菌等明显不同。

PrP 基因存在于所有哺乳动物体内,也能够在线虫、果蝇、酵母菌等细胞内找到。人类 PrP 基因位于第 20 号染色体,小鼠则位于第 2 号染色体,两者同源性高达 90%。PrP 基因的正常表达产物 PrP^C 位于细胞膜上,由 245 个氨基酸残基组成。有 1 个二硫键和 2 个 CHO 糖基化位点,构象以 α 螺旋为主。C – 末端连接糖基化磷脂酰肌醇(GPI),GPI 插在细胞膜内,借此将 PrP^C 固定在细胞膜上(图 31)。在体外,使用磷酸肌醇磷脂酶 C(PI – PLC)可切去 GPI,使 PrP^C 从细胞膜上游离下来。PrP^C 对蛋白酶 K 敏感,作用后即失去生物活性。PrP^C 还与 Cu^{2+} 有高度亲合力,与其结构和功能有关。PrP^C 在多种细胞尤其是神经元中普遍表达,生理功能复杂,涉及抗凋亡、抗氧化、跨膜信号传递以及突触形成与维持、黏附细胞外基质等。

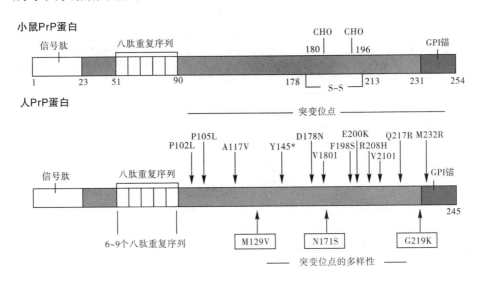

图 31 小鼠和人 PrP 蛋白示意图

注:人 PrP 基因的突变和多态性以黑色箭头标示。氨基酸采用单字母缩写。星号(*)为终止码,由此形成 PrP 截短体。

PrP^C 如果发生了错误折叠就转变为有致病性和传染性的 PrP^{Sc}（此时可称之为朊粒，强调其致病性），但氨基酸序列与 PrP^C 完全一致。PrP^{Sc} 构象以 β 片层为主，抵抗蛋白酶 K 的作用，仅存在于感染的人和动物细胞中（图32）。由此可见，PrP^{Sc} 是 PrP^C 的空间构象异构体，两者的主要区别见表2。

正常构象PrP^C　　　　　　　　异常构象PrP^{Sc}

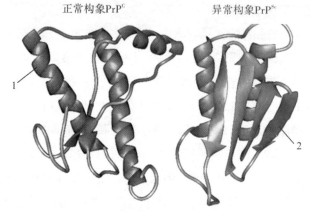

图32　PrP 蛋白的两种构象

注：1 表示 α 螺旋，2 表示 β 片层。

表2　PrP^C 与 PrP^{Sc} 的主要区别

	PrP^C	PrP^{Sc}
分子的空间构象	α 螺旋占 40%，β 片层仅占 3%	β 片层占 50%，α 螺旋占 20%
对蛋白酶 K	敏感	抵抗
非变性去污剂	可溶	不可溶
存在于	正常人及患者	患者
致病性	无	有致病性与传染性

PrP^{Sc} 构象极其稳定：除了抵抗蛋白酶 K 的消化外，对各种辐射、紫外线及常用消毒剂都有很强的抗性，在土壤中可存活多年。高压蒸汽灭菌（121.3℃，20 分钟）对其无效。目前灭活 PrP^{Sc} 的方法是先用 1 N 氢氧化钠或 2.5% 次氯酸钠液室温浸泡 1 小时，再高压蒸汽灭菌 134℃、2 小时以上。

PrP^C 向 PrP^{Sc} 的转变是 TSE 发生、发展的关键步骤，但这一过程的确切机制仍不甚明确，但多数人倾向于"纤丝复制模型"，即"种子学说"。该学说认为 Prion 以 PrP^{Sc} 纤丝的多聚体形式存在，纤丝末端结合 PrP^C 并自发地将其转变为

PrP^{Sc},形成更长的纤丝(纤丝线性增长)。同时,纤丝还会断裂,成为新纤丝形成的"种子"(纤丝指数增长)。种子通过黏附 PrP^{C} 单体,形成更长的纤丝,再断裂出新的种子……如此循环,从而产生更多的 PrP^{Sc} 聚集物。最终的结果就是聚集物越来越大,在细胞局部沉积为淀粉样斑块(图33)。纤丝增长的动力学参数已得到体内外实验的验证:纤丝指数增长率主要取决于 PrP^{C} 浓度的平方根,它决定了潜伏期的长短。

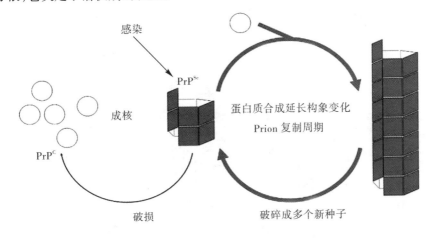

图 33　Prion 结构示意图

近年来,随着 AD 和 PD 致病机制的深入研究,越来越多的证据显示蛋白质变构的确也出现在这些 NDD 中,而且能在个体内甚至个体间传播,引发学界和大众担忧。这些重要证据包括:①阿尔兹海默病的 β - 淀粉样变聚合物如果接种小鼠,则小鼠也会呈现出类似 AD 的病理学表现。这种转移方式在 iCJD 或者硬脑膜移植者中早已观察到。②磷酸化 σ 蛋白形成带状缠结(neurofibrillary tangle,NFT),沉积于大脑海马回。如果小鼠被注射了 AD 患者的 NFT,会依循与 AD 相同的神经路径出现相同的病理学变化。③同样地,如果小鼠注射了人脑特定部位的 α - 突触核蛋白沉积物则能再现 PD 的病理表现(即 Lewy 表现),但目前尚无 PD 可以人传人的证据。据此,有学者提出"传播子(propagon)"假说,认为在 AD 和 PD 发病过程中存在 Prion 样的致病方式,即以各自独特错构的蛋白质作为种子诱发正常构象蛋白质变构与增殖,呈现出各自特有的病理表现。Propagon 一词就是类似 Prion 一样生造出来的术语,用来指代上述 β - 淀粉样变蛋白、磷酸化 σ 蛋白和 α - 突触核蛋白,这些错构蛋白作为种子或者模板持续诱发正常构象蛋白质变构,进而实现自我增殖,沉积在神经细胞里,在不同层次上呈现出不同的表现:试管里,错构蛋白作为破坏性模板诱导正常蛋白质构象改变,从而实现自我增值,可以视作"分子传播子(molecular propagon)";错构蛋白的沉积物再通过组织间的联系而进一步扩散,成为"组织传播子(tissue propagon)";最后,整个错构现象从一个器官转移到另一个器官(系统传播子,systemic propagon),或者从一个个体传染给另一个个体(传染性传播子,infectious propagon)(图34)。

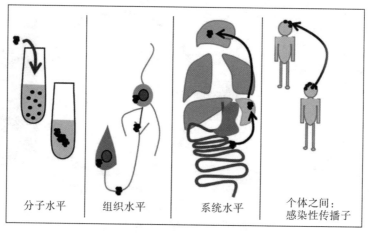

分子水平　　组织水平　　　系统水平　　　个体之间:
　　　　　　　　　　　　　　　　　　　　感染性传播子

图34　传播子在不同水平作用的示意图

虽然传播子假说不能解释 AD 和 PD 发病的所有现象,但确是可能的致病机制之一。此外,一些科学家还建议应该将 AD 和 PD 患者排除在器官捐献之外,以阻止可能的医源性传播。

Prion 疾病

PrP^{Sc}可以引起动物和人类 Prion 疾病。在动物,除了羊瘙痒症和牛海绵状脑病(疯牛病)外,还有传染性水貂脑病(TME)、鹿科动物的慢性消耗病(CWD)、猫海绵状脑病(FSE)以及奇异有蹄类动物海绵状脑病(EUE)。在人类,主要是各类型 CJD、源于 PrP 基因突变的 GSS 综合征、致死性家族性失眠症(FFI)和几乎绝迹的 Kuru 病。研究表明,TSE 的传播主要是粪－口途径,其他途径还包括注射、角膜移植、污染的手术器械等医源性渠道。

Prion 病的诊断与防治

在 TSE 中,朊粒引发的病例仍相当罕见,发病率在百万分之一级别,基本没有地域差异。它们通常表现为快速的、进行性认知障碍,并可伴有各种相关的神经系统症状,如肌肉阵挛、视力障碍、小脑综合征、锥体或锥体外症状和运动功能障碍,其中以 sCJD 最为常见。诊断需根据临床症状并结合各种辅助检查(电生理学、放射影像学或生物学检查等)结果做出。其中,蛋白质扩增技术近年来有了明显的发展。

1. 辅助诊断

(1)电生理学检测　脑电图(EEG)仍是重要的诊断方法,主要异常是基础节律减慢和 δ 慢波放电。大约 60% 的 sCJD 病例表现为特征性的周期性尖波,最慢可到 1 Hz,fCJD 则较少发生,而 vCJD 者的脑电图几乎看不到。由于周期性尖波往往出现的时间短暂,因此通常要重复测试才有可能捕获到。

(2)放射影像学　主要指针对头部的放射扫描。CT 对 CJD 诊断基本没有帮助,而磁共振成像(magnetic resonance imaging, MRI)则有重要意义,因为纹状体部位会有特征性的异常信号,一般为双侧,可与大脑或小脑皮层的强烈信号同时存在。在 vCJD 病例中,强信号位于丘脑后部(Pullvinar 征),也可位于丘脑背侧核(曲棍球杆征)。

(3)生物学检查　在 Prion 扩增技术出现之前,诊断人类 Prion 疾病最实用的方法是检测脑脊液中的 14 – 3 – 3 蛋白和 τ 蛋白(tau)。

14 – 3 – 3 蛋白是一组蛋白质,在哺乳动物中由 7 种分子量为 30 kDa 的异构体组成,在神经元中含量尤其丰富。与 τ 蛋白一样,14 – 3 – 3 蛋白被认为是神经元破坏的标志。14 – 3 – 3 蛋白异构体可通过 ELISA 或半定量 WB(目前最常用)检测。美国神经病学会评价脑脊液中 14 – 3 – 3 蛋白检测对 sCJD 诊断的敏感性为 92%,特异性为 80%。最常见的假阳性因素是脑卒中、癫痫发作、血性或炎性脑脊液以及伴癌综合征(paraneoplastic syndrome)。对其他形式的 TSE 诊断敏感性不一致:iCJD 和 fCJD 常呈阳性,而 vCJD 仅 50% 病例为阳性。

τ 蛋白是一种细胞骨架蛋白,在 CSF 中以可溶形式存在,因此可用电发光方法(分光光度法)或 ELISA 进行检测。CJD 中 τ 蛋白总量的增加仅与神经元丢失有关,而不像 AD 那样神经元丢失和 τ 蛋白异常高磷酸化同时出现。因此,即使在没有检到 14 - 3 - 3 蛋白的情况下,总 τ 蛋白的升高与 τ 蛋白磷酸化的正常水平也能形成鲜明对比,有利于 CJD 诊断。

(4)蛋白质扩增技术 蛋白质扩增技术的原理是基于 PrP^{Sc} 能持续诱导 PrP^{C} 的构象变化,因此将体液或组织中的微量 PrP^{Sc} 持续扩增,直到可以被常规技术检出。目前使用最广泛的蛋白沉积物检测方法包括蛋白质错构循环扩增试验(protein misfolding cyclic amplification assay,PMCA)和实时震动诱导转换试验(real - time quaking - induced conversion,RT - QuIC)。

PMCA 首现于 2001 年,可检出脑、脾、扁桃体或体液(尿、血或脑脊液)中的痕量 PrP^{Sc}。如果标本中含有 PrP^{Sc},这些分子将作为种子使其周围正常的 PrP^{C} 发生转换。为了使 PrP^{Sc} 更好地执行种子功能,须对标本进行超声处理,把 PrP^{Sc} 分散成更小的碎片,然后加入新鲜的组织匀浆或者细胞,再经超声处理,形成超声—静止—超声的循环,最后收获蛋白产物进行 WB 试验,得到阳性结果(图 35)。

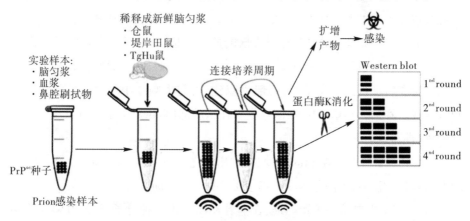

图 35 PMCA 试验原理示意图

PMCA 耗时少,而且敏感性已相当高,与动物接种试验相当,在研究实验室中得到了广泛应用,但在实际临床诊断应用中仍然存在困难,主要是缺少作为底物的新鲜脑组织。WB 检测虽然有些耗时,但具有识别糖基化 PrP^{C} 的优势,对于检测标本中 PrP^{Sc} 的生化性质极其重要,因为 PMCA 扩增出的 PrP^{Sc} 只有保留了与种子相似的结构和生化特性,才能保留其感染性。

RT - QuIC 技术则是将 PrP^{Sc} 的扩增置于重组 PrP^{C}($rPrP^{C}$)存在的环境下进行,通过间歇性自动搅拌,使新形成的 $rPrP^{Sc}$ 沉积物解聚。$rPrP^{Sc}$ 沉积物丰度的实时检测需要在反应体系中添加荧光剂硫代黄素 T(图 36)。第一代 RT -

QuIC 使用的是仓鼠全序列 rPrP^C。为提高灵敏度、缩短检测时间,第二代 RT - QuIC 正在评估使用截短的 rPrP^C 的效果。

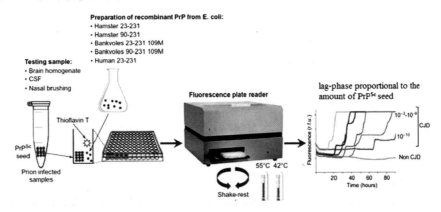

图 36　RT - QuIC 试验原理示意图

PMCA 和 RT - QuIC 的主要区别是其扩增不同组织中 PrP^{Sc} 的能力差异:PMCA 极易从 vCJD 组织中扩增 PrP^{Sc},敏感性超过 90%,特异性几乎为 100%;而 RT - QuIC 则易从 sCJD 或 fCJD 患者中扩增,因此,利用这种差异可明确鉴别 vCJD 和 sCJD。

RT - QuIc 对于检测 sCJD 患者不同组织中(尤其是脑脊液和鼻黏膜)的 PrP^{Sc} 非常有效,敏感性与 14 - 3 - 3 蛋白相当,特异性接近 100%,却没有假阳性结果,明显优于 14 - 3 - 3 或 τ 蛋白检测,因此,RT - QuIC 检测已被纳入 sCJD 的诊断标准中。

第二代 RT - QuIC 技术除了使用 N - 末端截断的叙利亚仓鼠 rPrP^C(SHarP-rP90 - 231),还在反应缓冲液中加入 0.002% 十二烷基硫酸钠(SDS),并将反应温度提高到 55℃,测试时间由此缩短到 24 ~ 48 小时,敏感性从一代的 64% 提高到 91%,而特异性仍保持了近乎 100%。

2. Prion 疾病的防治

目前,Prion 疾病尚无可用的特异治疗药物,也没有疫苗可供预防。寻找药物的研究工作一直在持续,虽然已有一些化合物、抗生素和抗体等在动物实验上表现出了一定的治疗效果,但距离临床应用还很遥远。

关于 Prion 的争论仍在继续

从 Prusiner 提出 Prion 的概念,至今将近 50 年了。随着支持的实验证据越来越多,大部分科学家接受了这种观点。然而,Prion假说还不能圆满解释所有实验现象,甚至有些实验结果与Prion假说相矛盾。因此,相关的学术争论至今没有停歇,其核心还是感染因子到底是什么。下面就把不同假说的主要证据归纳一下,请读者自己判断哪一种更有道理。

1. 蛋白质假说(即 Prion 假说)

在 Prion 假说之前,人们认为所有病原体都需要核酸来指导其复制和增殖,细菌、病毒、真菌还有寄生虫等等,概莫能外。Prion 假说之所以引发巨大争议,就在于它声称仅有蛋白质本身就可以复制病原体,无须核酸,也就是说,蛋白质携带着生命活动的遗传信息,这显然与众所周知的中心法则相违背。不过,不少实验结果还是支持了 Prion 假说。

- 迄今为止,没有任何一种传统病原体和 Prion 病有令人信服的因果关系。
- 没有任何核酸成分明确地与感染性相关;感染因子可抵抗紫外线辐射。
- 感染的机体没有任何免疫应答。
- PrP^{Sc} 可通过实验在不同种属生物间传播;受体生物新产生的 PrP^{Sc} 氨基酸序列与受体生物相同。
- PrP^{Sc} 的积累总是与 Prion 病的病理学改变相关联。
- PrP^{Sc} 优先结合同源 PrP^{C},导致新生 PrP^{Sc} 和感染性同时出现。
- 过度表达 PrP^{C} 增加 PrP^{Sc} 形成的速率,缩短潜伏期。敲除 PrP 基因的动物不会罹患 Prion 病。
- 人和小鼠 PrP 基因突变会导致 PrP^{Sc} 的生成。
- 不同种属 PrP 基因差异影响宿主对不同来源 Prion 的易感性。
- Prion 多样性隐藏于 PrP^{Sc} 的构象中,通过不同 PrP 基因的宿主传代形成不同的 Prion 毒株。

2. 遗传因素

PrP^{C} 编码基因是 *Prnp*,在所有遗传性 Prion 病的病例中均有一个 *Prnp* 突变,许多这类突变都已被发现(参见图31)。突变的 PrP 蛋白更倾向于折叠成异常的构象。因此,基因突变成为 Prion 病因之一,占10% ~ 15%。常见突变位点有102、117 和 198 位(GSS 综合征),178、200、210 和 232 位(fCJD)以及 178 位(FFI)。遗传性 Prion 病的确认丰富了 Prion 假说,成为其不可缺少的一部分。

3. 多组分致病假说

近年来有研究报告表明,单纯 PrP^{C} 无法转变成 PrP^{Sc},需要和脂质、多聚阴离子(如 polyA)或核酸等组成复合物,才能生成 PrP^{Sc}。

4. 重金属中毒假说

人们已注意到大脑内二价金属离子(如铜、锌、镁、铁等)失衡是 PrP^{Sc} 相关神经毒性的明显诱因。PrP^{C} 可与上述金属离子结合,正常时提供超氧化物歧化酶(SOD)样的作用,防止活性氧(ROS)对细胞的损伤,并可以胞吞方式维持内外离子稳定;但在失衡状态下,PrP^{C} 与二价离子结合后直接转变成 PrP^{Sc}。这样,PrP^{C} 的变构可视作牺牲自己以保护细胞免受离子失衡的损害。显然,金属中毒并未否认 PrP^{Sc} 的致病作用。

5. 病毒假说

仍有少数科学家坚信病毒假说,最著名的要数耶鲁大学的 Manuelidis 教授。科学家在感染 Scrapie 的 Neuro2a 细胞浆中看到了直径约 25 nm 的病毒样颗粒,这些颗粒有感染性,但不与 PrP 特异性抗体结合(图37)。与颗粒共存的还有 1~5 kb 核酸,若将颗粒与核酸分离则颗粒感染性消失。据推测,25 nm 颗粒可容纳 1~4 kb 核酸,足以编码病毒衣壳、复制酶等,因此这些颗粒才是 TSE 的病原体,而宿主 PrP 只是与颗粒相连的受体/协助分子。

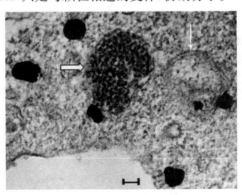

图37　原位超细免疫金电镜照片

注:粗白箭头指示病毒样颗粒,细白箭头指示粗面内质网,黑色团块为特异性抗体深染的 PrP。比例尺:100 nm。

支持病毒假说的证据还有:

- 毒株感染性不同:不同种属 Prion 感染性、潜伏期、症状和病程特点不同,这与观察到的病毒(尤其是 RNA 病毒)特点相似。
- 潜伏期长、一旦发病进展急速的特点极像慢病毒感染。

上面这些所列有限、然而影响深远的实验发现使 Prion 假说的学术之争远远超出了学术领域，争论本身亦使各家学说不断更新、修正，甚至产生出试图融合各家假说的新理论，如同爱因斯坦晚年提出统一场理论一般。统一的 Prion 理论被称为"virino 假说"：杜撰的 virino 一词指的是尚未被认识的小病毒，核心仍是独立存在的核酸，利用宿主细胞进行复制但并非由宿主基因组编码；宿主蛋白 PrP 包裹着核酸，起保护作用。Virino 可以解释 Scrapie 毒株差异、机体无免疫应答等病毒样致病因子的特性。2015 年，Simoneau 等发布报道称，经过多年不懈的努力，他们发现了与 Scrapie 致病性相关的 RNA：从 Scrapie 病变纤丝提取物中分离的 RNA，能和正常的 PrP^C 结合成复合物，诱导其中的 PrP^C 构象向 β 片层转变，最终使仓鼠产生了 β 淀粉样变。这些 RNA 明显地分为两组，平均大小分别是 27 个和 55 个核苷酸，且对 RNA 酶 A 敏感，表明是 RNA 单链。虽然这一结果未经其他实验室重复出来，但毫无疑问，这一前所未有的发现意义重大，意味着 RNA 可能是触发 PrP^C 变构的始动因素，可以解释细胞内的初始 PrP^{Sc} 从哪儿来，也意味着 Prion 理论需要改写！

一百多年前，人类发现了 CJD，七十年前知道了 Kuru，随后是 BSE、vCJD，对它们的认识也从零开始，至今已产生了两位诺贝尔奖得主。然而，目前已提出的所有假说都不能全面、清晰地解释另类病原体 Prion 的本质，争论还在继续。我们相信，恰是在这些争论中孕育着第三位诺贝尔奖得主，孕育着谜底终于被揭晓的希望。让我们拭目以待！

（丁天兵）

参考文献

［1］Will RG, Ironside JW, Zeidler M, et al. A new variant of Creutzfeldt - Jakob disease in the UK. Lancet (London, England), 1996, 347(9006): 921 - 925.

［2］Marin - Moreno A, Fernandez - Borges N, Espinosa JC, et al. Transmission and Replication of Prions. Progress in molecular biology and translational science, 2017, 150:181 - 201.

［3］Lasmézas CI, Deslys JP, Demaimay R, et al. BSE transmission to macaques. Nature,

1996, 381(6585): 743 – 744.

[4]Collinge J, Sidle KC, Meads J, et al. Molecular analysis of prion strain variation and the aetiology of 'new variant' CJD. Nature,1996,383(6602):685 – 690.

[5]Bruce ME, Will RG, Ironside JW, et al. Transmissions to mice indicate that 'new variant' CJD is caused by the BSE agent. Nature,1997,389(6650):498 – 501.

[6]Scott MR, Will R, Ironside J, et al. Compelling transgenetic evidence for transmission of bovine spongiform encephalopathy prions to humans. Proceedings of the National Academy of Sciences of the United States of America,1999,96(26):15137 – 15142.

[7]Mok T, Jaunmuktane Z, Joiner S, et al. Variant Creutzfeldt – Jakob Disease in a Patient with Heterozygosity at PRNP Codon 129. N Engl J Med,2017,376(3):292 – 294.

[8] Baldwin KJ, Correll CM. Prion Disease. Seminars in neurology, 2019, 39(4):428 – 439.

[9] Collinge J, Whitfield J, Mmkintosh E, et al. A clinical study of kuru patients with long incubation periods at the end of the epidemic in Papua New Guinea. Philosophical transactions of the Royal Society of London Series B, Biological sciences, 2008, 363(1510): 3725 – 3739.

[10] Mathews JD, Glasse R, Lindenbaum S. Kuru and cannibalism. Lancet (London, England), 1968, 2(7565): 449 – 452.

[11]Alpers MP. Review. The epidemiology of kuru: monitoring the epidemic from its peak to its end. Philosophical transactions of the Royal Society of London Series B, Biological sciences, 2008, 363(1510): 3707 – 3713.

[12] Hadlow WJ. Scrapie, Kuru. The Lancet, 1959, 274(7097): 289 – 290.

[13] Gajdusek DC, Gibbs CJ, Alpers M. Experimental transmission of a Kuru – like syndrome to chimpanzees. Nature, 1966, 209(5025): 794 – 796.

[14] Gibbs CJ, Amyx HL, Bbcote A, et al. Oral transmission of kuru, Creutzfeldt – Jakob disease, and scrapie to nonhuman primates. The Journal of infectious diseases, 1980, 142(2): 205 – 208.

[15] Tateishi J, Brown P, Kitamoto T, et al. First experimental transmission of fatal familial insomnia. Nature, 1995, 376(6539): 434 – 435.

[16] Alper T, Cramp WA, Haig DA, et al. Does the agent of scrapie replicate without nucleic acid? Nature, 1967, 214(5090): 764 – 766.

[17] Griffith JS. Self – replication and scrapie. Nature,1967,215(5105):1043 – 1044.

[18] Prusiner SB. Novel proteinaceous infectious particles cause scrapie. Science (New York, NY),1982,216(4542):136 – 144.

[19] Cho HJ. Requirement of a protein component for scrapie infectivity. Intervirology, 1980,14(3 - 4):213 - 216.

[20] Mckinley MP, Bolton DC, Prusiner SB. A protease - resistant protein is a structural component of the scrapie prion. Cell,1983,35(1):57 - 62.

[21] Diringer H, Gelderblom H, Hilmert H, et al. Scrapie infectivity, fibrils and low molecular weight protein. Nature,1983,306(5942):476 - 478.

[22] Prusiner SB, Mckinley MP, Bowman KA, et al. Scrapie prions aggregate to form amyloid - like birefringent rods. Cell,1983,35(2 Pt 1):349 - 358.

[23] Basler K, Oesch B, Scott M, et al. Scrapie and cellular PrP isoforms are encoded by the same chromosomal gene. Cell,1986,46(3):417 - 428.

[24] Masel J, Jansen VA, Nowak MA. Quantifying the kinetic parameters of prion replication. Biophysical chemistry,1999,77(2 - 3):139 - 152.

[25] Knowles TP, Waudby CA, DEVLIN GL, et al. An analytical solution to the kinetics of breakable filament assembly. Science (New York, NY),2009,326(5959):1533 - 1537.

[26] Abbott A. The red - hot debate about transmissible Alzheimer's. Nature,2016,531 (7594):294 - 297.

[27] Duyckaerts C, Clavaguera F, Potier MC. The prion - like propagation hypothesis in Alzheimer's and Parkinson's disease. Current opinion in neurology,2019,32(2):266 - 271.

[28] Brandel JP, Culeux A, Grznarova K, et al. Amplification techniques and diagnosis of prion diseases. Revueneurologique,2019,175(7 - 8):458 - 463.

[29] Zafar S, Nooor A, Zerr I. Therapies for prion diseases. // AMINOFF M J, BOLLER F, SWAAB D F. Handbook of clinical neurology. Amsterdam:Elsevier B. V. ,2019:47 - 58.

[30] Deleault NR, Harris BT, Rees JR, et al. Formation of native prions from minimal components in vitro. Proceedings of the National Academy of Sciences of the United States of America, 2007,104(23):9741 - 9746.

[31] Wang F, Wang X, Yuan CG, et al. Generating a prion with bacterially expressed recombinant prion protein. Science (New York, NY),2010,327(5969):1132 - 1135.

[32] Rana A, Gnaneswari D, Bansal S, et al. Prion metal interaction: is prion pathogenesis a cause or a consequence of metal imbalance?. Chemico - biological interactions,2009,181(3): 282 - 291.

[33] Manuelidis L. A 25 nm virion is the likely cause of transmissible spongiform encephalopathies. Journal of cellular biochemistry,2007,100(4):897 - 915.

[34] Manuelidis L, Yu ZX, Barquero N, et al. Cells infected with scrapie and Creutzfeldt – Jakob disease agents produce intracellular 25 – nm virus – like particles. Proceedings of the National Academy of Sciences of the United States of America,2007,104(6):1965 – 1970.

[35] Schreuder BE. General aspects of transmissible spongiform encephalopathies and hypotheses about the agents. Veterinary quarterly,1993,15(4):167 – 174.

[36] Simoneau S, Thomzig A, Ruchoux MM, et al. Synthetic scrapie infectivity: interaction between recombinant PrP and scrapie brain – derived RNA. Virulence,2015,6(2):132 – 144.

★ 病毒与细菌之间 ★

—— 立克次体

发现立克次体

　　1909 年,美国芝加哥大学病理学和微生物学家 Howard Taylor Ricketts (1871—1910)首次从发病 7 ~ 10 天的斑疹伤寒患者血中发现一种杆菌样病原体。1913 年,捷克科学家 Stanislaw von Prowazek 研究斑疹伤寒时从吸过患者血的虱子中发现类似的微生物。但上述两位科学家都在研究期间不幸感染斑疹伤寒而去世。1916 年,巴西学者 Rocha Lima Da 从斑疹伤寒患者身上的体虱中找到类似病原体,并建议将其取名为普氏立克次体(*Prowazekii Ricketts*),以纪念上述两位为科学献身的科学家。在体外培养立克次体方面,我国科学家付出了艰辛的劳动。20 世纪 50 年代,范明远设计了人、兔交替养虱法,长期不断地在自己身上喂养实验用虱供研究之用。经反复试验,终于驯化成功 1 株摆脱人血喂养的兔化人虱,为后续研究奠定了良好基础。

　　1932 年,谢少文在哈佛大学参加了 Zinsser 教授领导的斑疹伤寒研究,在世界上首先成功应用鸡胚培养出了立克次体。1945 年,在滇缅边境盟军英、美部队中发生了一种"不明热"流行。魏曦应美国"斑疹伤寒考察团"的邀请前往调查。在缅甸 Myitkyjna 疾病流行现场,魏曦将在草丛中笼养实验动物改为在草丛中栏养实验动物,从而成功分离出恙虫病东方体,明确了"不明热"的病因并制定了防控措施。美国卫生部因此授予魏曦"战时功绩荣誉勋章"以表彰其贡献。1949 年,大连市小平岛区发生虱传流行性斑疹伤寒,范明远深入疫区进行流行病学调查。他首次试用立克次体凝集反应检测患者血液,并从患者、媒虱中分离出普氏立克次体,阐明了该地区斑疹伤寒暴发的流行病学和病原体特点。

　　立克次体(*Rickettsia*)是一类以节肢动物为传播媒介、严格细胞内寄生的原核细胞型微生物,是介于细菌和病毒之间的一大类微生物。根据 16S rRNA 和

23S rRNA 进化树同源性分析,将立克次体目(*Rickettsiales*)分为立克次体科(*Rickettsiaceae*)、无形体科(*Anaplasmataceae*)和全孢菌科(*Holosporaceae*)。对人类致病的立克次体主要包括:立克次体属的斑疹伤寒群(*typhus group*)及斑点热群(*spotted fever group*)立克次体,东方体属的恙虫病东方体(*O. tsutsugamushi*),无形体属的嗜吞噬细胞无形体,埃里希体属的查菲埃里希体等。过去归类于立克次体目的柯克斯体属现常归类于军团菌目柯克斯体科(见表3)。

表3 常见立克次体的分类、所致疾病及流行环节

目 科	属	群	种	所致疾病	传播媒介	储存宿主
立克次体目 立克次体科	立克次体属	斑疹伤寒群	普氏立克次体 (*R. prowazekii*)	流行性斑疹伤寒	人虱	人
			斑疹伤寒立克次体 (*R. typhi*)	地方性斑疹伤寒	鼠蚤、鼠虱	啮齿类
		斑点热群	立氏立克次体 (*R. rickettsii*)	落矶山斑点热	蜱	啮齿类、犬
	东方体属		恙虫病东方体 (*O. tsutsugamushi*)	恙虫病	恙螨	啮齿类
军团菌目 柯克斯体科	柯克斯体属		贝氏柯克斯体 (*C. burnetii*)	Q热	蜱	家畜、啮齿类

生物学特性及所致疾病

立克次体大小约$(0.2 \sim 0.6) \times (0.8 \sim 2.0) \mu m$,比一般细菌小,光学显微镜下可见。形态多样,以球杆状或杆状为主;有细胞壁,革兰氏染色阴性,但不易着色,常用 Giemsa、Gimenez 或 Macchiavello 法染色。立克次体的外表结构由多糖黏液与微荚膜组成,其内为细胞壁和细胞膜,细胞壁含肽聚糖和脂多糖,此结构与革兰氏阴性菌相似。斑疹伤寒立克次体和恙虫病东方体与普通变形杆菌 X_{19}、X_2、X_K 菌株的菌体有共同抗原,故可用这些菌株的 O 抗原(OX_{19}、OX_2、OX_K)代替立克次体抗原检测患者血清中的相应抗体,此交叉凝集试验称外斐反应(Weil - Felix reaction),可辅助诊断立克次体病。立克次体专性细胞内寄生,以二分裂方式繁殖,生长速度缓慢,$9 \sim 12$ h 分裂一代,最适生长温度为 $32 ℃ \sim 35 ℃$。可用细胞培养和鸡胚卵黄囊接种,也可接种动物。常用实验动物

有豚鼠、大鼠、小鼠和家兔。大多数立克次体抵抗力较弱,56℃ 30 min 即被灭活,用 5 g/L 石炭酸和 75% 乙醇处理数分钟即可失活。置 -20℃ 或冷冻干燥条件下可保存约半年,在节肢动物粪便中可存活一年以上。对氯霉素和四环素类抗生素敏感,但磺胺类药物却可刺激其生长繁殖。

立克次体多数引起人畜共患疾病,在人类引起疾病的主要症状为发热、出疹,以节肢动物蜱、螨、虱、蚤作为传播媒介或储存宿主。立克次体易引起实验室感染,故在进行立克次体研究或临床标本检测时应注意实验室生物安全。立克次体主要致病物质是脂多糖和磷脂酶 A,前者可引起血管内皮细胞病变,后者可破坏红细胞膜引起溶血。当细胞裂解时,大量的立克次体进入血液形成立克次体血症,可使机体主要脏器血管内皮细胞受到感染。立克次体对于血管内皮细胞的直接损伤作用及释放的内毒素引起的病理生理损伤包括:广泛的血管炎症、通透性增加、水肿、低血容量、促凝血和纤维蛋白溶解系统的激活等,病程后期出现的超敏反应会加重病变。立克次体为细胞内感染,细胞免疫较体液免疫更为重要。病后可获得持久的免疫力。

日常生活中的立克次体病

随着国内旅行、郊游、出国游、出境游人数的日益增多,立克次体病流行呈上升趋势。如广东佛山市某女士上山扫墓归家后发现右肩背出现一处丘疹,一周后开始反复发热,伴头痛、寒战、乏力等症状。医生发现其右肩有一处"焦黑色皮疹"(图 38),检测后确诊为"恙虫病"。

2003 年 8 月 27 日,在南非 Durban 参加国际兽医学会议的 53 名各国代表,在一个野生动物保护区进行野外动物捕获训练期间,4 人被非洲蜱叮咬,8 天后全部发病并出现全身症状。经检测确诊为非洲蜱咬热(属立克次体病)。景色优美的自然景区,可能是立克次体病的自然疫

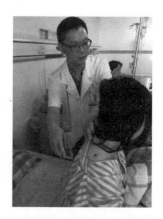

图 38　恙虫病黑色焦痂
引自:广州日报 2018 - 5 - 22。

源地。如薛家芹等用 PCR 技术和血清学等方法调查泰山西南麓、东南麓部分村庄及泰山景区人、鼠恙虫病东方体(Ot)感染情况。发现 115 名健康人抗 - Ot 阳性率为 8.70% ,100 份鼠脾样本中 4 份为阳性。唐琨等运用 PCR 方法检测

在黑龙江省威虎山和镜泊湖景区捕获的蜱中伯氏疏螺旋体和斑点热群立克次体复合感染状况。发现849只蜱标本中以全沟硬蜱和嗜群血蜱为优势蜱种,两种蜱感染伯氏疏螺旋体和斑点热群立克次体的感染率分别为26.15%、10.05%和0、13.33%,全沟硬蜱复合感染。随着宠物饲养的日益增多,寄生或寄居在宠物身上的昆虫所携带的立克次体,是立克次体病传播的一个重要途径。李重阳等在新疆石河子地区采集犬体表寄生蜱655只,在石河子市宠物医院采集犬全血58份。蜱中检出52份立克次体阳性样本,占7.9%;87份埃立克体阳性样本,占13.3%;28份无形体阳性样本,占4.3%。血液中7份埃立克体阳性样本,占12.1%;3份无形体阳性样本,占5.2%。张志宏等报道2009年6—9月接收犬埃里希体感染病犬4只,表现出体温升高、鼻腔出血、精神沉郁、体重减轻等病征。取病犬末梢血液涂片行姬姆萨染色后镜检,发现在单核细胞和嗜中性粒细胞中存在犬埃立希体被膜样包裹的包涵体。立克次体在社区、生活区的分布情况,更与群众健康密切相关。张立芹等调查2012年8—12月在北京市平谷区常住的居民3248人,发现恙虫病抗体阳性380人,阳性率11.7%。不同性别、职业、年龄组、文化程度、乡镇地域阳性率差异均存在统计学意义。公园晨练、饲养家禽、菜地劳作、养猫养犬、接触流浪猫、野外散步及游玩、院内地面为泥土地面等因素与恙虫病东方体感染有统计学关联($P < 0.05$)。徐琪毅等于2012年8—11月在新疆伊犁州三个市县对农村6~12岁儿童人群进行采血调查,发现蜱传西伯利亚立克次体、嗜单核细胞立克埃希体、嗜吞噬细胞无形体、贝氏科柯克体人群抗体阳性率分别为37.4%(92/246)、29.3%(72/246)、15.4%(38/246)和12.6%(31/246),蚤传汉赛巴通体、莫氏立克次体及螨传恙虫病东方体抗体阳性率分别为15.8%(39/246)、5.7%(14/246)和11.8%(29/246),可见该地区农村儿童中存在通过虫媒感染立克次体的现象。

立克次体病的历史及分布

战争时期,由于恶劣的卫生条件及生存环境,传染病时有发生。斯巴达和雅典之间发生于公元前431年至公元前404年的伯罗奔尼撒战争,是古代希腊史上的一次大战。历史学家修昔底德认为:"瘟疫首先在雅典人中发生了……这种瘟疫以前在爱琴海的利姆诺斯岛附近许多地区和其它地方流行过,但是在记载上从来没有哪个地方的瘟疫,像雅典的瘟疫一样的厉害,或者伤害这么多的人……"。美国医学史教授拉尔夫·麦格鲁根据多项史料记载推测此病就是流行性斑疹伤寒。1812 年春,拿破仑征集军队远征沙皇。攻陷斯摩棱斯克之后,发现了第一例斑疹伤寒患者,随后患病的士兵越来越多。等到拿破仑在严冬和饥饿中决定离开莫斯科回国时,已经有成千上万的人因斑疹伤寒病倒。立克次体病常为自然疫源性疾病,在地区分布上有一些特点。如海南岛为恙虫病的自然疫源地,流行季节从 6 月份开始,8—11 月达高峰,12 月停止。夏菱等通过对西沙医院连续 7 年门诊就诊病例进行回顾性统计分析,发现恙虫病在所有就诊疾病中排序第 9 位,而在传染病和寄生虫病中占 51.22%,位居首位,是该岛影响驻岛官兵身体健康的主要传染病之一。王珊珊等以我国广东省南海南澎列岛、南澳岛、万山群岛、硇洲岛、雷州半岛等岛屿为研究现场,发现自1998 年 6 月以来,优势鼠种中恙虫病东方体携带率为 25.0%～33.75%、恙螨中恙虫病东方体携带率为 40.0%～75.0%。当部队进行野营拉练、海训、驻训、野外施工等活动时可能发生恙虫病暴发。王郁松等对 2009—2012 年三年间西沙某海岛卫生所就诊的 21 例感染恙虫病的官兵进行流行病学调查,发现3 例(14.3%)患者初诊时曾被误诊。沿边、沿海、岛屿地区立克次体病的分布既有共同性,又有独特性。卢婷婷等于 2013—2014 年在黑瞎子岛地区捕鼠 644只,共检出 31 只鼠感染斑疹伤寒立克次体,阳性率为 4.81%。进一步发现该地区鼠群感染的斑疹伤寒立克次体在同一进化支上,相似度为 99.98%。恙螨是立克次体病的重要传播媒介。唐天开等于 1999 年 10—12 月在西沙永兴岛捕获小兽动物(包括鼩鼱、黄胸鼠、褐家鼠)262 只,检测发现带恙螨率为80.5%。从土壤中检出恙螨成虫 911 只,土壤里恙螨阳性率 42.2%(132/313)。采集岛上生活 2 年以上的居民血清共 237 份,阳性 69 份,阳性率为 29.11%。分析得知,岛上灌木丛生长茂盛,恙螨易于生长繁殖。研究周边国家,特别是日本和韩国的立克次体病疫情情况,对研究、防控我国立克次体病具有借鉴作用。日本斑疹热是一种新兴的蜱媒疾病,以发热、头痛、寒战、皮疹、蜱咬焦痂、红斑和身体不适为特征,在韩国和朝鲜也时有发生。研究发现,日本斑疹热在每年3 月、4 月及 7 月达到高峰。韩国部分疑似肾综合征出血热患者,检测立克次体血清学呈阳性,而肾综合征出血热则呈阴性,实为立克次体感染。

流行性斑疹伤寒

普氏立克次体(*Rickettsia prowazekii*)是流行性斑疹伤寒(epidemic typhus)

的病原体。流行性斑疹伤寒是一种急性传染病,是立克次体病的一个代表。其主要临床特征为:起病急、持续高热和瘀点样皮疹,常伴有剧烈头痛、背痛,严重患者多有中枢神经系统损伤。与其他立克次体病不同,流行性伤寒的主要储存宿主是人,传播媒介为体虱(图39),故该病又称虱传斑疹伤寒(louse - borne typhus)。

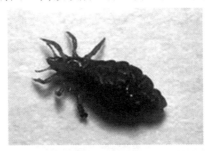

图39 体虱

在战争、灾荒或其他卫生情况差的情况下,虱极易繁衍和在集团人群中移动,特别容易引起流行性斑疹伤寒的暴发,故该病在战争时发生称为"战争热",在灾荒时发生称为"灾荒热",在监狱里发生称为"囚徒热"等。流行性斑疹伤寒具有重要的军事医学意义,历史上曾发生过多次与战争有关的斑疹伤塞流行。如1489年西班牙军队进攻格林那达岛时,士兵死于斑疹伤寒者万余人。1505—1530年意大利战争期间,法国军队中出现斑疹伤寒流行,死亡数万人。

普氏立克次体呈多形性,以短杆状为主,其长 $0.6 \sim 2.0\ \mu m$,宽 $0.3 \sim 0.8\ \mu m$,在细胞质内呈单个或短链状排列。革兰氏染色阴性,着色较淡。Giemsa 染色呈紫色或蓝色,Gimenez 染色呈鲜红色,Macchiavello 染色呈红色。人虱对普氏立克次体高度敏感,普氏立克次体进入虱的胃肠后,在肠细胞内大量繁殖。在虱肠细胞内繁殖出的立克次体具有毒力强和抗原性完整等特点。采用鸡胚成纤维细胞、L929 细胞和 Vero 细胞进行分离和培养,繁殖一代需 $6 \sim 10$ h,最适温度为 37℃。动物接种常采用雄性豚鼠和小鼠,鸡胚卵黄囊接种常用于立克次体的传代培养。普氏立克次体基因组 1.11×10^6 bp,为环状 DNA,对热敏感,易为甲醛、酚、硫柳汞等消毒剂所杀灭,56℃ 30 min 可被灭活,紫外线照射数分钟死亡,但耐低温和干燥,在干虱粪中能保持活性 2 个月左右。

普氏立克次体的储存宿主是患者,传播媒介是人虱,患者是唯一的传染源。感染方式是人虱叮咬患者并吸血,血中立克次体进入人虱体内,在肠管上皮细胞内生长繁殖,破坏肠管上皮细胞,并随粪便排出体外,当感染的人虱叮咬健康人时播散。普氏立克次体侵入皮肤后,与局部淋巴组织或小血管内皮细胞表面特异性受体结合而被吞入胞内并大量繁殖,导致细胞中毒破裂,释放出立克次体,引起第一次立克次体血症。立克次体经血流扩散至全身组织器官的小血管内皮细胞,在其中大量增殖并再次释放入血,导致第二次立克次体血症。从而使血管内皮细胞增生、血管壁坏死、血栓形成,造成皮肤、心、肺和脑等血管周围组织的广泛性病变(图40)。普氏立克次体亦有可能通过呼吸道或结膜引发感染。普氏立克次体严格细胞内寄生,人体抗感染免疫以细胞免疫为主、体液免疫为辅。病后患者可获得牢固的免疫力。

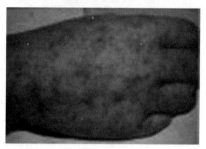

图40　斑疹伤寒的皮疹体征

流行性斑疹伤寒的临床特征包括:①发热。体温在发病后3~5天内达到高峰,多为39℃~40℃,热型多为稽留型,也有弛张型或不规则型。患者的颜面发红、眼结膜充血。②皮疹。发病后4~6天开始在腋下和两肋出现皮疹,以后皮疹延及胸、背部及四肢,以背部最为明显。③神经系统症状。发病早期有剧烈头痛。随着病情的加重,患者的神经系统症状也加剧,出现烦躁不安、谵妄、嗜睡,偶有昏迷、大小便失禁。少数患者出现四肢僵硬、颈项强直及脑膜刺激症状等。④心血管系统症状。少数患者有中毒性心肌炎,严重的心肌损伤和微循环障碍可引起患者休克和死亡。⑤呼吸系统症状。咳嗽、胸痛,少数患者出现呼吸困难。X线透视可见肺部斑点状浸润阴影或片状炎性浸润阴影。⑥坏疽。由于立克次体感染血管内皮细胞,可引起血管炎导致组织坏疽,主要出现在手指和脚趾。

流行性斑疹伤寒呈世界性分布。第二次世界大战期间,我国北京、上海等大城市,以及重庆、成都、昆明、贵阳、兰州等人口聚集的大后方发生过流行。20世纪50—60年代,我国云、贵、川三省交界的山区,以及东北三省和内蒙古等地发生过流行。随着我国社会的稳定、经济的发展和卫生条件的改善,流行性斑疹伤寒已经得到控制。传播媒介的消除（或控制）是本病得以有效控制的主要原因之一。人虱为本病传播媒介，主要是体虱，也称衣虱（pediculus humanus corporis）。头虱（pediculus humanus capitis）和阴虱（crab louse）也能传播本病。体虱终生寄生于人体，其最适宜活动温度为30℃～32℃，相对湿度是70%～80%，内衣是体虱生存的最佳环境。

实验室检测方法如下：

（1）分离培养　将标本接种在雄性豚鼠的腹腔内，接种后若豚鼠体温＞40℃或阴囊红肿，表示已发生感染；若体温＞40℃而阴囊无红肿，则取豚鼠脑组织继续传代，立克次体增殖至一定数量后方可用鸡胚卵黄囊或细胞传代，采用免疫荧光等试验进行鉴定。

（2）血清学检测　外斐反应的滴度≥1∶160或恢复期抗体滴度比早期增高≥4倍者可诊断为斑疹伤寒。但要结合临床症状，以排除外斐反应假阳性。

（3）分子生物学检测　可用PCR或核酸探针检测。

氯霉素、四环素、强力霉素等对本病均有较好疗效。多西环素治疗效果好、副作用小。对患者应及时隔离治疗，对密切接触者、家属及集体宿舍、营房应检疫。普遍灭虱是疫区处理的关键，可用1%马拉硫磷实施。普氏立克次体具有对人的感染力强、易于大量培养、对干燥和寒冷的环境抵抗力强等特点，可能被恐怖分子作为生物战剂以气溶胶方式施放。流行性斑疹伤寒常伴随战争、饥饿、灾荒和社会动乱流行，给军队及居民造成威胁，所以应注意加强防控。

（黎志东）

参考文献

［1］李凡，徐志凯.医学微生物学.9版.北京：人民卫生出版社，2018.

［2］Charles Stewar，著.张永生，译.大规模杀伤性武器与恐怖袭击应对手册.西安：第四军医大学出版社，2016.

［3］曹广文，张宏伟.生物武器医学防护.上海：第二军医大学出版社，2013.

［4］杨瑞馥.防生物危害医学.北京：军事医学科学出版社，2008.

［5］杜新安，曹务春.生物恐怖的应对与处置.北京：人民军医出版社，2005.

［6］黎志东,徐志凯.通过全景式教学法激发学生学习兴趣的研究——以立克次体为例.微生物学杂志,2020,40(2):124－128.

［7］甄橙.生物学的辉煌年代——19世纪的细菌学.生物学通报,2007,42(9):58－60.

［8］范明远.立克次体和立克次体病的发现与展望.中国人兽共患病杂志,1993,9(3):45－46.

［9］徐建国,万康林,严延.纪念我国著名的人兽共患病学家——范明远教授90周年诞辰.中国人兽共患病学报,2019,35(3):183－184.

［10］刘秉阳,范明远.魏曦教授的科学生涯.中国微生态学杂志,1989,1(1):144－150.

［11］青宁生.科研与临床实践相结合的楷模——谢少文.微生物学报,2008,48(4):前插1－前插2.

［12］金羊网.女子反复发烧,原来是"恙虫病".［2018－05－23］.http://news.ycwb.com/2018－05/23/content_30017394.htm.

［13］冯书章,Robert Shot.旅游者非洲立克次体病.中国人兽共患病杂志,2004,(20)5:450－451.

［14］薛家芹,杨会利,陈勇.环泰山区域恙虫病东方体感染状况调查及基因序列分析.中国病原生物学杂志,2010,7(5):512－516.

［15］唐琨,左双燕,李颖,等.黑龙江省旅游区蜱伯氏疏螺旋体和斑点热群立克次体复合感染的动态调查.中华流行病学杂志,2012,5(33):513－516.

［16］李重阳,孟庆玲,乔军,等.新疆石河子地区犬源立克次体病流行病学调查.家畜生态学报,2018,39(1):64－68,83.

［17］张志宏,李万荣,杨石林.犬埃里希氏体病的诊治.广东畜牧兽医科技,2010,35(1):43.

［18］张立芹,田丽丽,窦相峰,等.北京市平谷区常住人口恙虫病感染状况调查.中华流行病学杂志,2013,12(34):1265－1266.

［19］徐琪毅,李宏英,李飞,等.新疆伊犁州农村儿童媒介传播立克次体病血清流行病学调查.中国媒介生物学及控制杂志.2016,1(27):58－60.

［20］卢婷婷,富英群,侯咏,等.中俄边境黑瞎子岛地区鼠群斑疹伤寒立克次体感染状况调查.中国媒介生物学及控制杂志,2015,26(6):590－594.

［21］唐天开,詹道成,陆振豸,等.热带珊瑚岛恙虫病流行病学调查.中国公共卫生北大核心,2001,17(10):921－922.

［22］吴蓉,王军红.朝鲜半岛常见蜱媒传染病流行病学特征.解放军预防医学杂志,2019,37(3):190－193.

［23］JANG W J,KIM J H,CHOI Y J,et al. First serologic evidence of human spotted fever group rickettsiosis in Korea. J Clin Microbiol,2004,42(5):2310.

［24］CHOI Y J,LEE S H,PARK K H,et al. Evaluation of PCR－based assay for diagnosis of spotted fever group rickettsiosis human serum samples. Clin Diagn Lab Immunol,2005,12 (6):759.

[25]CHAE J S,YU D H,SHRINGI S,et al. Microbial pathogens in ticks,rodents and a shrew in northern Gyeonggido near the DMZ,Korea. J Vet Sci,2008,9(3):285.

[26]KWAK W, CHU H, HWANG S, et al. Epidemiological characteristics of serologically confirmed Q Fever cases in South Korea, 2006 – 2011. Osong Public Health Res Perspect,2013,4 (1):34.

[27]CHU H,YOO S J,HWANG K J,et al. Serore activityto Q fever among slaughterhouse workers in south korea. J Prev Med Public Health,2017,50(3):195.

[28]余凤高. 人类疾病的背景文化之十七——斑疹伤寒:战争的附属物. 书屋,1999,3: 77 – 79.

[29]夏菱,吴新文,潘文娟. 西沙部队开展恙虫病健康教育的探讨. 中国健康教育, 2004,20(11):1068.

[30]王珊珊,苏建新,李健,等.南海重要岛屿部队人群恙虫病的综合防治. 中国热带医 学 2008,8(12):2222 – 2223,2196.

[31]王郁松,唐辉军,刘刚等.某海岛官兵21例恙虫病治疗体会. 海军医学杂志,2012,5 (33):336 – 337.

★ 第一杀手 ★

——结核分枝杆菌

白色瘟疫

结核分枝杆菌感染导致的结核病是一种慢性传染病,可侵犯全身的各种组织器官,以肺结核最为常见。肺结核俗称"痨病",是一种古老的疾病,至今已有几千年的历史。在距今7000多年前新石器时代人类的骨化石和4500年前的埃及木乃伊上,考古学家发现了脊椎结核的遗迹。我国最早的医书《黄帝内经·素问》上就有类似肺结核症状的记载;希腊医学先辈希波克拉底也曾对结核病做过详细描述,并将结核病称为痨病(phthisis),意思是"减少掉和消耗"。1650年,法国学者雪尔弗解剖死于痨病的人的尸体,发现其肺脏及其他器官有颗粒状的病变,根据其形态特征称之为结节(tubercle),并延用至今。

17世纪至19世纪,结核病曾在欧洲和北美肆虐流行,引起无数人的死亡,大多数人都曾被其无情地夺去亲人或朋友。17世纪,结核病在英国农村还不多见,但因结核病导致的死亡占了英格兰、威尔士总死亡数的20%。1650年英国伦敦的疾病死因调查表明,结核病是致死的首要原因。18世纪下叶到19世纪中叶,人类对结核病的认识尚还浅薄,众说纷纭,莫衷一是,而结核病流行猖獗,达到顶峰。据记载,1799年欧洲每38个死亡者中就有1人死于结核病,结核病曾夺走了约1/4欧洲人的生命。19世纪,结核病在美国猖獗,各海岸城市结核病死亡率达400/10万,而且美国的牛结核病也猖獗,25%~50%的牲畜感染了结核病。在18世纪和19世纪的小说、电影和电视等文艺作品中经常看到描写结核病患者的故事情节——羸弱的孩子、病卧的母亲或垂危的艺术家……患者脸色苍白,身体虚弱、消瘦,一阵阵撕心裂肺的咳嗽,白手绢上留有抹下的一口口鲜血。这些对结核病的艺术描写皆来源于真实的生活情景,实在是再真实不过了。19世纪美国波士顿的作家哈尔姆斯把结核病称为白色瘟疫,"白色"是指患者苍白的脸色,也把它与14世纪中叶席卷欧洲的黑死病——鼠疫相区别;而结核病患者遭受的痛苦正像其俗称痨病所表示的那样沉重。

20世纪30年代,中国在封建主义和帝国主义的双重压迫下,民不聊生,贫病交加。因经济落后、医疗卫生条件差,结核病流行猖獗。当时中国人被外国人讥讽为"东亚病夫",起因就是国人受结核病侵袭,患者数众多,发病后几乎难以治愈,大多数肺结核患者长期发热、咳嗽、疲惫乏力、骨瘦如柴,最后因肺脏受损伤,咯血窒息而亡。"十痨九死"之说就是对当时结核病病死率特别高的形象描述。据文献记载,当时中国45 000多万人口中结核病的患病率达6.25%,足见当时结核病的猖獗和严重程度。

病因之谜

人类与结核病斗争了数千年。从5世纪起,法国国王相信能从神获得力量,用自己的手触摸颈淋巴结核(又称瘰病)可以使肿大的脖子治愈。到了11世纪,英国的国王爱德华也相信有这种神力,并把该触摸仪式书写到祈祷文中。14世纪法国的菲利普六世也曾仿效此法,在一次仪式中触摸了1500名患者。但结核病的传播流行,却从未因这种神赋予的力量而停止过。

结核病作为一种历史悠久的疾病,人们对它的发病有两种不同的认识,即遗传性和接触性传染。古希腊医学家希波克拉底认为肺结核是由一种特殊的遗传性体液进入肺内,使肺内发生溃烂和化脓。古希腊哲学家亚里士多德则最早认为结核病具有传染性,他在叙述猪淋巴结结核病时,提出其是接触性传染所致。1862年,法国细菌学家巴斯德通过实验证明结核病是由空气传播的,但当时人们对他的观点持有争议。

1881年,曾因研究炭疽而成名的德国细菌学家和医学家罗伯特·科赫(Robert Koch)开始了对结核病的研究。他先是用其惯用的培养、染色、照相的方法,却没有成功。经过无数次的实验,他发明了一种新的染色法——抗酸染色方法——才让这种细菌露出了原形。1882年3月24日,科赫在柏林生理学会上郑重宣布,他已经发现了结核病的病原体——结核分枝杆菌(mycobacterium tuberculosis)。他从结核病死亡患者和动物的病变组织中找到了结核菌,并进行体外培养,将培养出的菌株再接种于动物,发现被接种动物产生了相同的病变。之后他又从可疑结核病患者的痰中查到了结核分枝杆菌,确定了结核病是由结核分枝杆菌引起的一种传染病,使人们认识了结核病的病原菌。科赫还指出:结核分枝杆菌不仅侵犯肺脏,还能侵入人体其他各种组织。科赫发现结核分枝杆菌,开创了结核病诊断的方法,奠定了病因治疗的基础,把对结核病的研究与控制推向了新的历史阶段,人类与结核病的斗争也进入了新的时代。从痰中查找结核分枝杆菌的方法很快被广泛采用。科赫此前在细菌学领域的研究已取得极大成就,而在结核病方面的成就又大大超过以往,因此科赫获得了1905 年的诺贝尔生理学或医学奖。

结核菌的秘密武器

结核分枝杆菌是一种细长略弯曲的杆菌,大小(1 ~ 4)μm × 0.4 μm,有时呈分枝状生长,故称结核分枝杆菌(图41)。事实上分枝杆菌的种类有许多,不过结核分枝杆菌是引起人类结核病的主要病原菌。结核分枝杆菌为专性需氧菌,营养要求高,在含有鸡蛋液、马铃薯粉、甘油和天门冬酰胺等的固体培养基上才能生长。最适 pH 值为6.5 ~ 6.8,最适生长温度为37℃,生长缓慢,18 ~ 20小时繁殖一代,接种后培养3 ~ 4 周才能形成肉眼可见的菌落。菌落干燥、坚硬,表面呈颗粒状,乳酪色或黄色,形似菜花样(图 42)。

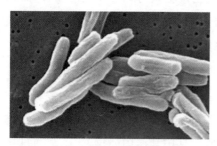

图41　结核分枝杆菌(电镜观察)

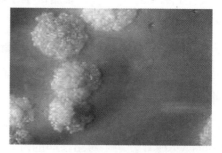

图42　结核分枝杆菌"菜花样"菌落

结核分枝杆菌不分泌毒素,不产生侵袭性酶,它的生长速度比其他细菌慢很多,那么是什么使得它具有如此强的致病性呢? 它的秘密武器就是它的菌体成分——脂质、蛋白质、多糖、核糖核酸和荚膜等。脂质在结核分枝杆菌中的含量最高,占菌体干重的 20%~40%,占细胞壁干重的 60%。脂质与结核分枝杆菌的毒力呈平行关系,含量愈高它的毒力愈强。结核分枝杆菌的脂质主要包括磷脂、脂肪酸和蜡质 D,它们大多与蛋白质或多糖结合以复合物形式存在,在结核分枝杆菌的致病性中发挥重要作用。①磷脂:能刺激单核细胞增生,并可抑制蛋白酶的分解作用,使病灶组织溶解不完全,形成结核结节和干酪样坏死。②脂肪酸:在脂质中比重较大,与分枝杆菌的抗酸性有关。其中 6,6 - 双分枝菌酸海藻糖具有破坏细胞线粒体膜,毒害微粒体酶类,抑制中性粒细胞游走和吞噬,引起慢性肉芽肿的作用。具有该物质的结核分枝杆菌毒株在液体培养基中能紧密黏成索状,故该物质也被称为索状因子。③蜡质 D:为胞壁中的主要成分,是一种肽糖脂与分枝菌酸的复合物,能引起迟发型超敏反应,并具有佐剂作用。④硫酸脑苷脂和硫酸多酰基化海藻糖:存在于结核分枝杆菌毒株的细胞壁中,能抑制巨噬细胞的吞噬体与溶酶体融合,使结核分枝杆菌在细胞内存活,成为兼性胞内菌。

　　结核分枝杆菌的菌体内含有多种蛋白质,其中重要的是结核菌素。结核菌素与蜡质 D 结合,能引起较强的迟发型超敏反应。结核分枝杆菌的多糖常与脂质结合存在于胞壁中,主要有半乳糖、甘露醇、阿拉伯糖等。多糖可使中性粒细胞增多,引起局部病灶细胞浸润。荚膜是近年来才发现的结核分枝杆菌所具有的物质成分,对结核分枝杆菌有一定的保护作用,其能与吞噬细胞表面的补体受体 3(CR3)结合,有助于结核分枝杆菌在宿主细胞上的黏附与入侵。此外,荚膜中有多种酶可降解宿主组织中的大分子物质,提供入侵的结核分枝杆菌繁殖所需的营养;能防止宿主的有害物质进入结核分枝杆菌,甚至如小分子NaOH 也不易进入。

解读结核病

　　结核分枝杆菌可通过多种途径侵入人体,如呼吸道、消化道和破损的皮肤黏膜等,但主要是通过含有结核分枝杆菌的飞沫和尘埃等吸入传染。结核分枝杆菌一旦进入人体,机体的免疫系统便与结核分枝杆菌之间开始了一场战争。

这场战争的过程与结局是复杂的,会随着环境条件的变化而时刻改变,而且这场战争的时间是持久的,将会持续终生。结核分枝杆菌的秘密武器可以保护其免受机体免疫系统的袭击,特别是那些使细菌能够在巨噬细胞内生存的组分。巨噬细胞是能够吞噬和消灭其他细菌的一类细胞,细菌被巨噬细胞吞噬后,被束缚在吞噬体中,巨噬细胞内被称为溶酶体的微型"化学武器"仓库与吞噬体结合后,释放出各种水解酶,细菌在这些"化学武器"的攻击下,被溶解、消化和吞噬。但结核分枝杆菌在巨噬细胞里能够扭转这种局面,其秘密武器能够阻止吞噬体与溶酶体结合,这样,巨噬细胞无法再发挥"战车"作用,而成了特洛伊木马。结核分枝杆菌不仅生存了下来,还在巨噬细胞内继续生长繁殖(图43),并得到巨噬细胞的保护,使其免受其他免疫分子的袭击(如抗体作用)。

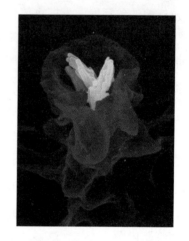

图43　巨噬细胞内存活的结核分枝杆菌

被感染的巨噬细胞在组织和淋巴系统里游走,把结核分枝杆菌带到机体各处。然而,此时战争的结局还尚未形成,巨噬细胞可以从其他免疫细胞,如 T 淋巴细胞那里得到救援,以特定的、有目的反应改变战争状态,使局面转为有利于人体。在这场战争转变中,巨噬细胞发生了重大变化,在这个被称为激活的过程中,它们增大、产生更多的线粒体和破坏性的酶,在细胞控制中心——细胞核的指令下,一些基因打开,启动细胞内新的"剿杀通道",产生更多活跃的、具毁灭性的含氮化合物。同时,巨噬细胞还释放大量的"求救"信号——各种细胞因子,激活和活化其他炎症细胞和免疫细胞如 CD4$^+$ 和 CD8$^+$ T 淋巴细胞等,让它们前来这里救助和增援。T 细胞还发动攻击,寻找并杀死那些没有把自己体内的结核分枝杆菌清除干净的巨噬细胞。此外,有些巨噬细胞融合在一起,形成"朗汉斯巨细胞",其中可包含多达几十个细胞核。这样,就不仅仅是由一个细胞核来产生信使 RNA——酶等蛋白质的模板,而是由多个细胞核一起作用,提高杀菌酶的浓度。激活的巨噬细胞和朗汉斯巨细胞聚结成团,形成结核"结节",来杀灭结核分枝杆菌(图44)。

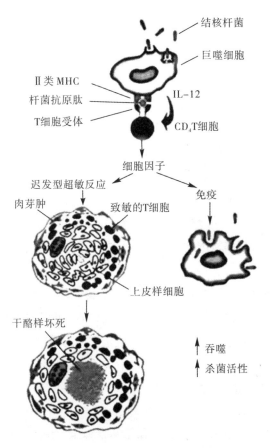

图44 结核"结节"的形成机制

结节(tubercle,源自拉丁语 tuberculum),意思是小的肿胀。结节是机体免疫系统与结核分枝杆菌之间战争的最典型的组织损伤:它是两种免疫细胞——巨噬细胞和淋巴细胞的混合物,围绕一个由死去的细胞组成的核,这些死亡细胞包括巨噬细胞、其他组织细胞和病菌的残骸。这种死亡或称坏死的物质,看上去细腻而均匀,颜色呈淡黄色,像奶酪,因此被称为干酪样坏死(caseous necrosis,源自奶酪的拉丁名 caseus),包括许多蛋白质和脂肪,缓慢地被机体重新吸收。单个结节直径约 0~1 mm,肉眼和 X 线片不易被看见,三四个结节融合成较大结节时才能被看见。这种融合的结节界限分明,约粟粒大小,呈灰白半透明状。有干酪样坏死时略显微黄,可微隆起于器官表面,又被称为结核性"肉芽肿"。尽管肉芽肿的存在显示机体正在反击,但在肉芽肿干酪样坏死组织中大都会有一定量的结核分枝杆菌,可成为结核病再次复发和结核病恶化进展的原因。结核患者的结局关键取决于两者的平衡:结核分枝杆菌缓慢而无情地攻击机体,或机体免疫系统限制结核分枝杆菌传播并消灭它们。

结核分枝杆菌进入人体后,可以引起多种组织器官病变,其中以肺结核最多,肺结核在结核病例中占绝大多数。当结核分枝杆菌通过呼吸道侵入人体,其可以到达肺部深处的肺泡,被肺泡中的巨噬细胞所吞噬,并在其中生长繁殖。感染的巨噬细胞被带到最近的淋巴结,最后汇聚在肺部的入口(即肺门淋巴结)。肺门淋巴结对结核分枝杆菌来说是一个理想的起跳点,因为结核分枝杆菌是需氧菌,它们在氧浓度高的组织里最容易繁殖生长。在健康的肺中,氧浓度在肺尖最高,这便是结核分枝杆菌经常在此处立足的原因。蝙蝠多数时间头朝下倒挂着,因此其肺部氧浓度最高的部位是底部,蝙蝠体内肺结核的坏死区域也多发于此处。

机体与结核分枝杆菌的首次遭遇,称为原发性结核,95%的情况下是机体获胜。对战斗最激烈的区域——肺部做 X 线检查,可以看到原发性结核的典型迹象:某一叶肺的外缘——通常是肺尖处有一团阴影,这一侧的肺门淋巴结膨大。在大多数情况下,由于免疫系统占上风,被感染者并不表现出任何症状,结节逐渐被吸收,肺门淋巴结恢复到原来的大小,肺外缘的坏死区域形成纤维状瘢痕组织,通常是钙化的。肺部 X 线检查发现一个小小的钙化区域,通常是此人曾经感染过肺结核的唯一标志。在少数情况下,结核分枝杆菌若经受住了机体的免疫反应,则会引起更严重的疾病。婴幼儿和儿童、老年人、酗酒者、营养不良者和患有糖尿病等疾病的免疫力低下人群出现这种情形的风险较大。免疫系统功能受到抑制的人也是如此,包括接受器官移植的患者、进行化疗的癌症患者、艾滋病病毒感染者或艾滋病已经发作的患者。虽然原发感染恶化的比例很小,但感染结核分枝杆菌的人数如此巨大,以致每年的新发病例仍然数以百万计。

在与结核病做斗争时,你可能赢得一场战斗,却输了整个战争。结核坏死灶看上去愈合了,并不表示疾病结束了。结核分枝杆菌独特的适应力使它们能够在人体内休眠许多年。它们在潜伏期内极少增殖,但还活着,只是以休眠菌的形式存在。如果机会来了——譬如遇到老年人免疫力降低或由于其他疾病而免疫力低下的人群,这些潜伏、休眠的结核菌便开始繁殖,进行第二波攻击,也称为原发后感染或继发感染。最常见的复发部位是肺部,但由于病菌在第一波攻击时已扩散至全身,在其第二波攻击时,实际上机体的任何部位都可能会感染,常见部位还包括生殖和泌尿系统、胃肠系统、骨骼和关节等。除了艾滋病患者,大约85%的结核病在肺,15%的结核病在肺部以外部位,4%的人两者都有。艾滋病患者更容易被感染或潜伏感染复发以及身体各部位扩散感染。

继发性结核的关键特征是炎症反应。巨噬细胞和T细胞无法控制结核分枝杆菌,巨大结节使组织承受的损伤越来越多,出现大面积干酪样坏死。这些死亡组织崩解,形成空洞,破坏气管或血管。继发性肺结核的主要症状是咳嗽,起初只是干咳,但随着空洞破坏气管,患者会咳出越来越多的感染性分泌物。如果空洞波及较大的血管会使血管破裂,患者就会咯血,可能致命。一旦结核分枝杆菌进入血液,它们就会扩散到整个肺部和机体各处,导致粟粒性结核,这个名字源自组织中散布的大量的微小结节,看上去就像小米粒一般,症状包括气喘、胸痛、疲劳、发热、体重下降、盗汗等。这些症状中,有许多都是巨噬细胞和其他与细菌作战的细胞释放出的一类被称为炎症介质的化学物质所致的。如果结核分枝杆菌感染了肺部以外的部位,症状根据感染部位的不同而不同。例如,子宫感染的初步症状可能是不孕,肠内感染可能是肠梗阻,这使结核病与一些其他疾病的症状非常相像,甚至起初可能没有什么症状,直到疾病已经恶化、组织被大量破坏才出现明显的症状。

艰辛的抗结核历程

1. 放血疗法和饥饿疗法

人类早期与结核病的抗争就像在黑暗中摸索,诊断和治疗几乎完全处于盲目状态,面对结核病的侵袭,医生们束手无策。医学界普遍采用给患者放血和饥饿的方法来阻止疾病的进展,其结果可想而知。19世纪英国最负盛名的浪漫主义诗人济慈就是死于医生对他的一次次放血,死于每天"连一只老鼠都吃不饱"的"形象性食品"(一小片面包和一条小鱼)。面对患者经过放血、限制饮食和紧闭门窗的疗法后相继而亡的惨状,少数英国医生对此疗法的效果提出异议。

2. 萎陷疗法和外科治疗

1820年英国的Carson博士通过动物实验了解了结核病可导致肺萎陷。他将一支空针插入动物的胸腔,让外界气体进入胸腔而使肺萎陷,结果发现被试动物的生命并未见异常。他将此法用于肺结核患者的治疗,虽没有取得成功,但为后来的人工气胸和肺部病灶切除疗法指明了道路。通过同行们不断尝试,结核病的人工气胸疗法在 20 世纪 20 年代后逐步得到推广。然而,长期的应用观察发现,人工气胸疗法的局限性较多,疗效也不十分理想,且创伤性和副作用都较大。人们想到基于肺萎陷疗法是使病灶稳定,不如干脆切除病灶更为彻底,不仅可切除难治愈的空洞病灶,消除扩散源,还能将可能再发的病灶切除。从此,肺部病灶切除术得到了进一步的发展。

3. 疗养院时代

通过长期观察,人们发现居住环境和生活条件与结核病康复有密切的关系。1840 年,英国外科医生 George 提出了结核病治疗疗养的现代观点,强调新鲜的空气、适当的运动、患者分室居住、充足的营养和休息等保健措施能有效治疗结核病。随后,英国、德国和美国相继建起了一批为结核病患者服务的疗养院。其中英国于 1841 年建立的 Bampton 医院为最早的肺结核医院。1848 年又建起了伦敦市胸部疾病医院。1849 年德国医生 Brehmer 采用对结核患者每天定时在户外行走和分级运动,并佐以疗养院休养、作息规律和营养充足等方法来治疗结核病。1854 年 Brehmer 又在德国的 Silesia 山区的 Gorbedorf 建起了治疗结核病的社会事业机构,至 1859 年该机构已成为一所颇有成效的结核病疗养院。Brehmer 强调通过运动、新鲜空气、水疗和休息来改善循环系统,可谓结核病治疗的转折点。美国于 1885 年开始采用此法,户外静养被认为是结核病最好的治疗方法,所以至 20 世纪 20 年代,美国结核病疗养院达 600 余所。疗养院主要能为结核病患者提供良医、静养、营养充足的食物、新鲜的空气、优美宜人的环境。疗养院时代持续了 100 多年,曾作为抗结核病治疗的主要方法。实践证明它能使患者感觉良好,能推迟和减少结核病的死亡,并能延长患者生命,降低死亡率,使将近一半的结核病患者多存活了 5 年左右。

4. 化疗时代

20 世纪 30 年代之前,人类对结核病一直束手无策。直到 1944 年,第一个抗结核药物——链霉素问世,才给人类降低结核病死亡率带来了希望。链霉素的出现标志着结核病化疗时代的来临,但是其单一治疗导致高达 85% 的耐药株的产生。1946 年,链霉素与对氨基水杨酸联合使用,有效延缓了耐药细菌的产生,提高了治疗效果,开创了结核化疗联合用药的第一个基本原则。1951年异烟肼抗结核作用被发现之后,异烟肼、链霉素和对氨基水杨酸的组合,显著提高了疗效,减少了复发,降低结核分枝杆菌耐药性的产生,被称为结核病的"老三化",结核病的治疗正式进入化疗时代。

结核病的化疗疗法经历了一个不断提高、不断发展、不断完善的过程。传统的化疗疗程长达18～24个月才能彻底治愈患者。更严重的是,结核病化疗药物有较大的副作用,例如恶心、呕吐、起皮疹、情绪起伏不定、出现类似感冒的症状,明显影响患者对治疗的依从性,导致治疗中断、不规则治疗、治疗失败、复发、耐药性结核病的发生。20世纪70—80年代,具有高效杀菌和灭菌活性的利福平问世,吡嗪酰胺在酸性环境中对缓慢生长的细胞内菌的杀菌活性也被认识,结核病短程化疗被提出,并将传统疗程缩短至6～9个月。以异烟肼、利福平和吡嗪酰胺为核心的6～9个月的短程化疗可使初治痰涂阳性肺结核的治愈率达到90%以上,复发率仅为2%～3%。

5. 现代结核病控制策略

抗结核的化学治疗是结核病的最主要疗法。在确定化疗方案时,应依据患者的既往治疗情况(包括初治或复治、抗结核药配伍和应用情况),排菌情况,耐药情况,病变范围和有无伴发病、并发症等制定或选择化疗方案,同时必须遵循"早期、规律、全程、联合、适量"的治疗原则。然而更多的结核病患者一看到自己的病情减轻,便停止吃药,忽视了结核分枝杆菌仍在体内生活。这种不配合是结核病控制工作的一个大难题,不仅让自己的生命受到威胁,还促进了结核耐药菌株的产生和传播。为了改善患者对治疗的依从性,多年来先后采用多种形式的督导疗法,以保证患者按规定方案和疗程完成治疗。因此,WHO在20世纪90年代开始在全球推行"直接面视下短程督导化疗(directly observed treatment short course)"策略,即DOTS策略。DOTS策略的具体做法是在全程短程化疗期内(一般为6个月),患者每一剂抗结核药物均在医务人员或经过培训的家属观察下服药,不需要住院和隔离,以确保患者服用正确的药物、正确的剂量和正确的疗程。DOTS策略对于结核病患者来说,可以保证在不住院条件下得到规律治疗,提高了治愈率,防止结核分枝杆菌产生耐药性,减少结核病复发机会。对于家人和社会来说,可以减少传染,阻断结核病的传播。DOTS策略目前被认为是结核病诊治和管理的最有效的策略。

6.耐药性结核

经过60余年的努力,结核病的化疗已是比较完善的、有效的治疗结核病的方法。然而从使用抗结核药物治疗结核病开始,就出现有结核病耐药的报道。长期以来,人们沉浸于对结核病斗争取得的成就中,并一度乐观地认为消灭结核病的时间已经不远了,对结核分枝杆菌的耐药现象人们并没有给予足够重视。直到20世纪90年代,随着结核病在全球范围的"死灰复燃",人们对于结核病的耐药现象才开始警觉起来。时至今日,耐药性结核已从最初的单耐药、多耐药发展至耐多药结核病(multi-drug resistant tuberculosis,MDR-TB)和广泛耐药结核病(extensively drug resistant tuberculosis,XDR-TB),尤其是MDR-TB已成为结核病控制工作的三大挑战之一,严重威胁人们在结核病防控领域取得的成就。

MDR-TB是至少对异烟肼和利福平这两种最为有效的抗结核药物没有反应的结核病。XDR-TB为MDR-TB中的一种,是一种有效可用药物更少的结核病,结核分枝杆菌不仅对两种主要一线抗结核药物——异烟肼、利福平耐药外,还对任何氟喹诺酮类抗生素(如氧氟沙星)产生耐药,以及三种二线抗结核注射药物(如卷曲霉素、卡那霉素、丁胺卡那霉素等)中的至少一种耐药。2020年WHO报道,2019年全球估计约有46.5万人为新发的利福平耐药结核病(Rifampicin resistant tuberculosis,RR-TB),这些新发病例中78%为MDR-TB。在MDR-TB患者中,有6.2%为XDR-TB。目前全球耐药性结核正呈现逐年上升趋势,而印度(27%)、中国(14%)和俄罗斯(8%)三个国家的MDR/RR-TB病例就占了全球耐药性结核的近50%。耐药结核病的诊断复杂,治疗困难,疗程很长,一般需要18~24个月,而且医药费用是治疗一般患者的数十倍,对个人、家庭及社会均造成了巨大的经济负担。WHO估计,如果不加控制,每个肺结核患者平均每年会传染给5~10名健康人,而MDR-TB的传播人数可能会大于这个估计值,因为MDR-TB患者的带菌时间长,治疗时间也长,所以潜在传播人数会更多。因此,如何有效控制耐药性结核病,成为全球结核病控制工作面临的又一紧迫问题。

MDR-TB的出现主要是人为原因造成的,所以预防MDR-TB的产生是最重要的策略。耐多药结核病的治疗成功率显著低于初治和复治肺结核,治愈率仅为50%~60%,所以合理正规的化学治疗及化疗管理,争取初治、复治成功是最大的预防策略。医务人员要克服单药治疗或形式上的联合治疗实质上的单药治疗，即在失败方案上加用一种有效药物以及不结合当地的耐药趋势而采用不合理方案等。如在原发耐异烟肼高发地区，仅采用异烟肼、利福平、吡嗪酰胺治疗大量排菌的空洞性肺结核，而实质上对快速生长菌群有效者仅为利福平；又如在原发耐异烟肼、利福平高发地区，即使选用异烟肼、利福平、乙胺丁醇、吡嗪酰胺、链霉素方案，对快速生长菌群有效的药物只有乙胺丁醇和链霉素。此外，医务人员还要认识到大量排菌者、空洞性肺结核、强化期末痰菌未转阴者、化疗方案未含吡嗪酰胺及（或）利福类药物以及原发耐药较高地区均为治疗失败、复发的危险因素，应适当调整治疗方案、延长疗程，及时进行药敏试验。另外，对 MDR-TB 还要加强感染控制、积极合理治疗，减少演变成 XDR-TB 的可能，并防止多重耐药菌的传播。此外，还要积极开发新的结核药物。20世纪 50—60 年代是抗结核药物开发的黄金时代，目前随着 MDR/XDR-TB 的增多，药学界也加大了开发新药的力度，一些新药已进入临床试验阶段，我们期盼更多高效、安全的新药问世，造福人类。此外，还要建立以化疗为中心的综合治疗模式，治疗、控制 MDR-TB，包括外科、介入治疗、免疫治疗等；改善化疗管理模式和建立快速、可靠、便于推行的药敏试验。

卷土重来之势

20 世纪 60 年代，因有效的化疗用于结核病的治疗，使得结核病在一些富裕国家和地区的发病率呈下降趋势。人们曾一度乐观地以为结核病已经消灭或消失，然而麻痹大意导致结核病控制在全球公共卫生政策中被忽视，控制服务系统被削弱，资金投入减少、人员削减或撤离以及机构被撤并，以致大量的结核病患者得不到充分的诊治。严酷的事实是，"穷寇"并未退出历史舞台，结核病始终在贫困的国家或地区中传播、蔓延。20 世纪 80 年代后期至 90 年代初，由于全球受艾滋病流行的冲击，各种原因（贫困、医疗失误等）所致的不规则治疗引起多耐药结核病的产生和暴发流行、世界人口的增长与年龄结构的变化、人口迁移（移民和流动人口）、贫困、资源缺乏、缺少政府的承诺、没有开发出真正有效的疫苗、医疗诊治失误、缺乏抗结核病新药的研制以及机会不平等和社会歧视等因素的影响，结核病流行趋势又重新抬头，结核病再次成为主要的公共卫生问题和社会经济问题。这一被"遗忘"的疾病不仅在发展中国家暴发，在丹麦、挪威、荷兰、意大利和英国等发达国家结核病患者的数量也急剧上升。结核病的迅速蔓延使结核病的发病率每年以 20% 的速度递增。据估计，目前全球有 1/3 的人口（约 17 亿）是结核分枝杆菌的隐性感染者，每年新发患者数约 1000 万，每年死亡患者约 300 万，75% 的结核病发病和死亡发生在最具生产力的年龄组（15～45 岁）。因此，WHO 在 1993 年宣布"全球结核病紧急状态"，1998 年，重申遏制结核病的行动刻不容缓。目前全球有 30 个结核病高负担国家，这些国家的结核病发病数约占全世界的 86%，其中 8 个国家占全球总数的 2/3：分别是印度（26%）、印度尼西亚（8.5%）、中国（8.4%）、菲律宾（6.0%）、巴基斯坦（5.7%）、尼日利亚（4.4%）、孟加拉国（3.6%）和南非（3.6%）。结核病在贫困、拥挤的条件下流行最为严重，我国结核病患者数位居世界第 3 位，每年死于结核病的人数位列我国法定报告乙类传染病死亡人数的前三位。这个日常生活中我们曾经有一段时间不设防的疾病，如今又在重新危及人类的健康与生命，成为导致全球人类死亡的第一杀手！这让我们想起现代细菌学科学的奠基人罗伯特·科赫曾经的警告："结核病对人类的危害十分严重，即使是那些最可怕的传染病如鼠疫、霍乱也应列于其后。"

"杀手锏"——疫苗

对于传染病，疫苗永远都是人类的一把"杀手锏"，它可以在传染病的感染、发生等环节有效地控制疾病，发挥至关重要的作用。卡介苗（Bacille Calmette－Guérin，BCG）是目前用于预防结核病的疫苗，是由法国两位细菌学家——Calmette 和 Guérin（图 45）共同研制的预防结核分枝菌的人工疫苗。为了纪念这两位科学家，该疫苗就以两位科学家名字命名，称之为卡介苗，简称 BCG。那是秋天的一个下午，Calmette 和 Guérin 走在巴黎近郊的马波泰农场的一条小路上。走着走着，他们发现田里的玉米秆儿很矮，穗儿又小，便关心地问旁边的农场主："这些玉米是不是缺乏肥料呢？"农场主说："不是，先生。这玉米引种到这里已经十几代了，可能有些退化了。""什么？请您再说一遍！"农场主笑着说："是退化了，一代不如一代啦！"Calmette 和 Guérin 从玉米的退化马上联想到：如果把毒性强烈的结核分枝杆菌一代代培养下去，它的毒性是否也会退化呢？将已退化了毒性的结核分枝杆菌注射到人体中，不就可以既不伤害人体，也能使人体产生免疫力了吗？1908 年，两位科学家将有毒的牛型结核分枝杆菌在含有甘油、胆汁、马铃薯的培养基上长期培养传代，历经 13 年，经 230 次传代，得到一株毒力减弱、对人无致病性而仍保持良好免疫原性的疫苗株，即为 BCG。将 BCG 接种人体后，人体可以获得特异性免疫力，可以预防结核分枝杆菌感染。BCG 从 1921 年研制成功开始，便逐步地在全球被推广应用，使结核病的发病率大大降低。迄今为止，BCG 的应用已有近百年的历史。然而，随着人类对 BCG 的使用和研究，发现 BCG 存在许多不足之处。如其在不同国家和地区的保护效果差异较大，保护力介于 0～80%。BCG 对婴儿和儿童的保护效果较好，可以有效地预防婴儿和儿童结核病的发生，尤其是重症的结核性脑膜炎和粟粒性结核的发生，所以目前 WHO 仍推荐将 BCG 作为婴儿出生接种的计划免疫疫苗之一。但 BCG 的保护效果随着接种婴儿年龄的增长而递减，对于 10 岁以上的儿童，BCG 已失去保护效果。所以，对于成年人，BCG 也没有保护效果。另外，BCG 在艾滋病等免疫缺陷患者中接种使用，可以引起 BCG 的播散性感染，这一问题随着近年来艾滋病患者的增多变得愈加急迫。

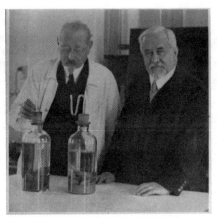

图 45　Calmette 和 Guérin

由于 BCG 的保护效果不理想，人类便开始了对结核病新型疫苗的研究。结核病是一种慢性传染病，由于结核分枝杆菌的毒力、细菌的数量、机体先天的免疫特性等的差异，结核分枝杆菌在体内的潜伏期也有差异，从几个月到数年不等。结核分枝杆菌隐性感染者在一生中都有发病的风险，5%～10% 的感染人群最终会成为结核病患者。所以,根据结核分枝杆菌在人体内的存在状态不同,目前结核病新型疫苗的研发策略有四种:一种是用于取代 BCG 的初种疫苗(priming vaccine),该类疫苗将比 BCG 具有更长久的免疫保护效果;第二种是用于增强 BCG 免疫保护效果的加强型疫苗(late booster vaccine),该类疫苗主要用以增强、延长 BCG 的免疫保护效果;第三种是用于结核感染者的多相疫苗(postexposure multiphase vaccine),该类疫苗既是一种预防性疫苗,又是一种治疗性疫苗,主要用于预防结核分枝杆菌的内源性复燃和外源性再感染;第四种是治疗性疫苗(therapeutic vaccine),该类疫苗将用于结核病患者,通过疫苗与结核化疗药物的联合应用,促进痰菌阴转、病灶减少、空洞闭合,期望能够达到缩短传统化学治疗疗程的目的。

目前结核病新型疫苗的研究类型比较多,有重组蛋白亚单位疫苗、DNA 疫苗、基于病毒载体的重组疫苗、重组分枝杆菌活疫苗和减毒结核分枝杆菌活疫苗等。人类对结核病新型疫苗的研究已有二十多年的历程,在科学家们不懈的努力下,目前结核病新型疫苗的研究已取得了巨大的进展。图 46 展现的是目前已进入临床试验阶段的结核病新型疫苗,相信很快就会有结核病新型疫苗用于人类预防结核病。

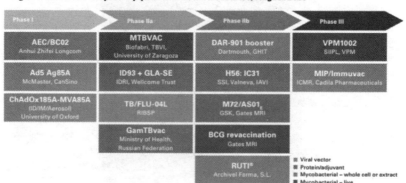

图 46　目前进入临床试验研究的结核病新型疫苗

注:引自 Global tuberculosis report 2020. https://www.who.int/tb/publications/global_report/en/。

结核病不仅仅是医学问题,更是社会公共卫生问题,对社会稳定、经济发展具有重要影响。为了引起公众对结核病的警觉,WHO 和国际防结核和肺病联合会共同决定将每年的 3 月 24 日定为世界防治结核病日。随着全球对结核病的进一步关注,世界结核病日已经成为国际医学界的一项重大事件。2015 年联合国通过了 2030 年可持续发展目标,其中一个具体目标是终结全球结核病流行,即到 2035 年结核病死亡率降低 95%,发病率降低 90%,到 2050 年全球根除结核病。结核病的防控不仅需要科学研究,还需要社会管理和国家政府等多方位的共同努力。目前防控结核病已成为全球的一致行动,相信随着人类共同地持续努力,科技的进一步发展,人类终将取得同结核病斗争的最终胜利,结核病终将被征服。

(王丽梅 姜 泓)

参考文献

[1] Global tuberculosis report 2020. https://www. who. int/tb/publications/global_report/en/.

[2] Pai M, Behr MA, Dowdy D, et al. Tuberculosis. Nat Rev Dis Primers,2016,2:16076.

[3] Santic Z, Galic K. Epidemiology of Tuberculosis During the Period 1703 − 2011: Honoring the World TuberculosisDay. Mater Sociomed,2013,25(4):291 − 294.

[4] Dheda K, Barry CE, Maartens G. Tuberculosis. Lancet,2016,387(10024):1211 − 1226.

[5] Martin CJ, Carey AF, Fortune SM. A bug's life in the granuloma. Semin Immunopathol, 2016,38(2):213 − 220.

[6] Jung YEG, Schluger NW. Advances in the diagnosis and treatment of latent tuberculosis infection. Curr Opin Infect Dis,2020,33(2):166 − 172.

[7] Matteelli A, Rendon A, Tiberi S, et al. Tuberculosis elimination: where are we now? Eur Respir Rev,2018,27(148):180035.

[8] McShane H. Insights and challenges in tuberculosis vaccine development. Lancet Respir Med,2019,7(9):810 − 819.

[9] Tiberi S, du Plessis N, Walzl G, et al. Tuberculosis: progress and advances in development of new drugs, treatment regimens, and host − directed therapies. Lancet Infect Dis,2018,18 (7):e183 − e198.

★ 肠胃中的诺奖传奇 ★

—— 幽门螺杆菌

诺贝尔奖的荣耀

每年的 10 月中旬,总有几位原本只在特定的科研领域里为人所知的人,忽然接到一个来自斯德哥尔摩的电话,从此之后,作为拓展人类知识疆域的英雄先驱,他们为全世界所敬仰。这尽管不是诺贝尔奖的全部,但也是其魅力之所在。2005 年,瑞典皇家卡罗林医学院宣布,将该年度的诺贝尔生理学或医学奖颁发给澳大利亚的两位科学家——巴里·马歇尔和罗宾·沃伦(图 47),以表彰他们发现了幽门螺杆菌,以及使胃溃疡从原先的慢性病,变成了一种"采用短疗程的抗生素和酸分泌抑制剂就可治愈的疾病"。

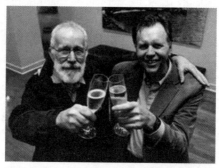

图 47　巴里·马歇尔(右)与罗宾·沃伦举杯互相庆贺获得 2005 年诺贝尔生理学或医学奖

1981 年,马歇尔在皇家佩思医院做内科医学研究生时遇到了病理学家罗宾·沃伦。他们以 100 例接受胃镜检查及活检的胃病患者为对象进行研究,最终证明了幽门螺旋杆菌的存在确实与胃炎相关。此外,他们还发现,这种细菌还存在于所有十二指肠溃疡患者、大多数胃溃疡患者和约一半胃癌患者的胃黏膜中。大量研究表明,超过 90% 的十二指肠溃疡和 80% 左右的胃溃疡,都是由幽门螺杆菌感染导致的。

1982 年,他们提取了幽门螺旋杆菌的初始培养体,并发展了关于胃溃疡与胃癌是由幽门螺杆菌引起的假说,那年,马歇尔才 31 岁。他们提出的"细菌引起胃溃疡"的说法直接挑战了当时的主流观点——"消化性溃疡是由情绪性的压力及胃酸引起,只能够以重复的止酸性药物疗程来治疗"。

1984 年,由于动物实验失败且缺乏人体试验对象,马歇尔的研究遭遇了前所未有的困难,医学界的学者和医生都开始质疑,不可能会有细菌生活在酸性很强的胃里。"有人告诉我,这种细菌不是污染物,就是无害的共生体。"马歇尔说。1984 年的某一天,马歇尔吞服了含有大量幽门螺杆菌的培养液,试图让自己患上胃溃疡。5 天后,冒冷汗、进食困难、呕吐、口臭等症状接踵而来;直到 10 天后,在胃镜检查时,他发现自己的胃黏膜上果然长满了这种"弯曲的细菌",而穿过胃壁而出的白细胞正努力吃掉并杀死那些幽门螺杆菌——这就是造成胃溃疡的原因。当人们惊呼这种"疯狂举动"的同时,也逐渐认同了幽门螺杆菌才是导致消化性溃疡的罪魁祸首。

20 世纪 90 年代早期,对幽门螺杆菌研究的认可如潮水般涌来。1994 年 2 月,美国国立卫生研究院在华盛顿特区召开共识会,并于 2 天后发表声明,治疗十二指肠溃疡和胃溃疡的关键是检测和根除幽门螺杆菌。

作为一类疾病,胃溃疡、慢性胃炎等胃病不仅让人胃痛,还让人头痛。马歇尔在一次讲座中曾推测,诺贝尔可能患有胃病,因为他生前"家财万贯,却很少快乐"。这当然是马歇尔以幽默的方式带给我们的一种调侃的猜想,不过这也确实说明,胃病不仅影响人的生理健康,还严重影响人的心理健康。那么,胃溃疡到底是怎么发生的呢?

幽门螺杆菌是什么

"1979 年 4 月,在做一份胃黏膜活检标本常规 HE 病理检查时,除了重度活动性慢性胃炎的病变外,我发现黏膜表面有一条奇怪的蓝线。转成高倍镜后观察发现是无数杆菌紧黏着胃上皮。我觉得这很不寻常,因此拿给同事们看,但是他们都说看不到,这使我很气恼。我就尝试着对切片做 Warthin Starry 银染色,结果在低倍镜下细菌就清晰可见,细菌数量比想象的更多、范围更大。用蜡块标本作电镜检查同样也清楚看到大量细菌,这种细菌形态与弯曲菌相似。这下子同事们也肯定这种细菌的存在,但其重要性则是另外一回事。"沃伦事后回忆说。

这就是幽门螺杆菌被发现的过程。那么它到底是何方神圣呢?

幽门螺杆菌一般大小为 $(0.3 \sim 1.0)\,\mu m \times (2.0 \sim 5.0)\,\mu m$,为革兰氏阴性

菌,菌体细长弯曲呈螺形、S形或海鸥展翅状(图48)。在胃黏膜黏液层中常呈鱼群样排列,传代培养后或在不利环境下可变成杆状或球形。除分裂时,菌体一般一端有多根鞭毛,运动活泼。微需氧,最适生长温度为35℃~37℃,营养要求高,需血液或血清,生长时还需要一定湿度。培养3~5天可见细小、针尖状、半透明的菌落。生化反应不活泼,不分解糖类,氧化酶和过氧化氢酶试验均阳性。尿素酶丰富,比普通变形杆菌活性高100倍,快速尿素酶试验强阳性,是鉴定幽门螺杆菌的主要依据之一。

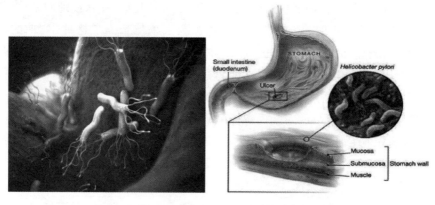

图48 幽门螺杆菌及其侵入人胃上皮细胞模拟图

其实在过去的100多年里,有多篇描述胃内存在螺旋状细菌的报道,如1940年Freedburg就做了一则短篇报道,但都没有受到重视。1954年Palmer专门探寻,却否定了胃内有这种细菌存在。传统医学的观点都是,胃内是强酸环境,绝大多数细菌都难以生存。健康的胃是无菌的,因为胃内的酸环境会将吞入的微生物迅速杀死。

20世纪70年代以前,很难得到高质量的胃活检标本,大多数胃标本来自外科手术,甚至是尸体解剖。这类标本的黏膜多已发生自溶,很难看到精细的黏膜病理改变,若有细菌也早已消失了。这一切在70年代后期发生了改变,纤维内窥镜的问世使迅速固定的、良好的胃肠黏膜活检标本成了最常见到的病理活检标本之一。正是有了这些标本,沃伦证实了幽门螺杆菌的存在。然而发现幽门螺杆菌是一回事,让人们承认它的重要性并将其与胃病联系在一起则是另外一回事。多数人仍旧坚持细菌的存在是继发于胃炎的观点。

幽门螺杆菌对人类"情有独钟",人是这种病菌的唯一自然宿主,并且它是目前所知能够在人的胃中生存的唯一一种微生物。不同地区、不同种族的人群中均有感染:据估计,全世界约50%的人胃部都"藏"有幽门螺杆菌;较不发达地区的流行率可达70%;在我国,20～40岁人群的感染率约为45%～64%,而70岁及以上人群的感染率约为78.9%。不同个体分离的幽门螺杆菌菌株在基因组水平可能具有高度的差异性。有数据显示中国和亚洲的幽门螺杆菌菌株毒力更强,更可能引发胃癌。同时,即使在同一个人的胃中,也可能分离到多个幽门螺杆菌菌株。在临床研究中发现,正是幽门螺杆菌的高度变异性导致了大量幽门螺杆菌耐药株的出现,给幽门螺杆菌相关疾病的治疗带来了难度。

幽门螺杆菌与胃病

幽门螺杆菌只能生活于胃黏膜中,胃窦为其定植的最佳部位。在世界范围内,有超过半数的人感染幽门螺杆菌,发达国家30%人群长期慢性感染,而发展中国家感染率则高达90%。感染者大多无症状,少数人(10%～15%)出现功能性消化不良、慢性胃炎、消化性溃疡,1%～2%发展为恶性肿瘤如胃癌以及胃黏膜相关淋巴样组织(mucosa – associated lymphoid tissue, MALT)淋巴瘤。因此WHO国际癌症研究机构确定幽门螺杆菌为Ⅰ类致癌因子。

幽门螺杆菌菌株的毒力特征、宿主易感性、外环境因素是影响其感染结局的主要因素。其中,菌株的致病因子特征是很重要的方面(图49)。黏附与定植是幽门螺杆菌感染的第一步,定植于胃黏膜的幽门螺杆菌通过释放毒力因子,与宿主细胞相互作用产生一系列炎症反应,最终导致慢性炎症、溃疡、癌症等临床结局。

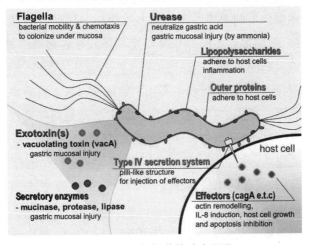

图49 幽门螺杆菌的致病因子

1. 与黏附定植有关的致病因子

幽门螺杆菌在胃内定植并确立感染的相关因子包括尿素酶活性、鞭毛、特定的形状及黏附素。在目前所知能产生尿素酶的细菌中,幽门螺杆菌的尿素酶活力最大,而且几乎所有幽门螺杆菌菌株均含有尿素酶,合成量很大,约占菌体总蛋白的 10%。尿素酶可水解代谢产物尿素,释放氨和二氧化碳,氨的产生导致幽门螺杆菌所处微环境酸度降低。多项研究表明尿素酶对于幽门螺杆菌的初始定植是必需的。

幽门螺杆菌生物膜的形成被认为是参与定植的重要因素。在尿素酶阳性的活检标本中,胃黏膜表面几乎被完整的生物膜覆盖;而阴性标本中,生物膜的黏膜覆盖面小于 2%。

幽门螺杆菌有鞘的鞭毛是幽门螺杆菌感染的致病因子之一。幽门螺杆菌的鞭毛由 A 和 B 两个亚单位蛋白组成,分别由鞭毛基因 *flaA* 和 *flaB* 编码。*flaA* 基因缺失的幽门螺杆菌菌株鞭毛变短,只能轻微转动;*flaB* 基因缺失的幽门螺杆菌菌株鞭毛结构正常,保留部分功能,但细菌动力大约为野生株的 60%;两个基因均缺失的幽门螺杆菌菌株没有鞭毛,也不具有动力。低动力菌株在宿主中的定植及生存能力显著低于高动力菌株。还有很多研究涉及细菌动力程度、炎症因子水平及疾病严重程度的关系。研究表明,鞭毛的运动性越强,刺激外周血和胃黏膜淋巴细胞分泌 IL-8 的能力越强,IL-8 激活中性粒细胞释放反应性的氧代谢产物和蛋白溶解酶,产生急性炎症反应。

幽门螺杆菌螺旋形的菌体形态与动力的作用一样重要。胃黏膜黏液层是规则的多糖网络,细菌螺旋形的形状可以使其顺利穿过黏液层的网络结构,移动到相对中性的胃黏膜表面。

除以上因素,幽门螺杆菌有许多不同功能的黏附素。目前多数学者认为幽门螺杆菌可以在同一宿主中存活数十年的原因之一,是能够通过许多受体特异性的黏附素直接与黏蛋白、宿主细胞及细胞外基质结合,从而不会因表面上皮细胞和黏液层的脱落而被快速清除。幽门螺杆菌的这种黏附作用具有组织特异性、宿主特异性和明显的部位特异性。

2. 毒力致病因子

幽门螺杆菌最重要的毒力因子为空泡毒素 A(VacA)和细胞毒素相关蛋白 A(CagA)。VacA 在体外能诱导多种哺乳动物细胞胞浆发生空泡变性,在体内导致小鼠胃黏膜上皮细胞损伤和溃疡形成。CagA 无毒素活性,但可诱导胃黏膜上皮细胞产生 IL-18、IL-6、TNF-α 及 IL-8 等,吸引炎症细胞,释放多种酶类,导致胃组织损伤。CagA 阳性株与癌前期病变密切相关,而阴性株往往仅与慢性炎症相关。

(1)VacA 为 *VacA* 基因编码的一种毒性蛋白,因能够导致上皮细胞空泡样改变而得名。约40%的西方幽门螺杆菌菌株拥有 *VacA*,但东方幽门螺杆菌菌株阳性率远远超过这个比例。

VacA 具有多种功能。通过与 T 细胞表面受体相互作用,VacA 抑制 T 细胞增殖;通过作用于 Ca^{2+} 依赖的磷酸化酶影响 IL-2 信号通路,抑制 IL-2 的产生。VacA 还能够抑制核转录因子的表达,抑制 $CD8^+$ T、$CD4^+$ T 细胞和 B 细胞的分化。VacA 可以刺激胃黏膜组胺的释放,抑制前列腺素 E2 激发的黏膜重碳酸盐的分泌。*VacA* 阳性幽门螺杆菌菌株还能引起内皮细胞功能紊乱,导致或加速动脉粥样硬化的发生。另外,*CagA* 和 *VacA* 相互下调各自对上皮细胞的影响,这或许是幽门螺杆菌持续感染的原因。针对 VacA 的功能,有一种 VacA 抑制胃酸分泌的假说,即 VacA 与胃壁细胞相互作用,促进 Ezrin 蛋白水解酶的表达,导致细胞骨架破坏,抑制胃酸的分泌。

(2)CagA 及毒素相关基因致病岛(cagPAI)。由 *CagA* 基因编码,*CagA* 可能来源于噬菌体或质粒。*CagA* 阳性的菌株患萎缩性胃炎的风险增加,与十二指肠溃疡、中性粒细胞浸润以及胃腺癌有关。一项来源于法国的大规模流行病学调查显示,*CagA* 阳性菌株与癌前期病变密切相关,但是 *CagA* 阴性菌株却往往仅与慢性炎症相关。

CagA 功能多样。CagA 与 PAR1b/MARK2 在结构上非常相似,可能通过竞争机制抑制 PAR1b/MARK2 激酶活化,破坏细胞连接并使细胞去极化。与西方菌株相比,东亚菌株 CagA 多聚化后与 PAR1b 的结合更为牢固。非磷酸化的 CagA 与上皮细胞磷脂酰肌醇 3 激酶/蛋白激酶 B(即 PI3K/Akt)这一重要的细胞通路激活有关。CagA 能调节受体酪氨酸激酶 c-Met,c-Met 与肝细胞生长因子 HGF 结合可促进上皮细胞的增殖分化,而某些 c-Met 信号促进癌细胞的迁移和变形,与癌细胞的浸润有关。

幽门螺杆菌引起上皮细胞和 T 细胞凋亡的机制不同。*CagPAI* 阳性和阴性菌株都能够引起上皮细胞凋亡,而只有 *CagPAI* 阳性菌株才可引起 Fas 途径的

T 细胞凋亡。*CagA* 阳性菌株与 NF -κB 相互作用,使 IL -8 和趋化因子 MIP -3α 表达增加,这些因子可使 T 细胞表面 FasL 增加,从而激活 Fas 途径。

除上述致病因子以外,某些与炎症和免疫损伤有关的致病因子与幽门螺杆菌的感染能力也密切相关。例如幽门螺杆菌中性粒细胞活化蛋白(幽门螺杆菌-NAP),它属于高度保守的铁蛋白样蛋白家族成员,是一个重要的炎症细胞招募蛋白,能够活化中性粒细胞,产生大量氧自由基,并参与内皮细胞黏附。同时,中性粒细胞活化后,导致黏膜损伤。幽门螺杆菌 - NAP 在幽门螺杆菌引起的 Th1 介导的细胞免疫应答中起重要作用,通过对 2 型 Toll 样受体(TLR2)刺激,使分叶核中性粒细胞产生 CCL3、CCL4、CXCL8 等化学因子,加强局部炎症反应;作为 TLR2 激动剂,刺激中性粒细胞和单核细胞产生 IL - 12 和 IL - 23。又如,幽门螺杆菌产生两种热休克蛋白,GroES 样热休克蛋白 A(HspA)和 Gro-EL 样热休克蛋白 60(Hsp60)。幽门螺杆菌感染诱导产生的抗 Hsp60 抗体能够同时作用于幽门螺杆菌和血管内皮细胞等人体组织细胞,与幽门螺杆菌引起的自身免疫反应相关。

幽门螺杆菌的"副业"

自 1984 年发现幽门螺杆菌的报道之后,全世界掀起了有关幽门螺杆菌的研究热潮。"消化科研究它与消化病的关系,非消化科研究它与各种非消化病的关系,动物界也发现各种螺杆菌。"沃伦说,"世界性幽门螺杆菌大会定期召开,幽门螺杆菌研究论文不计其数。"随之而来的是人们发现幽门螺杆菌不仅与胃肠道的很多疾病相关,还可能与胃肠道外很多疾病相关。

1. **幽门螺杆菌感染与慢性阻塞性肺病**(chronic obstructive pulmonary disease,COPD)

关于幽门螺杆菌感染与 COPD 和慢性支气管炎(chronic bronchitis,CB)关系的 meta 分析显示,幽门螺杆菌感染与 COPD 关系密切,是 COPD 和 CB 的危险因素,而且与 COPD 的全身炎症反应有关。另一项基础研究也发现,幽门螺杆菌感染会加重 COPD 的炎症反应,说明幽门螺杆菌感染在 COPD 的发病机制中起着一定的协同作用,很可能是诱发 COPD 急性加重的重要原因。相关方面的研究提示幽门螺杆菌是通过外毒素及自身相关蛋白启动全身炎症反应影响到肺组织免疫平衡而致病,而不是本身直接作用于肺内。近年来认为其有以下几个方面的发病机制:①感染幽门螺杆菌后形成胃部的局部炎症反应,炎症因子随肺部的血液循环进入肺内引起气道炎症反应;②感染幽门螺杆菌的幼儿易造成肺组织发育异常,引起肺组织结构紊乱,影响肺功能而形成气道阻塞;③经口腔吸入的幽门螺杆菌直接达到肺部,致使支气管上皮细胞受累,形成局部慢性炎症。

2. 幽门螺杆菌感染与肺癌

近年来的研究显示,幽门螺杆菌是肺癌的危险因素之一。Samareh – Fekri 等人对肺癌患者支气管肺泡灌洗液中幽门螺杆菌进行检测,得出肺癌与幽门螺杆菌感染之间存在关联。该研究中除了对血清样品中幽门螺杆菌的免疫学评估之外,还使用脲酶试验检测肿瘤组织中幽门螺杆菌的存在,并且使用 PCR 检测支气管肺泡液中细菌的存在,使得该结论更有可信性。引起肺癌的可能机制:①正如在各种恶性肿瘤中与 p130cas 相关的致癌作用一样,幽门螺杆菌宿主通过 Src 激酶作用激活 p130cas;②胃食管反流和吸入到肺组织里的尿素酶或胃泌素是幽门螺杆菌相关性的致癌因素。

3. 幽门螺杆菌感染与心血管疾病

幽门螺杆菌感染可能会增加冠心病的发生率,甚至影响急性冠脉综合征者的早期预后及增加其病死率。国外一项对 2517 名参与者的 meta 分析发现,幽门螺杆菌感染与心肌梗死的发病率相关,幽门螺杆菌感染者心肌梗死的概率比没有感染者的概率高 2 倍。其发病机制为:①免疫机制,人体中的抗 CagA 抗体可与幽门螺杆菌中的 CagA 抗原及大、中动脉管壁的蛋白发生免疫反应,细菌可通过分子模拟过程使宿主产生自身抗体,引起冠状血管内膜的损害及斑块的不稳定,使其在冠心病的进展中发挥作用。②炎症机制,幽门螺杆菌感染可引起急性时相反应,释放促炎因子 IL – 1、IL – 6、IL – 18、肿瘤坏死因子 – α、C 反应蛋白、纤维蛋白原,从而引起人体的连续的炎性反应,这些物质可引起血管内皮功能紊乱,促进血液凝固,直接或间接诱发动脉壁的炎症过程,加速动脉粥样硬化的进程。

4. 幽门螺杆菌感染与糖尿病及其并发症

以胰岛素抵抗和胰岛素相对缺乏为特征的 2 型糖尿病,涉及炎症、遗传等复杂的发病机制。近年来研究表明,幽门螺杆菌感染与 2 型糖尿病具有相关性,而与 1 型糖尿病无关。幽门螺杆菌对 2 型糖尿病的可能发病机制有以下方面:①幽门螺杆菌感染诱发的慢性炎症通过促进血小板活化及血小板、白细胞聚集,参与胰岛素的抵抗过程。②感染幽门螺杆菌后引起的氧化应激,通过增加循环中过氧化脂浓度而引起胰岛素抵抗,最终导致糖尿病的形成。③幽门螺杆菌感染参与了消化系统内激素的紊乱过程,感染后可使对胰岛素释放有抑制作用的生长抑素释放减少,刺激糖依赖性胰岛素分泌胃泌素增多,抑制与刺激作用紊乱后使胰岛素释放量增加,进而引发胰岛素抵抗,导致糖尿病的发生。

糖尿病肾病、糖尿病胃轻瘫是许多糖尿病患者的并发症。研究表明,幽门螺杆菌感染是导致糖尿病肾病、糖尿病胃轻瘫的危险因素之一。糖尿病肾病的可能发病机制是:感染幽门螺杆菌的 2 型糖尿病患者通过高同型半胱氨酸血症、增加各种急慢性反应物及炎症因子使肾脏受损,促进糖尿病肾病的发生。通过根除幽门螺杆菌及血糖控制手段对糖尿病胃轻瘫患者进行治疗发现,根除幽门螺杆菌可改善胃轻瘫的症状,其原因是幽门螺杆菌感染可通过促进胃泌素等激素的分泌、减少胃窦的生长抑素量而改变胃肠道的肌电活动和运动状况,也可通过影响内源性一氧化氮量引起胃肠动力的改变。

5. 幽门螺杆菌感染与甲状腺疾病

幽门螺杆菌感染与自身免疫性甲状腺炎关系密切,是甲状腺相关疾病的一个危险因素,根治幽门螺杆菌可预防部分甲状腺疾病的发生。其机制主要是幽门螺杆菌诱导抗体与甲状腺抗原发生交叉免疫反应,进而引起甲状腺的损伤。

6. 幽门螺杆菌感染与特发性血小板减少性紫癜

特发性血小板减少性紫癜是一种自身免疫性血液病,由抗血小板抗体介导的免疫反应引起血小板的破坏。相关研究发现,幽门螺杆菌感染与特发性血小板减少性紫癜的发生、发展有明显的相关性。通过对细胞毒素相关基因 A 阳性幽门螺杆菌感染与患者血小板糖蛋白抗体产生的影响的研究发现,幽门螺杆菌的 CagA 抗原可通过分子模拟机制诱导机体产生抗 GPⅡb/Ⅲa 抗体,通过免疫反应引起疾病的发生,因此可通过抗 GPⅡb/Ⅲa 抗体产生的 B 细胞的检测来预测特发性血小板减少性紫癜的治疗效果。

7. 幽门螺杆菌感染与缺铁性贫血

引起缺铁性贫血的主要病因为铁的摄入量不足、吸收量减少、需要量增加、利用障碍和丢失过多。国外一项关于根除幽门螺杆菌对缺铁性贫血患者血清

hepcidin-25 水平及铁参数的影响的研究表明,胃内幽门螺杆菌感染是成人不明原因缺铁性贫血的常见原因,并且该研究结果提示伴随着幽门螺杆菌的根除,缺铁性贫血症状会明显改善。幽门螺杆菌感染引起缺铁性贫血的机制是:①幽门螺杆菌感染引起三价铁转化为二价铁所需的物质减少,导致铁的吸收障碍;②幽门螺杆菌含有的类似铁蛋白的铁结合蛋白可与铁离子结合,由于竞争的存在,机体所需的铁不足;③感染幽门螺杆菌后的胃黏膜可产生过多的一氧化氮,导致造血干细胞向红系分化障碍。

8. 幽门螺杆菌感染与风湿系统疾病

感染幽门螺杆菌的消化性溃疡患者血清中类风湿因子和抗核抗体水平较未感染者高,提示幽门螺杆菌感染可能会增加某些风湿疾病的发病率或加重病情。在对幽门螺杆菌感染与风湿性疾病关系的探讨中发现,幽门螺杆菌感染与风湿性疾病尤其是类风湿关节炎、强直性脊柱炎、原发性干燥综合征具有相关性。幽门螺杆菌与风湿病发病机制分为两个方面:①风湿病也是混合因素导致的免疫机制异常,幽门螺杆菌作为启动因子参与发病;②幽门螺杆菌感染与疾病的活动关系密切,可通过诱导炎症介质的释放,成为获得性抗原来激发机体的免疫反应,从而参与风湿病的发病。也有报道指出幽门螺杆菌感染与系统性硬皮病及系统性红斑狼疮等风湿病具有相关性,但具体机制目前尚不明确。

9. 幽门螺杆菌感染与神经系统疾病

幽门螺杆菌感染与偏头痛、缺血性脑卒中、PD、AD、吉兰-巴雷综合征等多种神经系统疾病的病理生理机制具有相关性,幽门螺杆菌可能通过炎症因子、免疫反应、氧化应激、血脂及同型半胱氨酸代谢紊乱等参与疾病的发生发展。一些研究表明,幽门螺杆菌感染可加重 PD 的神经退行性变过程,有针对性地干预可能改变这种致残性疾病的进程。通过对 PD 患者进行幽门螺杆菌感染的检测及 PD 评定量表的评估发现,PD 患者中幽门螺杆菌阳性和更差的 PD 运动严重程度之间存在关联。

10. 幽门螺杆菌感染与耳鼻喉疾病

国内一项研究发现,幽门螺杆菌的定植及感染在中耳炎、扁桃体炎、咽炎等耳鼻疾病的发病中起重要作用,其发病机制与全身的免疫及炎症反应密切相关,特别是 CagA 阳性幽门螺杆菌对耳鼻疾病的全身炎症反应。通过对喉鳞状细胞癌和喉良性病变患者幽门螺杆菌尿素和 *cagA* 基因的研究得出,与良性喉息肉相比,幽门螺杆菌感染和喉鳞状细胞癌存在有显著相关性,这可能在喉癌的发病机制中起作用。但仍有不少文献提及幽门螺杆菌感染与喉癌无相关性,甚至有降低喉癌发生率的作用,具体关系仍需进一步探究。

11. 幽门螺杆菌感染与妇产科疾病

荷兰一项关于幽门螺杆菌感染与妊娠呕吐严重程度和不良分娩结局的预测因素的研究显示,幽门螺杆菌是妊娠呕吐的独立危险因素。该实验还观察了孕妇的呕吐频率及持续时间、孕妇体重增加、小儿出生体重、小儿胎龄及是否早产,数据采用多元回归分析,得出在有每日呕吐的妇女中,幽门螺杆菌感染与降低孕妇体重增加幅度、小儿出生体重减少和小于胎龄有关。由于目前尚无有效治疗早孕严重恶心和偶发性呕吐的方法,因此通过根除幽门螺杆菌来治疗程度严重的恶心和偶发性呕吐等早孕症状成为今后研究的目标。

12. 幽门螺杆菌感染与眼部疾病

幽门螺杆菌感染和眼干燥综合征、眼睑缘炎、眼葡萄膜炎、中心性浆液性脉络膜视网膜病变等眼科疾病关系紧密,其机制可能为幽门螺杆菌感染激发免疫反应,产生细胞毒性相关基因等蛋白,通过交叉免疫反应诱导炎症介质的释放、致使内皮功能出现障碍,炎症介质引起慢性炎症反应,内皮功能异常导致微血管病变,进而促进了眼部疾病的发生。

13. 幽门螺杆菌感染与肾脏疾病

通过对幽门螺杆菌感染与 IgA 肾病关系的研究得知,幽门螺杆菌感染可能导致 IgA 肾病。该研究通过检测 IgA 肾病患者幽门螺杆菌感染的状况、24 小时尿蛋白量及病理分级,得知 IgA 肾病患者中感染幽门螺杆菌的患者尿蛋白量较高、病理分级高。其致病机制可能为:由于 IgA 肾病是免疫复合物性肾小球肾炎,主要为 IgA1 分子的糖基化异常引起多聚 IgA1 在肾小球系膜区沉积,一方面通过激活补体途径介导肾小球损伤。另一方面糖基化异常的 IgA1 暴露抗原表位,刺激产生抗聚糖 IgG 自身抗体,该抗体与异常的 IgA1 分子结合形成免疫复合物,逃脱正常清除机制的复合物沉积在肾小球系膜区,引起炎症反应和系膜细胞及细胞外基质增加,导致肾小球损伤。

14. 幽门螺杆菌感染与其他疾病

近年来发现幽门螺杆菌感染与牙周炎、龋齿、干槽症、口腔癌、口腔异味感、复发性口腔溃疡、口腔黏膜扁平苔藓等有关联的报道逐渐增多,但其发病机制尚不十分清楚。也有报道指出幽门螺杆菌感染与皮肤病（如血管神经性水肿、酒糟鼻）等的发生有一定的关系。

综上所述，随着对幽门螺杆菌研究的不断加深，可知幽门螺杆菌感染除与消化系统疾病关系密切外，还可能参与了多种非消化系统疾病的发病，但其致病机制仍需要大量临床试验进一步证实。

幽门螺杆菌的"双面人生"

对幽门螺杆菌的研究逐渐形成的主流观点是其导致胃炎，甚至导致胃癌。但目前也有一种新观点：幽门螺杆菌并非"十恶不赦"，甚至还有利于人体健康。

那么感染了幽门螺杆菌到底对身体有哪些危害？近期的数据显示，幽门螺杆菌感染百分之百引发慢性活动性胃炎，但其中70%的感染者没有任何症状，只有10%会表现出消化不良症状，而胃部恶性肿瘤与幽门螺杆菌相关的只占不到1%的比例。很多研究表明胃癌是饮食、宿主等多因素作用结果，幽门螺杆菌只是"帮凶"之一；菌群失调与胃癌发生的相关性远高于幽门螺杆菌。

至于是否需要根除幽门螺杆菌，研究表明需要因人而异。例如，如果胃镜体现的是一个浅表性胃炎患者，根除幽门螺杆菌更多的是作为胃癌的 I 级预防；如果已经是萎缩性胃炎患者，或者有胃癌的家族史、来自胃癌高发地区、已经做过早期肿瘤切除等，属于胃癌的高发人群，这时根除幽门螺杆菌，获益肯定会相当大。对于属于易感人群的儿童来说，并不提倡做幽门螺杆菌检测，哪怕个体有消化不良的症状。只有在儿童明确有消化性溃疡的时候，才需要进行根除。因为随着发育、成熟，部分儿童会自愈，并不需要治疗，反而因为儿童对药物的耐受性比较差，服药的副作用可能会更大一些。

越来越多的研究显示了幽门螺杆菌对人体可能存在保护作用，比如幽门螺杆菌感染者更不容易患过敏、哮喘的发病风险降低、湿疹的发生率降低，以及可能不容易患炎症性肠病，幽门螺杆菌感染率与肥胖及超重比例呈现负相关等。从某个角度上看，或许能将幽门螺杆菌的治疗从消灭转到预防上——即维护正常的消化道菌群、找出低致病性甚至无致病性的幽门螺杆菌菌株作为疫苗。保持健康的饮食和生活方式以防止胃黏膜受损，也许这才是更理想的治疗方式。

幽门螺杆菌感染的诊断、治疗和预防

1984年4月,沃伦和马歇尔有关幽门螺杆菌的论文在《柳叶刀》杂志发表,但他们并没有止步于此。沃伦回忆说:"我们继续对这种细菌进行研究,早期研究内容涉及诊断、治疗、证据等方面。诊断方面的许多试验都是马歇尔提出的,如血清学试验、呼气试验、快速尿素酶试验(CLO test)、组织学方面的实验、涂片、培养等。在治疗方面马歇尔尝试了铋剂和抗生素。"他们的研究为如今有关幽门螺杆菌感染的诊断、治疗方案奠定了基础。

1. 诊断

目前,临床检测幽门螺杆菌的方法有多种,主要分为侵入性诊断和非侵入性诊断两大类。侵入性诊断(需借助胃镜取胃黏膜活检标本)包括:①细菌培养;②组织切片染色;③PCR检测;④尿素酶试验(RUT)。非侵入性诊断(需取胃液、血清、唾液、粪便等标本)包括:①尿素呼气试验(UBT);②胃液分析;③金标尿素酶检测。随着技术、仪器设备的发展,目前还有新建立的幽门螺杆菌检测方法,如胃血红蛋白指数测定、窄频带成像等。

符合下述条件之一即可诊断为幽门螺杆菌感染患者:①粪便幽门螺杆菌抗原检测呈阳性;②胃黏膜组织快速尿素酶检测、胃黏膜组织切片染色、细菌培养这三项中的任何一项检测结果呈阳性;③血清幽门螺杆菌抗体检测结果呈阳性提示既往感染,且从未治疗;④碳-14呼气试验或碳-13呼气试验检测呈阳性,见图50。

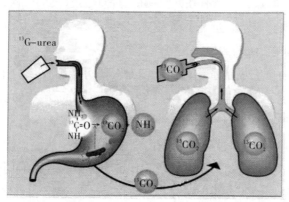

图50 幽门螺杆菌的碳-13呼气试验示意图

2. 治疗

幽门螺杆菌感染导致众多疾病,根除幽门螺杆菌成为治疗相关疾病的最有效方案。然而,虽然幽门螺杆菌在体外对许多抗菌药物都很敏感,但是这些药物在体内的疗效却并不理想。这是因为幽门螺杆菌主要寄生在黏液层之下,注射途径用药对它无作用,口服用药又因为胃酸环境、黏液层屏障及胃的不断排空作用,使药效大大受到限制。而且长期使用抗生素类药物易产生严重的副作用或耐药菌株等问题。因此药物对幽门螺杆菌感染引起的急慢性胃炎、消化性溃疡等疾病的实际疗效并不理想。同时,幽门螺杆菌以人为唯一宿主,药物研究缺乏幽门螺杆菌感染的动物模型,因此目前的治疗方案几乎全凭临床经验制定。

总的讲来,针对幽门螺杆菌感染的治疗原则是:①联合用药;②幽门螺杆菌的根除率>80%,最好根除率>90%;③患者经济可承受;④无明显的副作用,且患者耐受性较好。根据上述原则,目前幽门螺杆菌感染治疗多采用联合用药方法,主要是三联用药(质子泵抑制剂 + 两种抗生素)、四联用药(质子泵抑制剂 + 两种抗生素 + 铋剂)等。质子泵抑制剂即 $H^+/K^+ - ATP$ 酶抑制剂,可阻断由任何刺激引起的胃酸分泌,包括奥美拉唑(omeprazole)、雷贝拉唑(rabeprazole)等药物。常见的铋剂有枸橼酸铋钾、胶体次枸橼酸铋、果胶铋等。常用的治疗幽门螺杆菌感染的抗生素包括阿莫西林、甲硝唑、克拉霉素、四环素、强力霉素等。然而,随着克拉霉素等药物广泛应用,幽门螺杆菌耐药性逐年升高,目前左氧氟沙星表现出较好疗效,是替代克拉霉素的很好选择。也有不少研究者尝试在三联、四联基础上联合其他药物,如复方胃痛胶囊、养胃颗粒、双歧杆菌菌剂等,进行幽门螺杆菌感染治疗,也有一定疗效。

另外,中医在幽门螺杆菌感染方面所取得的治疗效果越来越明显。研究发现黄连、黄芩所具有的抑菌作用最为强烈,此外黄柏、大黄、地丁、土茯苓、桂枝、玫瑰花等也有一定的抑菌作用。上述中药联合作用,能够明显提高机体免疫功能,达到抑制或根除幽门螺杆菌的效果。还有一些其他治疗方案,例如幽门螺杆菌感染患者通过补充益生菌、提高胃内菌群多样性也可以对幽门螺杆菌相关性胃炎进行辅助治疗,起到一定的幽门螺杆菌防治作用。

3. 预防

幽门螺杆菌感染预防的关键是做好"病从口入"这一关的预防工作。保持口腔健康、注意个人卫生以及实行分餐制等均有助于预防幽门螺杆菌感染。特别要注意的是,幽门螺杆菌感染具有家庭聚集倾向,父母感染给孩子的概率非常大,因此感染者一定要积极做好预防家人感染幽门螺杆菌的相关工作。

由于治疗中抗生素的使用,有可能导致耐药菌的产生,因此预防策略,如疫苗预防或免疫治疗的研究,值得重视。目前有关幽门螺杆菌疫苗的研究也取得了一定的进展。幽门螺杆菌减毒菌株能够有效激发机体产生免疫应答,但存在安全性问题。活载体疫苗,如减毒沙门菌载体疫苗、乳酸菌载体疫苗、非致病分枝杆菌载体疫苗等,均在研发之中。

"幽门螺杆菌之父"马歇尔并没有止步于诺贝尔奖,他一直坚持对幽门螺杆菌的研究,他采用"马歇尔幽门螺杆菌个性化精准医疗",使幽门螺旋杆菌根除率超过95%。自2011年马歇尔荣膺中国工程院外籍院士,他逐渐开始将事业重心转向中国。2018年9月5日,"马歇尔消化疾病国际诊疗中心"在同济大学附属东方医院正式揭牌并开业,该中心在对患者进行药敏试验、基因测序、生物标志物分析鉴定的基础上,更准确分析患者所感染的幽门螺杆菌对何种抗生素最为敏感。通过精确寻求病因,对疾病不同状态及过程进行分类,选择不同的治疗靶点和诊疗措施,为患者提供个性化的精准治疗,能够进一步提高根治率,同时减少滥用抗生素的可能性。马歇尔表示:"我希望幽门螺杆菌个性化精准治疗能通过这个中心在上海生根发芽。"

(李 治)

参考文献

[1] Crowe SE. Helicobacter pylori Infection. N Engl J Med,2019,380(12):1158-1165.

[2] Waskito LA,Salama NR, Yamaoka Y. Pathogenesis of Helicobacter pylori infection. Helicobacter,2018,23 Suppl 1:e12516. doi:10.1111/hel.12516.

[3] Camilo V,Sugiyama T,Touati E. Pathogenesis of Helicobacter pylori infection. Helicobacter,2017,22 Suppl 1. doi:10.1111/hel.12405.

[4] Burucoa C,Axon A. Epidemiology of Helicobacter pylori infection. Helicobacter,2017,22 Suppl 1. doi:10.1111/hel.12403.

［5］Gravina AG，Zagari RM，De Musis C，et al. Helicobacter pylori and extragastric diseases：A review. World J Gastroenterol，2018，24（29）：3204 – 3221.

［6］Wang YK，Kuo FC，Liu CJ，et al. Diagnosis of Helicobacter pylori infection：Current options and developments. World J Gastroenterol，2015，21（40）：11221 – 11235.

［7］Mentis A，Lehours P，Mégraud F. Epidemiology and Diagnosis of Helicobacter pylori infection. Helicobacter，2015，20 Suppl 1：1 – 7. doi：10. 1111/hel. 12250.

［8］Stubljar D，Jukic T，Ihan A. How far are we from vaccination against Helicobacter pylori infection? Expert Rev Vaccines，2018，17（10）：935 – 945.

［9］Walduck AK，Raghavan S. Immunity and Vaccine Development Against Helicobacter pylori. Adv Exp Med Biol，2019，1149：257 – 275.

［10］王佳静，邵洲杰，叶鸿雁. 幽门螺杆菌传播和定植机制研究进展. 检验医学，2020，35（3）：282 – 286.

［11］赵明明，罗微，谷海瀛. 幽门螺杆菌感染引起非消化系统疾病的研究进展. 宁波大学学报（理工版），2020，33（3）：116 – 120.

［12］武冰洁，李晓丽. 幽门螺杆菌感染与非消化系统疾病关系的最新进展. 世界最新医学信息文摘，2018，18（28）：91 – 93.

［13］张晶晶. 幽门螺杆菌的"双面人生". 科技传播，2018，10（15）：13 – 14.

［14］陈子辉. 幽门螺杆菌的诊断和治疗. 中国实用医药，2019，14（29）：192 – 193.

★ 被冤枉的"毒"黄瓜 ★

—— *大肠埃希菌*

"毒"黄瓜冤案

2011 年 5 月 15 日,德国一名 83 岁老妇因血样便、腹泻就诊。虽然经过救治,她仍然于 5 月 21 日死亡。经临床及实验室检查,该患者被确诊为大肠杆菌感染导致的溶血性尿毒综合征(hemolytic uremic syndrome,HUS)。随后,德国、整个欧洲乃至北美的感染人数迅速增加。5 月 25 日,德国方面确证,此次疫情为肠出血性大肠杆菌(enterohemorrhageic *Escherichia coli*,EHEC)感染所致,且其血清型为 O104。至 2011 年 6 月 30 日,德国总计感染 3999 人,845 人表现为 HUS,3154 人表现为肠胃炎,死亡人数超过 30 人(数据来自 WHO)(图 51)。

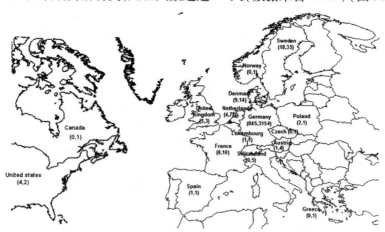

图 51 截至 2011 年 6 月 30 日,全球 EHEC 疫情概括

5 月 26 日,德国汉堡卫生研究所宣布在产自西班牙的黄瓜上检测出 EHEC 病菌,并怀疑这些受污染黄瓜可能分别来自西班牙阿尔梅里亚省和马拉加省的两家出口商。一时间,所有舆论都以斩钉截铁的口气将西班牙黄瓜指为"杀人

元凶"。这一指控导致市场对西班牙蔬菜需求骤降,多数欧洲国家暂停进口西班牙蔬果。例如,俄罗斯、奥地利、比利时等国纷纷宣布禁止德国或西班牙的黄瓜、青椒、西红柿和莴苣进口。欧洲农业生产运销情况混乱,七成蔬菜销售受到影响,此次事件中多国农民损失惨重,特别是西班牙农业遭受重大损失。

5月31日,事件发生了戏剧性的变化。德国卫生部门官员说,实验室检测结果显示,从西班牙进口的黄瓜确实含有 EHEC 菌株,但与在德国流行的菌株不同,西班牙的黄瓜可能不是这次肠道疾病的感染源。6月10日,德国方面宣布,他们在一家多人患病的家庭丢弃的芽苗菜上发现了造成肠出血性大肠杆菌疫情的 O104: H4 型大肠杆菌。芽苗菜产自下萨克森州比嫩比特尔的一家农场,它曾向汉堡、石荷州、梅前州、黑森州和下萨克森州等多个疫情较重的地区供应做凉拌色拉的绿豆芽等多种芽苗菜。该农场加工18种芽苗菜,包括绿豆、西兰花、豌豆、鹰嘴豆、苜蓿、大蒜、扁豆及萝卜,种子来自德国及其他国家。西班牙立即为自己的黄瓜喊冤,要求德国和欧盟对其受损的农业做出赔偿。尽管西班牙黄瓜"沉冤得雪",但消费者又陷入了对芽类蔬菜的恐慌,而且消费者已经对产自这两个国家的蔬菜产生怀疑,俄罗斯干脆宣布全面封杀欧盟蔬菜。

"毒"从何而来

2011年席卷欧洲的"毒"黄瓜事件最终确定是由德国的受 EHEC 污染的芽苗菜所致。此次事件中,EHEC 感染者分布欧洲11个国家和美国,致死病例超过50例。EHEC 亦称为志贺样毒素大肠杆菌(shiga - like toxin - producing *E. coli*,STEC/SLTEC),主要引起出血性结肠炎,常见血清型有 O157、O26、O111 三种,主要致病菌株为 O157: H7。目前,已确定 EHEC 可通过食物、水以及直接接触感染的人与动物而传播。全球已有6大洲30多个国家报道由该菌所致的感染流行。1982年,O157: H7首次进入人们的视线,它在美国导致暴发性的感染性腹泻,700余名儿童感染,4名儿童死亡。1996年日本 O157: H7暴发流行,波及日本的40多个府县,报告9451例,其中1808例住院,12例死亡,可疑食物是牛肉和工业化生产的蔬菜。2006年,一场大规模 O157: H7感染在美国26个州暴发,甚至殃及加拿大。经认定,罪魁祸首是加利福尼亚"自然食品公司"生产的袋装新鲜菠菜。我国也曾于1999—2000年暴发 EHEC O157: H7 感染性腹泻,从江苏、安徽波及中、西部地区,甚至在东北、华北及华东也有散发病例,流行时间超过7个月,患者超过2万例,死亡177例。

EHEC是大肠杆菌(*Escherichia coli*,*E. coli*)的一种(图52)。*E. coli*是能导致腹泻的微生物中的重要一类。然而,一般情况下,大肠杆菌是人类和动物肠道中的正常菌群,一方面参与维生素B及维生素K的合成,另一方面能抑制某些其他微生物,包括一些病原菌的过度增殖,起到保护机体的作用。那么,为什么EHEC会导致如此严重的后果?

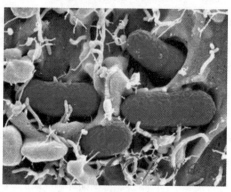

图52 电子显微镜下的 EHEC

EHEC O157:H7通过自身代谢反应产生类志贺毒素(Shiga – like toxin,SLT),这是其最主要的致病因子。SLT可以导致人和牲畜的肠道上皮细胞产生黏附抹平效应(attaching and effacing lesion),造成A/E损伤,这种损伤会导致人和牲畜发生剧烈腹部痉挛,继而发生急性出血性腹泻。O157:H7之所以能够表达SLT是源于致病性大肠杆菌非产毒株O55:H7被含有毒素编码基因的原噬菌体体所感染。所有临床分离得到的O157:H7均有一个质粒pO157,是一个非接合型F质粒,大小介于92~104kb,该质粒可以编码溶血素等毒力因子,还可以通过编码周质过氧化氢酶使其在感染宿主细胞时缓解氧化应激,在缺氧条件下利用作为氧代谢副产物的活性氧,使菌株避免来自吞噬细胞或其他宿主细胞的氧化损伤,进而对菌株提供保护使其毒力增强。

肠出血性大肠杆菌能引起一系列人类疾病,包括水样腹泻(watery diarrhea)、出血性肠炎(hemorrhagic colitis, HC)、血小板减少性紫癜(thrombotic thrombocytopenic purpura, TTP)、溶血性尿毒综合征(hemolytic uremic syndrome, HUS)。EHEC感染包括无症状感染、轻度腹泻、出血性结肠炎及其并发症,典型病例表现为突然发生的剧烈腹痛和非血性腹泻,数天后出现血性腹泻、无粪质、不发热或仅有轻度发热、血白细胞计数增多。人感染 EHEC O157：H7 的潜伏期为 4~9 天,腹泻后排菌时间为 2~62 天。感染 EHEC O157：H7 的病例有 10% 最终会发展成出血性结肠炎和溶血性尿毒综合征,导致 2%~10% 的死亡率。

罪魁祸首：EHEC O104：H4

常见的 EHEC 感染一般会引起腹部绞痛、非血性腹泻、血性腹泻,重则造成肾损伤。但导致 2011 年欧洲 EHEC 疫情的致病菌除引起以上症状外,还造成德国一多半患者出现神经系统紊乱,表现为焦躁不安、语言障碍或抽搐等症状。而且,以往的出血性大肠杆菌案例多发于 10 岁以下儿童,而此次疫情中 85% 的感染者是成年人,其中 70% 为妇女。经过实验证实,此次的病原体并非人们熟知的 O157：H7,而是另一个血清型 O104：H4。其实,病原学研究结果显示,20%~50% 的出血性肠炎是由非 O157 血清型大肠杆菌引起的,如 O26：H11、O111：H8 等。1994 年,美国蒙大拿州曾发生一次 O104：H21 型大肠杆菌导致的出血性肠炎流行。而在过去十几年里关于 O104：H4 的报道很少。第 1 例 O104：H4 的报道要追溯到 2001 年,并被科学家描述为 HUSEC41,第 2 例是韩国一位妇女由于 O104：H4 感染引发溶血尿毒综合征,但这在当时都未引起重视。那么新发现的 O104：H4 为什么比 O157：H7 有更强的致病性呢?

EHEC O104：H4 形态符合大肠杆菌的特点,无芽孢、有鞭毛。革兰氏染色呈阴性。在自然界的生存力强,在 7℃~50℃ 均可生长,对热抵抗力弱,加热至 70℃ 可被杀死。耐酸、耐寒能力较强,在自然界的水中可存活数周至数月,在温度较低时存活更久。具有很强的聚集黏附能力,即使在人体外也能黏附在物体表面,并能生存较长时间。培养特性符合大肠杆菌的特点,培养温度(36±1)℃,在普通培养基上生长良好。在麦康凯培养基上呈粉红色乳糖发酵菌落,在 EMB 培养基上呈紫黑色金属光泽菌落。

中国深圳华大基因研究院、德国汉堡 – 埃彭多夫大学医学院、中国疾病预防与控制中心和军事医学科学院微生物流行病研究所研究人员联合对 2011 年德国流行的病菌进行了全基因组测序,结果发现造成本次疫情的菌株是 O104：H4 的一个变种,这种变种菌结合了 EHEC 和肠黏附性大肠杆菌(Enteroaggregative *E. coli*, EAEC)两种病菌的基因特性,约 80% 的基因来自 EHEC O104 型,其余 20% 来自 EAEC。德国汉堡的医生对 2011 年 EHEC 感染的死亡患者进行解剖,发现众多病菌在大肠内聚集黏附在一起形成生物膜的现象,显示出 EAEC 的特性,这与基因组测序结果是一致的。奥地利因斯布鲁克医科大学的微生物学家维茨纳认为,此次 EHEC 的破坏力更大正是因为它对肠壁的黏附性更强,可以在肠道内宿居更长时间、产生更多的毒素(表 4)。

表 4　EHEC 两个血清型的比较

组别	*E. coli* O104: H4	*E. coli* O157: H7
暴发区域	德国北部、法国等	日本、美国、加拿大、法国、英国、非洲等
感染源	污染的芽菜	污染的食物、未消毒的牛奶和水、与饲养的奶牛接触、接触感染者的粪便
人传人	极少	是,特别是在日间儿童保育机构
山梨醇发酵	+	−
山梨醇 – 麦氏培养基菌落颜色	粉色	无色
是否产 ESBL	+	−
毒力基因(产物)		
stx1(Shiga toxin 1)	−	2/3 案例中为阳性
stx2(Shiga toxin 2)	+	+
eae(intimin)	−	+
临床表现		
潜伏期	8 天	3~4 天
血便	80%	90%
发热	大多不发热	大多不发热
是否发展为 HUS		
感染者发展为 HUS 的比例	25%	8%~15%
易发展为 HUS 的人群	成年女性	儿童

注:ESBL——广谱 β 内酰胺酶;HUS——溶血尿毒综合征。

EHEC O104: H4含有志贺样毒素 stx2 基因以及 EAEC 的质粒因子主调控基因 aggR、运输蛋白基因 aatA、菌毛操纵子基因 aggC、fimbral 亚单位基因 aggA。不具有紧密黏附素 eaeA、肠溶血素基因 hly。志贺样毒素 stx2 是 STEC 的主要毒力因子,其与出血性肠炎、溶血性尿毒综合征的致病性有关。Bielaszewska M.等对在 2011 年 5 月 23 日至 6 月 2 日期间德国的 80 例 HUS 病例中分离的病原菌的分析研究发现,O104: H4还结合了 STEC 的 iha、lpfO26、lpfO113 基因,以及 EAEC 的 set1、pic、aap 基因。EHEC O104: H4具有很强的抗药性。研究显示该菌株携带氨基糖苷类、大环内酯类及磺胺类抗生素,头孢菌素,单酰胺菌素,青霉素和链霉素类抗生素的耐药基因,这使得该菌株对至少 8 种抗生素可能产生耐药性,而且其超广谱 β 内酰胺酶呈阳性。治疗时如果错误地使用抗生素,有可能导致该病菌释放更多毒素。由于 EHEC O104: H4获得医源性耐药的可能性很小,此次菌株严重的抗药性很可能是家畜、家禽等饲养过程中滥用抗生素的结果。

EHEC 感染是一种人畜共患病。凡是体内染有该菌的患者、带菌者以及家畜、家禽等都可传播本病,其中以牛的带菌率为最高,可达 16%,而且牛一旦感染,排菌时间至少为 1 年。EHEC 有三个主要传播途径,即食物、水源和密切接触者。用受污染的水灌溉或清洗,或者接触过受污染的动物粪便的生鲜蔬菜也会带菌。食用被污染的食物也可以感染,例如生的或没煮熟的带菌牛肉。德国权威机构的流行病学研究显示 2011 年疫情暴发与生食芽苗菜密切相关。2011 年 7 月 5 日欧洲食品安全局报告,埃及出口的葫芦巴种子很可能是芽苗菜污染的来源,但埃及并不认同这一说法。德国联邦风险评估研究所的国家大肠杆菌实验室研究表明,2011 年暴发的 EHEC O104: H4菌株已经在德国境内传了 10 年,对象是人类而非牲畜,食物则疑似遭到人类排泄物的污染。

人感染 EHEC O104: H4的潜伏期为 2~10 天,通常 3~4 天;2011 年疫情中 EHEC O104: H4感染潜伏期的中位值为 8 天。O104: H4感染的临床表现轻重不一,包括无症状感染、轻度腹泻、出血性肠炎、溶血性尿毒症综合征等。此次 O104: H4以血液系统、急性肾功能衰竭为主要临床表现,主要是志贺样毒素造成肠黏膜上皮细胞破坏、肠黏膜溃疡、出血、血管内皮细胞损伤、溶血和血小板减少等,更重要的是,肾小管上皮细胞坏死、堵塞和肾小球破坏,引发严重的 HUS,表现为急性肾功能衰竭,严重者可发展为多器官功能障碍综合征,因而导致 EHEC O104: H4患者死亡。部分患者可出现中枢神经系统受累症状,如头痛、昏迷和抽搐。此外,据参与临床治疗的奥地利因斯布鲁克医科大学的微生物学家维茨纳介绍,2011年疫情给人们带来的新认识是 EHEC 产生的志贺样毒素不仅直接伤害肾脏,还会使人体免疫系统的补体系统反应过激,导致大量红细胞被破坏。

对 EHEC O104:H4 感染导致的肠胃炎的治疗原则与一般胃肠炎相同,轻症者病情呈自限性,抗生素的使用并不能够缩短病程或住院时间,因而不主张使用抗生素。中重症者需给予对症支持治疗,保持水、电解质和酸碱平衡。腹泻患者应避免使用缓泻剂,因其能强烈抑制胃肠蠕动,促进毒素吸收。对于并发 HUS 的患者,可采用透析治疗,但部分患者对于透析治疗无效。海德堡、蒙特利尔和巴黎的医生及科学家共同报道了他们使用 2007 年上市的单克隆抗体 Eculizumab 成功地治愈了于 2010 年被 EHEC 感染后患严重 HUS 的 3 名儿童。Eculizumab 是一种新型补体抑制剂,可抑制补体级联反应中补体 C5 的活性,阻止补体 C5 裂解为炎症因子 C5A 和 C5B－9。2011 年的疫情中,不少德国医院尝试给患者注射单克隆抗体 Eculizumab,正是因为这种抗体能阻止补体系统过激反应,且尚未发现抗体疗法可能带来的副作用。但是,这种抗体目前在医治 EHEC 感染方面还没有得到德国官方认证许可,还需大量临床治疗对其疗效和副作用进行验证。抗体治疗迄今取得的疗效似乎说明志贺样毒素对免疫系统的影响在其致病机制中是一个重要因素,但是人们目前还没有良策阻止该病菌毒素对肾脏的直接破坏。此外,医学界目前还没有充分了解为何这种毒素会对中枢神经系统造成这么大的影响,致使患者出现健忘、语言障碍、暂时性肢体麻木、抽搐、休克等症状。对此,德国格赖夫斯瓦尔德大学和波恩大学的研究人员给出一种解释:一些重症患者的免疫系统会产生对抗自己身体内正常细胞的抗体。这种"视友为敌"的抗体可能通过积聚一种凝血因子,导致患者的大脑和肾上腺供血不足,进而引发神经系统障碍。格赖夫斯瓦尔德市的医生已对 4 名重症患者使用一种将这种抗体滤出血液的新疗法,患者在治疗后一天内,其状况即有所好转。但这种试验疗法也需得到更大范围的病例治疗检验。

追根溯源：什么是大肠杆菌

大肠杆菌亦称为大肠埃希菌,于 1885 年由德国细菌学家、儿科医生 Theodore von Escherich 发现，是人和动物肠道中数量最多的一种细菌，主要寄生于大肠，能合成对人体有益的维生素 B、维生素 K，一般不致病，但部分菌株可引起胃肠道、泌尿道和中枢神经系统疾病。

大肠杆菌在分类上属于变形菌门、γ - 变形菌纲、肠杆菌目、肠杆菌科、埃希菌属、大肠杆菌种，为革兰氏阴性杆菌，通常大小为(0.4 ~ 0.7)μm × (1.0 ~ 3.0)μm；多数菌株有周身鞭毛，能运动，无芽孢；有普通菌毛和性菌；为兼性厌氧菌，在普通培养基上生长良好，生长温度15℃ ~ 40℃，最适温度37℃；能发酵葡萄糖等多种糖类，产酸产气；吲哚、甲基红、VP、枸橼酸盐(IMViC)试验结果为" + + - -"。大肠杆菌抗原主要有菌体抗原(O 抗原)、鞭毛抗原(H 抗原)和荚膜抗原(K 抗原)三种，可通过凝集试验进行分型，这三种抗原也是血清学分型的基础。O 抗原一般为多糖 - 类脂 - 蛋白质复合物，耐热，超过 170 种。H 抗原为不耐热的鞭毛蛋白抗原，超过 56 种。K 抗原为多糖或蛋白，超过 100 种，根据耐热性不同，分为 A(耐热)、B 和 L(不耐热)三型。表示大肠杆菌血清型的方式是按 O: K: H 排列的，例如 O111: K58: H2。大肠杆菌在自然界的水中可存活数周至数月，在温度较低的粪便中存活更久。对热的抵抗力较其他肠道杆菌强，55℃处理 60 分钟或 60℃处理 15 分钟仍有部分细菌存活，但 60℃处理 30 分钟则死亡。对理化因素抵抗力不强，易被一般化学消毒剂杀灭，常用氯进行饮水消毒。胆盐、煌绿等染料对非致病性肠杆菌科细菌有抑制作用。对磺胺类、链霉素、氯霉素、庆大霉素等敏感，但易耐药，常由带有 R 因子的质粒转移而获得。

多数大肠杆菌在肠道内不致病，但如移位至肠道外的组织或器官则引起肠外感染，以泌尿系统感染为主，例如尿道炎、膀胱炎、肾盂肾炎，亦可引起腹膜炎、胆囊炎、阑尾炎、手术创口感染等。在婴儿、老年人、慢性消耗性疾病、大面积烧伤患者或免疫功能低下者，大肠杆菌可侵入血流引起败血症。早产儿，尤其是 30 天内的新生儿，大肠杆菌感染可导致脑膜炎。

大肠杆菌的一些特殊血清型具有致病性，可分为 5 组：EHEC、肠产毒性大肠杆菌(enterotoxigenic *E. coli*, ETEC)、EAEC、肠致病性大肠杆菌(enteropatho-genic *E. coli*, EPEC)和肠侵袭性大肠杆菌(enteroinvasive *E. coli*, EIEC)。

EHEC 亦称为 Vero 毒素大肠杆菌(verocytotoxin - or verotoxin - producing *E. coli*, VTEC)、STEC、溶血尿毒综合征相关肠出血性大肠杆菌(hemolytic uremic syndrome - associated enterohemorrhagic *E. coli*, HUSEC)。EHEC 代表的血清型为

O157：H7，2011 年德国 EHEC 感染疫情后，O104：H4也开始受到更多关注。EHEC 致病过程的关键步骤是：在 EHEC 与肠上皮细胞初步发生相互作用后，细菌Ⅲ型分泌系统基因被激活表达，紧密黏附素受体 Tir 蛋白通过Ⅲ型分泌系统进入肠上皮细胞并定位于细胞膜上；进而细菌的紧密黏附素与 Tir 蛋白结合，形成细菌与上皮细胞间的紧密黏附，引发典型的 A/E 病变（EHEC 去除宿主肠绒毛后通过形成基座样结构，紧密黏附在肠上皮细胞上）。EHEC 引起 A/E 损伤所需要的全部基因都位于 LEE 致病岛上。LEE 致病岛由 5 个操纵子组成（LEE1 ~ LEE5），LEE1 ~ LEE3 主要编码Ⅲ型分泌系统元件；LEE4 主要编码分泌蛋白，如 EspA、EspB 和 EspD；LEE5 主要编码紧密黏附素及其受体 Tir。EHEC 的另一个重要致病因子是志贺样毒素，该毒素能够从 28S rRNA 中移除一个腺嘌呤残基（A4324），从而抑制蛋白的合成，导致宿主细胞死亡。EHEC 的这些关键致病基因受到精确调控，以保证这些致病性基因在 EHEC 的最佳定植位点（大肠）大量表达。而在 EHEC 生活周期中的其他阶段或人体其他位置，这些致病性基因处于被抑制的状态（表达致病基因需要细菌消耗能量和资源），从而增加 EHEC 成功定植大肠的概率。

ETEC 是一类能侵染小肠上皮细胞的病原菌，能够在细胞上定植和增殖，并产生肠毒素。临床上 ETEC 感染的症状通常为急性水样腹泻，有从温和到严重多种程度。感染者也曾出现头痛、发热、恶心、呕吐等症状。这类病原菌的感染对肠道的营养吸收、儿童的生长发育甚至于全球的死亡率都有着深远的影响。EAEC 是 1987 年首次从智利腹泻儿童的粪便中分离出的一种大肠杆菌，其特点是在组织培养过程中能以特有的"聚集样"或"砖堆样"的方式黏附于组织培养的上皮细胞株。其在侵染时不侵入肠上皮细胞，不产生 LT、ST 或是 VT 毒素，临床表现为急性、持续性腹泻，含黏液的水样分泌性腹泻是其典型表现，部分患者伴有发热、呕吐、腹痛，1/3 患者有便血症状。EPEC 是在小肠上段寄居繁殖的一类病原微生物，在 1945 年就被认定为致泻大肠杆菌，主要引起婴幼儿急性腹泻或慢性腹泻以及成人散发腹泻。EIEC 是一类具有强致病毒力的病原菌，能够感染较大儿童及成年人。常见的临床症状主要是水样腹泻，少数人出现痢疾症状，通常是以食物或水源为媒介进行感染的，也可经过亲密接触传播产生散发病例。

大肠杆菌的致病机制

大肠杆菌具有多种毒力因子,不同的致病性大肠杆菌有不同的致病因子。其中主要包括肠毒素、黏附素性菌毛、类志贺菌毒素、毒力岛等。

1. 肠毒素(Enterotoxin)

大肠杆菌肠毒素是大肠杆菌在生长繁殖过程中产生和释放的一种外毒素。按热稳定性等特点,可分为耐热肠毒素(heat – stable enterotoxin,ST)和不耐热肠毒素(heat – labile enterotoxin,LT)等。

(1)ST 根据抗原性及宿主差异,ST 分为 ST1 和 ST2,ST1 又分为 ST1a 和 ST1b 两个亚单位。ST 基因位于 Ent 质粒上,ST1 常与位于同一质粒上的定居因子连锁。ST1 基因序列分析发现,ST1a 和 ST1b 基因序列同源性为 70%,C 端 18 个氨基酸高度保守。ST1 蛋白序列中半胱氨酸占有很大比例(18%)。成熟的 ST1 由 18 ~ 19 个氨基酸构成,含有 13 个高度保守的氨基酸序列(5 ~ 17 氨基酸),这段小肽保留了 ST1 的全部毒性。在 ST1 小肽保守区内,6 个 Cys 组成 Cys5 – Cys10、Cys6 – Cys14 和 Cys9 – Cys17 3 个分子内二硫键。其中,Cys6 – Cys14 与 ST1 的毒性有关且最为重要,其他 2 个二硫键在维持分子结构上起作用。破坏任何 1 个二硫键,其毒性将降低至不足原来的 1/250,而分子内 2 个二硫键被破坏,ST1 的毒性可能丧失殆尽。ST1 能激活颗粒性鸟苷酸环化酶,使组织中的 cGMP 增加。ST1 的活性具有组织特异性,可使回肠上皮细胞内的 cGMP 增加 10 倍,结肠下段仅增加 1.8 倍,对其他组织、器官无活性。此特异性可能与受体的分布有关。

(2)LT LT 能引起人和猪等家畜的严重腹泻,其对热不稳定,65℃ 30 min 或 100℃ 20 min 即可被灭活。根据来源,LT 分为 LTh 和 LTp;根据免疫原性,分 LT – I 和 LT – II。研究发现,LT 分子由 A 和 B 两个亚单位组成,且 LT – I 和 LT – II 的 A 亚单位基因有 57% 的相似性,两者的 B 亚单位基因同源性较低。LT 分子为 AB5 型六聚体蛋白,分子量约为 88.7 ku。A 亚单位具有 ADP – 核糖基化酶活性,由折叠结构的 A1 片段和螺旋结构的 A2 片段组成,二者通过二硫键相连。A1 是 LT 的活性部分,A2 是与 B 亚单位连接的部分。B 亚单位由 2 个 α 螺旋和 6 个 β 片层结构组成,其 N – 端的 1 个 Cys 残基与 C – 端的 1 个

Cys 残基形成二硫键,将分子的 2 个末端连接起来;5 个同样的分子排列在一起呈现戒指样的环状结构,可结合肠黏膜上皮细胞膜上的神经节苷脂受体。A 亚单位通过其 A2 片段插入 B 亚单位五聚体"戒空"中央,形成 1 个完整的 LT 分子。LT 的 B 亚单位五聚体识别肠黏膜上皮细胞膜的神经苷脂受体,并与之结合形成复合物,跨膜转运到靶细胞浆中。一旦 A 亚单位进入细胞,其二硫键被还原,A1 成分被释放并与 NAD^+ 结合,水解核糖尼克酰胺键,并将 ADP - 核糖转移到受体 G 蛋白上。此过程需要 ADP - 核糖基化因子(ARF)和 GTP 参与。ARF 与 GTP 结合后辅助 LT 的 A1 片段发挥其酶促功能。LT 在细胞内的主要靶蛋白是 Gsa。Gsa 具有 GTPase 活性,能水解 GTP 生成 GDP;生成的 GDP 与 Gsa 结合后导致 Gsa 失活。Gsa 不可逆的 ADP - 核糖基化抑制了其 GTPase 活性,导致持续的腺苷酸环化酶(AC)系统活化,水解 ATP 产生大量的 cAMP,引起小肠液过度分泌,超过肠道再吸收能力,继而出现腹泻。

2. **黏附素性菌毛**(Adhesion pili)

大肠杆菌具有 I 型和 IV 型菌毛。禽源菌,I 型菌毛基因位于染色体上,编码 I 型菌毛的 9 个基因分别是 *fimB*、*fimE*、*fimA*、*fimI*、*fimC*、*fimD*、*fimF*、*fimG* 和 *fimH*。通过试验对 *fimC* 基因进行研究,发现高致病力的菌株 95% 都具有 *fimC* 基因。猪源大肠杆菌菌毛主要有 K88、K99、987P、F41、F18 等。K88 菌毛又名 F4 菌毛,编码 K88 菌毛的基因位于质粒上,与 K88 菌毛生物合成有关的基因簇包括 *faeA* ~ *faeJ* 10 个基因。其中,*faeG* 编码 27.54 ku 的 FaeG 是 K88 菌毛的主要亚单位蛋白,与该菌毛黏附特性有关。K99 菌毛又名 F5 菌毛,仅有 1 个型,编码基因位于质粒上。K99 菌毛基因簇共有 *fanA* ~ *fanH* 8 个基因,其中,*fanC* 编码的 FanC 多肽既是 K99 主要的菌毛亚单位,也是其与糖脂受体相互作用所必需的成分。987P 菌毛又名 F6 菌毛,987P 基因位于质粒上。编码 987P 菌毛基因簇是由 *fasA* ~ *fasH* 8 个基因组成,其中 *fasA* 编码的 FasA 多肽(23 ku)是 987P 菌毛结构的主要亚单位。F41 菌毛的编码基因位于染色体上,主要结构亚单位基因序列已测定,其他关于 F41 基因的报道较少。F18 菌毛分 F18ab 和 F18ac 亚单位,编码基因位于质粒上,常与溶血素基因相连。F18 菌毛由 *fedA*、*fedB*、*fedC*、*fedE* 和 *fedF* 5 个基因编码,*fedA* 编码的 FedA 为 F18 菌毛主干的主要结构亚单位,且较为保守。

致病性大肠杆菌表面的菌毛黏附素的主要作用是与肠道等的上皮细胞受体结合,这种结合分为特异性结合和非特异性结合。大肠杆菌通过菌毛黏附于侵袭部位并大量繁殖,分泌肠毒素,进而导致细胞吸收障碍,引起腹泻或其他种类的损伤,有时甚至导致宿主死亡。没有菌毛黏附素的细菌,常被肠道上摆动的肠绒毛及分泌物所清除,失去致病性。郁磊等对产肠毒素大肠杆菌的 K88 菌毛进行研究发现,K88 菌毛能介导重组菌及 K88$^+$ 参考株黏附于猪小肠上皮细胞,且这种黏附作用能被特异的 K88 抗血清有效抑制。

3. 志贺菌样毒素(Shigatoxin,Stx)

Stx 基因位于插入大肠杆菌染色体上的 λ 噬菌体上。Stx 的结构基因有 2 个开放性阅读框、2 个核糖体结合位点、2 个信号肽编码区及 1 个终止子结构。Stx 家族包括 Stx1、Stx1c、Stx1d、Stx2、Stx2c、Stx2d、Stx2e 和 Stx2f,目前研究最多的是 Stx1 和 Stx2。Stx1 与 Stx2 基因序列同源性为 58%,氨基酸序列同源性为 56%。Stx 是由 A 和 B 两个亚基组成的蛋白质毒素,A 亚基约为 32 ku,在弗林蛋白酶(Furin)的作用下,可分解为 A1 和 A2 两个亚基。Stx1B 和 Stx2B 均由 89 个氨基酸构成。

Stx 分子的 A1 亚单位具有 N - 糖苷酶活性,A2 亚基的作用为将 A1 亚基和 B 亚基连接到一起,5 个 B 亚基形成五聚体与 A2 亚基通过共价键相连形成 AB5 结构。B 亚基能与细胞膜受体球丙糖酰基鞘氨醇 Gb3 或球丁糖酰基鞘氨醇 Gb4 特异性结合。Gb3 和 Gb4 是糖酯类分子,Stx 通过与 Gb3 和 Gb4 的醣基结合与细胞相连。Gb3 在肠上皮细胞、肾内皮细胞及中枢神经细胞等细胞膜上含量较为丰富。

Stx 可刺激细胞表达分泌一些细胞因子,如 IL - 1 和 TNF 等。这些细胞因子又能促进 Gb3 的表达合成,这可能是 Stx 导致机体产生严重并发症,如溶血性尿毒综合征和中枢神经系统性疾病的原因之一。Stx 与受体结合后,被内涵蛋白小体内吞进入细胞,然后被转移至高尔基体,在弗林蛋白酶的作用下,A 亚基被裂解为 A1 和 A2 两个片段,此时 A1 和 A2 间仍由 1 个二硫键连结。当 Stx 到达内质网后,二硫键断裂,A1 片断经内质网进入细胞质,作用于核糖体 60S 亚基,A1 发挥 N - 糖苷酶活性,从真核生物核糖体 28S rRNA 上的 4324 位腺苷酸残基上切开 N - 糖苷键,从而阻止依赖延长因子 - 1 的氨基酰 - tRNA 与 60S

核糖体亚基的结合,导致真核细胞蛋白质合成终止。这种作用会导致肾内皮细胞、肠上皮细胞、Vero 细胞、Hela 细胞或其他任何具有 Gb3 受体细胞的死亡。

Stx 不仅可以抑制细胞的蛋白质合成,还能够引起细胞凋亡。Stx1 可以提高前凋亡蛋白 Bax 的表达,致使细胞发生凋亡。Stx2A 有 1 个和 Bcl-2 相同的五肽区域 BH1,Stx1A 则没有。Stx2A1 可直接与线粒体的 Bcl-2 作用,激活卡斯帕酶 3。卡斯帕酶 3 可活化 DNA 酶,导致 DNA 裂解,从而引起细胞凋亡。

4. 毒力岛(pathogenicity island,PAI)

PAI 作为细菌染色体上一段具有特殊结构的基因簇,与细菌致病性和毒力因子密切相关。目前,在已发现的许多大肠杆菌毒力岛中,研究较多的是肠细胞脱落位点(locus of enterocyte effacement,LEE)毒力岛及耶尔森菌强毒力岛(high pathogenicity island,HPI)。

肠致病性大肠杆菌 LEE 毒力岛编码的毒力因子基因群含有编码黏附和脱落损伤(A/E inyury)的所有基因、编码Ⅲ型分泌系统(Esc 或 Sep)基因、编码分泌型蛋白质(Esp)及其分子伴侣基因、编码外膜蛋白紧密素(Eae)和紧密素易位受体(Tir)等的基因。将来自兔的 RDEC-1(O15:H-)菌株的 LEE 毒力岛的全基因序列与人类大肠杆菌及肠出血性大肠杆菌比较,结果发现 LEE 毒力岛在染色体 DNA 上的位置在不同进化群的菌株间有所不同,已鉴定的主要插入位点是转运 RNA selC 和 pheU 2 个位点,并可能有其他位点。在细菌 LEE 毒力岛的两端具有插入元件和重复序列的结构特点,提示存在 DNA 重组的可能性。从遗传学的角度来看,LEE 毒力岛表现出的特征说明 LEE 可能是 1 个外源性的片段,是细菌在进化过程中获得的。

耶尔森菌强毒力岛(the*Yersinia* high-pathogeniticity island,HPI)最早发现于耶尔森菌属,与小鼠致死型表型密切相关。HPI 由保守的核心区、Ybt 生物合成区、调控区和对 HPI 整合或剪切具有重要作用的区域,以及无确定功能区组成。HPI 毒力岛核心区主要由 *irp*1、*irp*2 和 *fyuA* 等基因构成。细菌的存活需要铁元素,宿主体内游离铁的浓度特别低,HPI 恰好能够编码 Ybt 的铁载体,这样细菌就可以通过铁摄取机制摄取铁元素,从而在畜禽体内生存,使宿主发病。在已鉴定的鼠疫耶尔森菌 HPI 的 19 个编码序列中,有 11 个与 Ybt 生物合成有关,即 *irp*1、*irp*2、*ybtA*、*psn*、*ybtS*、*ybtX*、*ybtQ*、*ybtP*、*ybtU*、*ybtT* 和 *ybtE*。*ybtP* 和 *ybtQ* 被认为与铁摄取有关,$irp1$ 和 $irp2$ 为铁调节基因,仅在致病性耶尔森菌中表达,并与毒力有关。研究发现一些产大肠杆菌毒素的大肠杆菌菌株携带的 Pap 和 $f17Ac$ 基因的核苷酸序列几乎相同,这为毒力岛能在菌体之间水平传播提供了证据。

防"毒"策略

由于 EHEC 疫情常常暴发,欧洲食品安全局要求对 EHEC 菌株进行监测。特别是 2011 年德国 EHEC 疫情之后,更应该加强 EHEC O104 的快速检测。目前已有多个研究小组建立了不同的检测方法,最常用的是利用灵敏、快捷且可以定量的 real – time PCR 技术进行检测。例如,可以通过多重 real – time PCR 技术同时检测食品(如肉类、蔬菜)中是否存在 EHEC 不同血清型菌株,一方面减少了对样品的需求量,另一方面也提高了检测效率;还可以检测人粪便中是否存在 EHEC O104,为疾病的早期诊断提供依据。

另外,针对 EHEC 感染流行的 3 个基本环节,应该从管理传染源、切断传播途径和保护易感人群 3 个方面预防 EHEC 感染。①管理传染源:建立对出血性腹泻常规检验的预警机制,目标病原菌应包括志贺菌、沙门菌、弯曲菌和大肠杆菌在内的多种致病菌,确保一旦发生疫情,能立即做出早期诊断。对于从事饮食及相关行业的人员进行定期体检,以检出慢性感染患者或带菌者。及早对感染性腹泻患者进行隔离和治疗,发现疫情及时上报、及时防控,防止疫情蔓延。②切断传播途径:养成良好的卫生习惯是预防本病最简单、有效的方法。生吃瓜果蔬菜时,务必彻底洗净;凉菜、肉制品要做到生熟分开处理和存放;不喝生水;饭前便后洗手,接触动物及其粪便后彻底洗手。当出现血便时,要注意以下事项:马上就诊,婴幼儿、老年人更应注意;处理患者粪便时要戴一次性橡胶手套,一旦接触到患者粪便,应用消毒液或肥皂清洗干净;被患者污染的衣物应煮沸或用药消毒,并且应与家人的衣物分开清洗;患者洗浴时应注意不要与婴幼儿及家人共浴。③保护易感人群:预防接种可以使 EHEC 感染的暴发和流行得以控制,但有关疫苗尚在研制之中。最近,一种 EHEC O157:H7 的口服疫苗已经进入实验阶段,以该疫苗免疫小鼠,不加其他任何佐剂,可诱发强烈的细胞和体液免疫应答,小鼠免疫后 55 天攻毒,保护率达 86%。这为 O104:H4 型 EHEC 疫苗的研制提供了借鉴。

除此之外,建立健全统一的应急管理体系是非常必要的。明确疫情发布机构和中央监控机制,畅通医疗体系内部信息交流,确保各地卫生部门能够及时上报疑似或确诊病例,防止中央监控机构所汇总的确诊或疑似病例总数滞后,及时通报疫情状况,以免引起民众的不安或恐慌。

(孙　燕)

参考文献

[1]Kampmeier S,Berger M,Mellmann A,et al. The 2011 German Enterohemorrhagic Escherichia Coli O104:H4 Outbreak – The Danger Is Still Out There. Curr Top Microbiol Immunol, 2018,416:117 – 148.

[2]Beutin L,Martin A. Outbreak of Shiga toxin – producing Escherichia coli(STEC)O104:H4 infection in Germany causes a paradigm shift with regard to human pathogenicity of STEC strains. J Food Prot,2012,75(2):408 – 418.

[3]Newell DG, La Ragione RM. Enterohaemorrhagic and other Shiga toxin – producing Escherichia coli(STEC):Where are we now regarding diagnostics and control strategies? Transbound Emerg Dis,2018,65 Suppl 1:49 – 71.

[4]Melton – Celsa A,Mohawk K,Teel L,et al. Pathogenesis of Shiga – toxin producing Escherichia coli. Curr Top Microbiol Immunol,2012,357:67 – 103.

[5]Karpman D, Ståhl AL. Enterohemorrhagic Escherichia coli Pathogenesis and the Host Response. Microbiol Spectr,2014,2(5).

[6]Mellies JL, Lorenzen E. Enterohemorrhagic Escherichia coli Virulence Gene Regulation Microbiol Spectr,2014,2(4).

[7]Wu CJ, Hsueh PR, Ko WC. A new health threat in Europe:Shiga toxin – producing Escherichia coli O104:H4 infections. J Microbiol Immunol Infect,2011,44(5):390 – 393.

[8]Cordonnier C, Thévenot J, Etienne – Mesmin L, et al. Probiotic and enterohemorrhagic Escherichia coli:An effective strategy against a deadly enemy? Crit Rev Microbiol,2017,43(1): 116 – 132.

[9]杨斌,蒋玲艳,黄笛,等. 肠道致病菌感染位点识别机制. 中国科学:生命科学,2019,

49(9):1069 – 1075.

[10]胡桂学,饶桂波,郭慧,等.致病性大肠埃希菌常见毒力因子分子生物学特征研究进展.吉林农业大学学报,2014,36(4):379 – 383,394.

[11]卫昱君,王紫婷,徐瑗聪,等.致病性大肠杆菌现状分析及检测技术研究进展.生物技术通报,2016,32(11):80 – 92.

[12]朱蓓.肠出血性大肠杆菌感染的流行病学及临床医学资料概述.解放军预防医学杂志,2011,29(4):309 – 311.

[13]张宏伟,李威,张彤.肠出血性大肠杆菌 O104:H4感染的病原学特点和临床诊治进展.北京医学,2011,33(9):756 – 758.

★ 腹泻元凶 ★

—— 志贺菌

痢疾是一件小事吗

腹泻,可能人人都曾经历过,但导致腹泻的原因多种多样,可能是着凉、消化不良,也有可能是细菌感染或病毒感染。细菌性腹泻,特别是以志贺菌(*Shigella*)为主要致病菌的腹泻(痢疾或菌痢),占腹泻性疾病的 5% ~ 10%。在人们印象中,腹泻是"小病一桩",然而据数据统计,每年全球因志贺菌引起的细菌性痢疾约 1.65 亿人次,死亡病例超过 100 万。在我国,细菌性和阿米巴性痢疾是列入《中华人民共和国传染病防治法》的乙类传染病;随着卫生条件好转,我国 2015—2019 年的细菌性和阿米巴性痢疾发病数逐年下降,但数据仍达到 10 万人次左右,依次为 138 917、123 283、109 368、91 152 和 81 075。面对以上数据,你不再认为痢疾是"小事一件"了吧(图 53)?

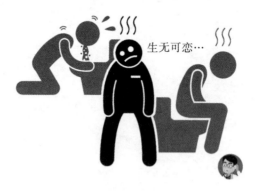

生无可恋…

图 53 痢疾可不是小事

近年来,由于临床上志贺菌多药耐药菌株的日益增多,表现为耐药菌株出现频率更高、耐药产生速度更快、耐药率高、耐药范围广等,使痢疾的危害更加严重。有数据显示,我国境内多重耐药志贺菌属细菌在各地都呈现逐年增多趋势。例如,陆迪雅等对亳州市 2016—2019 年 80 例小儿细菌性痢疾的研究发现,福氏志贺菌($S. flexneri$)检出率最高、宋内志贺菌($S. sonnei$)其次、鲍氏志贺菌($S. boydii$)最低;3 群志贺菌同时耐药的抗生素有 11 种,耐药率较高的抗生素有氨苄西林、氨苄西林舒巴坦、环丙沙星、庆大霉素;敏感率较高的有厄他培南、亚胺培南、哌拉西林他唑巴坦、头孢他啶;3 群志贺菌对哌拉西林他唑巴坦敏感率均为 100%;各群志贺菌耐药情况在各年度大致相同,氨苄西林舒巴坦、庆大霉素与妥布霉素耐药例数逐年递增。安宏等对黑龙江省 2016—2018 年 1991 例细菌性痢疾进行检测宋内志贺菌,福氏志贺菌检出率最高、宋内志贺菌其次;福氏志贺菌对氨苄西林、萘啶酸、利福平、氯霉素、氧氟沙星、链霉素耐药;宋内志贺菌对利福平、复方新诺明耐药。贾蕾对 2008—2017 年北京市 1423 例细菌性痢疾的检测发现,病原以宋内志贺菌为主,其余均为福氏志贺菌。氨苄西林和萘啶酸的耐药率最高,环丙沙星、氧氟沙星及阿莫西林耐药率较低;福氏志贺菌的耐药情况较宋内志贺菌更为严重。其他省市数据均显示,志贺菌属细菌的耐药情况存在地区差异和时间差异,但近年来总的趋势是志贺菌多重耐药株增多,且都针对于该地区该时期的常用抗生素。另一共同规律是对新产生的、广泛应用的喹诺酮类药物的耐药率逐渐增高,而对一些近年很少用到的、过去耐药率极高的老的抗生素,敏感性有所恢复,如上文中提到的氯霉素、庆大霉素。志贺菌耐药性的提高也让现有治疗措施收效大减,给志贺菌的防控带来了新的挑战。

志贺菌与大肠杆菌

志贺菌俗称痢疾杆菌,是人类细菌性痢疾最为常见的病原菌,为革兰氏阴性菌,无芽孢,无鞭毛,无荚膜,有菌毛(图 54)。通常为短小杆菌,大小为$(0.5 \sim 0.7)\mu m \times (2.0 \sim 3.0)\mu m$。志贺菌属细菌有 O 和 K 两种菌体抗原。O 抗原是分类的依据,分群特异抗原和型特异抗原,将志贺菌属分为 4 个群:痢疾志贺菌($S. dysenteriae$)、福氏志贺菌、鲍氏志贺菌、宋内志贺菌。志贺菌对理化因素抵抗力较弱,日光直接照射 30 分钟或加热至 60℃ 10 分钟即死亡;对酸较敏感,在 1% 的石炭酸中 15 ~ 30 分钟内死亡。对多种抗生素易形成耐药性。

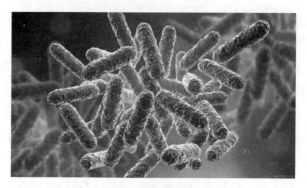

图 54　志贺菌模拟图

在发展中国家,细菌性痢疾的感染以福氏志贺菌为主,可达到 60% ;而在发达国家,以宋内志贺菌为主,达到 77% 。但近年来,宋内志贺菌在发展中国家的感染率有明显升高的趋势,宋内志贺菌逐步转变为优势菌。这种改变的原因不明确,可能与发展中国家的经济状况改善、饮食结构和卫生习惯改变有关。目前,除宋内志贺菌外,其他 3 个血清群包含多种血清型,并且随着新血清型的出现而不断扩充:如福氏志贺菌早期仅报道了 6 种血清型,而最新研究报告表明其血清型已达 20 种之多。新血清型不断出现并呈现快速传播趋势,如福氏志贺菌 1c 最初在孟加拉国出现,并很快在越南、埃及等地流行。中国也出现了多个新的福氏志贺菌血清型,如 Xv、2 型变体等,其中 Xv 已从河南迅速扩散至山西、甘肃、安徽等地,2 型变体也已由广西传播到上海、新疆、河南。新型志贺菌生化特性的改变给鉴定工作带来了困难,志贺菌的 4 个群到底有什么差异,临床防治该如何转变,还需要对志贺菌进行更深入的研究。

志贺菌的遗传物质包括 1 条环状染色体和 1 个环状毒力大质粒。已知的志贺菌染色体大小在 4.3 ~ 4.8 Mb,G + C 含量约 51% 。尽管志贺菌的染色体通过水平转移分别获得了大量的群特异性、血清型特异性或菌株特异性的基因,但针对福氏志贺菌(Sf 301)、大肠杆菌 K12(MG16550)及 O157:H7(EDL 933)的全基因组序列比对结果显示,三者具有约 3.9 Mb 的共同序列,表明它们有着紧密的亲缘关系。与大肠杆菌 K - 12 相比,志贺菌染色体有一些大于 5 kb 的基因重排(反转和易位)。在"核心序列"中,存在大量由于提前终止、移码突变、插入序列插入或截断所造成的假基因。各群志贺菌具有毒力的菌株均含有约 220 kb 的毒力大质粒,由毒力基因、维持基因、插入序列和推测基因组成。所有已测序的毒力大质粒均有几乎一致的复制起点和维持基因。大质粒上 1 个约 30 kb 的片段(细胞侵袭区)编码了 1 个 Mxi - Spa Ⅲ型分泌系统、侵袭相关基因、分子伴侣基因和转录激活因子。插入序列约占志贺菌染色体的 6% ~ 12%,占毒力大质粒的 27% ~ 38%。所有毒力大质粒的细胞侵袭区均被 IS100 和 IS600 包围,表明有一个共同的原始毒力大质粒传递到志贺菌所有血清群。

对志贺菌来源的探讨主要集中在它与大肠杆菌的进化关系上(表5)。早期研究多利用分子生物学方法探究志贺菌和大肠杆菌的亲缘关系,包括多位点酶电泳(multilocus enzyme electrophoresis, MLEE)、MLEE 与 mdh 基因序列分析、rDNA 限制性片段长度多样性(restriction fragment length polymorphism, RFLP)、16S rRNA 和 gyr B 基因序列分析以及微阵列比较基因组杂交等。这些研究认为两者亲缘关系较近,推测志贺菌可能来源于大肠杆菌。研究进一步发现,志贺菌的大部分血清型都属于大肠杆菌 A 和 B1 种群,少数血清型属于其他种群,如 1 型痢疾志贺菌属于大肠杆菌 E 种群。Pupo 等进而估算出志贺菌于 3.5 万 ~27 万年前分化,晚于大肠杆菌的分化时间(800 万 ~2200 万年前),从时间的角度证实了该推断的可能性。另外有观点认为志贺菌的分化处在旧石器时代,早期人类正在逐步扩张,志贺菌作为一种人类肠道致病菌在该时期从大肠杆菌中分化出来也与环境变化相符合。

在大肠杆菌中,存在一个同样能引起细菌性痢疾的种群,称为侵袭性大肠杆菌(EIEC)。EIEC 是大肠杆菌中与志贺菌相似度最高的亚群,其生化代谢表型与志贺菌近乎相同,两者的相互关系成为解答志贺菌与大肠杆菌亲缘关系的关键。研究表明,EIEC 来源于非致病性大肠杆菌。多位点序列分型(multilocus sequence typing, MLST)分析显示 EIEC 的子分支个数少于志贺菌,提示它的分化时间可能比志贺菌更晚。研究者提出了关于 EIEC 和志贺菌进化关系的两种猜想:第一,EIEC 是大肠杆菌过渡到志贺菌的一种"中间状态",之后可能会发展为"真正的"志贺菌;第二,EIEC 是大肠杆菌中一个独立于志贺菌的种群,只是具有与志贺菌相似的特性。Pettengill 等利用全基因组进化研究志贺菌、EIEC 和大肠杆菌之间的关系,通过对 169 个志贺菌和 EIEC 菌株测序并构建进化树,发现两者各种血清型存在相互交叉,没有进化先后之分,表明志贺菌和 EIEC 可能是大肠杆菌下的同一个种群。这意味着 EIEC 既不是过渡阶段的产物,也不是与志贺菌并列的种群,他们认为应将志贺菌直接归入大肠杆菌的 EIEC 种群,其血清型也应重新命名。

不过也有研究认为志贺菌并非由大肠杆菌进化而来。国内研究者郝柏林等提出了一种分析进化关系的新方法——CVTree,该方法通过统计基因组序列中各种碱基短串出现的频率来计算不同物种间的进化距离,无须对序列进行比对。基于该方法,郝柏林等认为志贺菌和大肠杆菌可能是肠杆菌科下 2 个并列的属。不过 CVTree 作为相对较新的研究方法,其可靠性还未经过广泛验证,该结论还有待证实。

表 5　志贺菌与大肠杆菌进化关系的研究方法

研究样本	研究方法	研究结论
123 株志贺菌和 1600 余株大肠杆菌	MLEE	志贺菌与大肠杆菌具有紧密的亲缘关系
13 株志贺菌和 19 株大肠杆菌	MLEE 与 mdh 基因序列分析	志贺菌与致病性的大肠杆菌具有紧密的亲缘关系,可能来源于大肠杆菌
72 株志贺菌、13 株 EIEC 和 72 株大肠杆菌	RFLP	志贺菌与大肠杆菌具有紧密的亲缘关系,志贺菌与 EIEC 可能来源于大肠杆菌的不同分支
沙门菌、志贺菌和大肠杆菌共约 200 株	16S rRNA 和 gyr B 基因序列分析	志贺菌与大肠杆菌具有紧密的亲缘关系
3 株志贺菌和 19 株具有致病性的大肠杆菌	微阵列比较基因组杂交	志贺菌与 EIEC 具有极为紧密的亲缘关系,位于大肠杆菌的同一分支
2a 型福氏志贺菌和大肠杆菌	比较基因组学	志贺菌与大肠杆菌具有高度相似性,可能应属于同一个属
6 株志贺菌和 19 株大肠杆菌	CVTree	志贺菌和大肠杆菌是来源于同一祖先的 2 个不同分支
46 株志贺菌、32 株 EIEC 和 8 株大肠杆菌	MLST	志贺菌与 EIEC 具有极为紧密的亲缘关系,位于大肠杆菌的同一分支
志贺菌和 EIEC 共 169 株	全基因组进化分析	志贺菌和 EIEC 是大肠杆菌下的同一种群
7 株志贺菌和 29 株大肠杆菌	FFPs	志贺菌可能由大肠杆菌进化而来,并存在两个独立的进化来源
6 株志贺菌和 28 株大肠杆菌	基因组共线性片段分析	志贺菌可能由大肠杆菌进化而来,并存在至少 3 个独立的进化来源

向病毒学习

志贺菌只有侵入肠黏膜才能致病。否则,即使菌量再大也不引起疾病。因此志贺菌的细胞内入侵机制一直是研究热点。志贺菌的这一特点很像另一种微生物——病毒。病毒是严格的细胞内寄生性生命体,脱离了宿主细胞,病毒无法完成自身的复制。

但志贺菌的入侵机制与病毒并不完全相同。病毒入侵宿主细胞往往是通过细胞表面特异性受体的识别和介导完成的,而志贺菌通过Ⅲ型分泌系统(type 3 secretion system, T3SS)向宿主细胞分泌一些效应子,破坏宿主的细胞功能和免疫功能,随后又触发 M 细胞将其摄入并被转运到上皮下层。M 细胞是位于肠道黏膜表面集合淋巴小结〔又称派尔斑(Payer's patch)〕中特殊的抗原捕获细胞,可以将肠腔内的抗原转运至上皮下淋巴组织,其基顶面有短而不规则的微绒毛及微格,胞饮的部位、M 细胞的基底面有内陷的袋状口袋,内有淋巴细胞。胞内没有酸性磷酸酶,溶酶体很少。志贺菌通过 M 细胞的转胞作用,进入上皮下淋巴组织,被巨噬细胞吞噬(图55)。

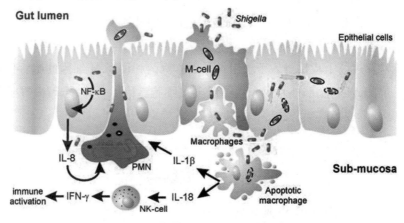

图55　志贺菌入侵肠上皮细胞示意图

许多细菌如伤寒沙门菌、耶尔森菌属、铜绿假单胞菌等,可以杀死巨噬细胞加速感染,然而对志贺菌来说,它必须杀死巨噬细胞才能侵入宿主上皮细胞。当志贺菌在巨噬细胞和上皮细胞中增殖时,释放多种与致病有关的分子并分泌Ⅲ型分泌系统效应子,这些效应子被 NLRC4(Ipaf)和 NLRP3(NALP3)所识别,导致 IL-1β 和 IL-18 的产生并发生细胞焦亡(pyroptosis)。焦亡是细胞坏死的一种形式,依赖胱天蛋白酶-1(caspase-1)引起炎性反应、快速的膜破裂及染色质的浓缩。在低剂量(MOI=10)的感染中,志贺菌可以通过 T3SS 的元件 Mxi 1 诱导一个快速的 NLRC4-胱天蛋白酶依赖的细胞坏死反应(1~2 小时),在高剂量(MOI=50)感染 6 小时后,志贺菌诱导依赖 NLRP3 但不依赖胱天蛋白酶的细胞坏死类的细胞死亡,称为焦坏死(pyronecrosis)。焦坏死可释放一些分子元件和前炎性反应的细胞激活素。志贺菌诱导的细胞死亡是不是理想的细胞死亡方式目前并不清楚,然而志贺菌介导的巨噬细胞死亡却是志贺菌属侵入周围上皮细胞所必需的,都是由于志贺菌调控宿主炎性反应的多重机制形成的。

巨噬细胞"焦亡"后,志贺菌脱离崩解的巨噬细胞,避开吞噬小体,通过基底部外侧膜入侵结肠上皮细胞。一旦进入结肠上皮细胞,志贺菌就可以在细胞内进行增殖。在细胞内,聚合肌动蛋白帮助志贺菌移动,逃避宿主的细胞外免疫防御,扩散到邻近的上皮细胞。志贺菌在侵袭上皮细胞的同时也诱发了严重的炎症反应,炎症因子 IL-8 诱导中性粒细胞向炎症部位聚集,破坏上皮细胞间的连接,使更多的志贺菌入侵肠道黏膜下层。

志贺菌缺失编码降解纤维素、多糖类物质的酶基因,无法和肠道内的正常菌群竞争营养物质,不利于其在肠腔内定植。因此志贺菌选择了入侵上皮细胞,利用细胞内的营养物质繁殖。由于肠上皮细胞之间存在紧密连接,通常致病菌无法穿过肠上皮层进入下层组织。而志贺菌利用了 M 细胞的胞吞作用跨越这一屏障,从基底部外侧膜入侵结肠上皮细胞。由此可见,志贺菌在长期进化过程中,形成了其独特的侵袭方式。

细菌也有"注射器"

志贺菌中存在的 T3SS 是其具有高侵袭力的重要原因之一。

革兰氏阴性菌中存在的分泌系统共有 6 种,分别命名为 I ~ VI 型分泌系统。其中,T3SS 是某些革兰氏阴性病原菌具有的一种特殊细胞结构,不同细菌中的III型分泌系统装置略有不同,但主体结构类似:在电镜下呈现"针头样",能够跨越细菌内膜、外膜以及靶细胞的细胞膜,将细菌胞内的蛋白质直接分泌到靶细胞中。志贺菌通过 T3SS 把效应蛋白直接转运到宿主细胞质内,攻击细胞内信号路径,建立有效的感染过程。

T3SS 的基本结构是七环基部小体,其大分子结构被称为针头复合物,其中心包含一个直径为 2~3 nm 的通道。T3SS 由多种蛋白质构成,MxiD 主要存在于外周胞质。MxiM 是一种脂蛋白,可以调控 MxiD 的膜入侵和稳定性。脂蛋白 MxiJ 和膜蛋白 MxiG 固定于或插入细菌内膜上,与 MxiD 和 MxiM 协同作用穿过外周胞质。MxiH 和 MxiI 形成一个螺旋状聚合物,突出于细胞外,貌似“针头”。研究显示 T3SS 针头结构的长度和志贺

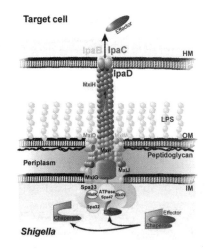

图 56　志贺菌“针头”Ⅲ型分泌系统

菌 LPS 的 O 抗原长度有关,可以根据情况自我调整,确保最大限度感染机体,同时在对抗宿主固有免疫时采取最佳保护。也有研究提出是 Spa32 决定 T3SS 针头结构的长度,但其机制还未完全研究清楚。已有研究认为此蛋白可以控制 T3SS 的底物特异性,如针头结构亚基 MxiH 和 Ipa 蛋白(图 56)。

T3SS 的组装和效应蛋白分泌都依赖于其 C - 端的 Spa47。Spa47 是 ATP 酶,可以刺激 T3SS 释放蛋白,并为这些蛋白的跨膜转运提供能量。同时,Spa47 也和其他 C - 端蛋白一起参与 T3SS 识别效应蛋白。另外,T3SS 分子伴侣在效应蛋白的分泌过程中也发挥重要作用。例如,T3SS 分子伴侣 Spa15 是福氏志贺菌细胞质中 IpaA 分泌的必要因子。然而,目前关于效应蛋白的分泌是否存在先后顺序,以及 T3SS 如何输出效应蛋白的机制还不清楚。

效应蛋白的分泌和运输需要转运蛋白 IpaB、IpaC 和 IpaD 参与。研究显示未进入宿主细胞时,亲水蛋白 IpaD 集中在 T3SS 针头结构的顶部,和 IpaB 共同阻断效应蛋白的分泌。一旦和宿主细胞接触,IpaD 发生构象变化,导致 IpaB 和疏水转运蛋白 IpaC 一起移动并插入宿主细胞膜,形成多聚体易位孔。此时,如果针头复合物也处于开放状态,其他的 Ipa 蛋白和效应蛋白就能够直接穿过 T3SS 通道,到达它们在宿主细胞内的靶点并发挥作用。

最近的研究表明,在厌氧条件下,志贺菌 T3SS 针头结构的长度大于有氧条件下的长度,并且 T3SS 的分泌被抑制。这一现象是由厌氧代谢调控子 FNR 介

导的,FNR 在厌氧条件下会抑制 Spa32 和 Spa33 蛋白的转录。志贺菌的这种调控机制与其生存的肠道环境密切相关。肠道是厌氧环境,志贺菌进入肠道后增加针头结构长度、抑制分泌都是为下一步侵袭上皮细胞做好准备。而肠上皮微绒毛顶端的毛细血管网扩散出的氧气,会在临近黏膜的位置形成一个氧气相对丰富的区域,志贺菌在接触上皮细胞前会先进入这一区域,从而激活 T3SS 的分泌。

T3SS 激活的分子机制,目前还不完全清楚。T3SS 存在三种状态:第一种是封闭状态。这种状态下,位于针头结构的最顶端(针尖部位)的以五聚体形式存在的 IpaD 蛋白,与 MxiH 蛋白形成复合物封闭了针头管道,防止效应分子在接触到宿主细胞前分泌。另一个疏水性蛋白 IpaB 驻留在针头管道内,当 IpaD 接触到外界信号后,IpaB 是第一个反应蛋白。当志贺菌进入宿主细胞,接触到胆盐(如脱氧胆酸盐),T3SS 进入第二种状态。IpaB 会被募集到针尖处,形成 MxiH – IpaD – IpaB 三聚复合物,但此时针孔仍然处于封闭状态。随后,当志贺菌进一步接触到细胞膜时,T3SS 进入第三种状态,即分泌状态。此时,另一个疏水性蛋白 IpaC 也被募集到针尖处,与 IpaB 相互作用而插入宿主细胞膜,形成多聚复合物孔道,从而起始效应分子的分泌。

志贺菌的生存之道

志贺菌已进化出从肠上皮细胞基底侧侵入细胞、利用细胞内营养而繁殖的特殊侵袭能力。然而,上皮细胞代谢速度很快,受到感染的细胞可能很快就脱落,被新生细胞替代,这样志贺菌就无法长期生存。为了获得生存繁殖的空间和时间,志贺菌通过以下途径抑制被感染上皮细胞的快速死亡和脱落。志贺菌 T3SS 分泌的效应分子 IpgD 引起蛋白激酶 B(Akt 蛋白)磷酸化,从而激活磷脂酰肌醇 3 激酶/蛋白激酶 B(PI3K/Akt)抗凋亡信号转导通路,抑制上皮细胞死亡;受 MxiE 调控的效应分子伴侣 Spa15 能够通过 T3SS 分泌到上皮细胞中,抑制 caspase – 3 激活,阻止星形胞菌素引起的细胞凋亡;同时,志贺菌在侵袭过程中裂解吞噬小泡产生的碎片能够被细胞泛素化修饰,并募集自噬标识物 Atg8/LC3,引起上皮细胞自噬,从而抑制焦亡。这一结果也再次证明,细胞自噬和焦亡是存在互斥的。

肠道上皮细胞是人体更新速度最快的细胞,平均一两天就会更新一次。因此,除了上皮细胞因感受到危险信号而引发的主动死亡外,上皮细胞在正常情况下的代谢更新也是志贺菌需要面对的一个重要问题。有报道指出:志贺菌T3SS 分泌的效应分子 IpaB 能够与细胞周期末期促进复合物(APC 复合物)的抑制蛋白 Mad2L2 相互作用,使细胞周期停滞在 G2/M 期。这种 IpaB 介导的细胞周期停滞有利于志贺菌对宿主的侵袭。此外,另一个 T3SS 效应分子 OspE 能够与整合素连接激酶相互作用,抑制上皮细胞间黏着斑(focal adhesion)的解离,从而抑制宿主细胞的脱落。

除了肠道上皮细胞的更新,肠道内的免疫系统也能够保护宿主。在上皮细胞中繁殖的志贺菌会释放出脂多糖和肽聚糖,这些分子能够引起宿主强烈的炎症反应。研究发现,福氏志贺菌感染后,机体的几种 Toll 样受体(toll – like receptor, TLR)表达量升高。其中 TLR2 可以识别细菌细胞壁的肽聚糖;TLR4 主要位于上皮细胞,可以识别 LPS;TLR5 可以识别细菌鞭毛的基本组成部分——鞭毛蛋白;TLR9 主要识别未甲基化的 CpG DNA,或许也通过识别机体内志贺菌而发挥作用。总之这几种 TLR 在志贺菌病的发病机制中发挥了作用。另外,核苷酸结合寡聚域样受体蛋白 1(nucleotide – binding oligomerization domain – containing protein 1, NOD1x)可以识别巨噬细胞中福氏志贺菌的二氨基庚二酸(diaminopimelic acid, DAP),激活 NF – κB 信号途径,引起细胞因子 IL –8 的分泌上调,募集大量中性粒细胞产生严重的肠道炎症反应和上皮损伤。由于志贺菌不能从中性粒细胞吞噬小泡中逃脱,最终会被中性粒细胞中的氧自由基和抗菌蛋白(如 BPI 蛋白)杀死。NOD2 主要分布在潘氏细胞,能够识别细菌细胞壁肽聚糖上存在的蛋白,因此当志贺菌侵袭肠道时,能够识别志贺菌。核苷酸结合寡聚域样受体家族 CARD 域蛋白 4(NLR family CARD domain – containing protein 4, NLRC4)在志贺菌病的固有免疫中具有重要作用,可以激活 caspase – 1 导致细胞凋亡,同时刺激致炎因子的释放。因此,志贺菌必须尽量降低宿主细胞的免疫防御强度,避免过早遭遇 PMN 而被杀死。

事实上,志贺菌在成功侵染上皮细胞后,通过 T3SS 分泌了超过十种的效应分子来阻止细胞产生炎症效应。这些效应分子都属于第二类(后期)效应分子,包括:OspB、OspG、OspF、OspZ 和 IpaH 家族蛋白。研究发现,T3SS 效应分子IpaH9.8 能够转运至宿主细胞核中,与 mRNA 剪切因子 U2AF35 结合,抑制

U2AF35 的正常功能，降低前炎症细胞因子 pro – IL – 8 和 pro – IL – 1β 的表达。此外，IpaH9.8 蛋白 C – 末端结构与宿主细胞 E3 泛素连接酶类似，能够将 MAPK 通路中的 Ste7 激酶泛素化，使其进入蛋白酶体降解，从而抑制 MAPK 通路的激活。OspG 蛋白能够与泛素化的 E2 泛素连接酶结合，例如 SCFβ – TrCP 复合物中的 UbcH5b 组分，可以抑制此复合物的正常功能。SCFβ – TrCP 复合物是蛋白酶体降解磷酸化 NF – κB 抑制蛋白（phospho – IκBα），激活 NF – κB 通路所必需的。志贺菌通过 OspG 蛋白抑制此复合物的功能，干扰磷酸化 NF – κB 抑制蛋白的降解，从而抑制 NF – κB 通路的激活。OspF 蛋白属于一类新的磷酸丝氨酸水解酶，能够不可逆地将 MAPK 通路中的蛋白去磷酸化（如 p38 蛋白），从而干扰组蛋白 H3 的磷酸化，阻碍 NF – κB 与其在染色质上的结合位点的接触结合，最终达到维持炎症因子低水平转录的效果。OspB 和 OspF 蛋白的细胞定位相同，也能够转运至宿主细胞核内。这两个蛋白能够与成视网膜细胞瘤蛋白（一种 DNA 结合蛋白）相互作用，改变染色质结构，从而减少炎症因子 IL – 8 的分泌。最近研究发现，OspZ 蛋白也能够抑制 NF – κB 的 p65 亚单位转位入核，从而降低了 IL – 8 等炎症因子的表达。这一作用与 OspZ 蛋白的 C – 末端氨基酸序列中 1 个 6 肽基序 IDSY（M/I）K 密切相关。需要特别指明的是，虽然在福氏志贺菌血清型 6 菌株及宋内志贺菌中 OspZ 具有上述功能，但在福氏志贺菌血清型 2a 菌株中，这一蛋白 C – 末端缺失部分序列，仅有 N – 末端 188 个氨基酸，因此不具有此功能。

知己知彼：志贺菌的检测

志贺菌属于常见食源性致病菌，由它导致的细菌性痢疾是国际公认的重要传染病之一。在肠道门诊检测工作的日常主要项目中，志贺菌检测是一个重要检测项目。因此，建立一种快速、准确、操作简便的检测方法对疾病诊断、应急处理、控制和流行病学调查具有重要意义。目前，志贺菌的检测和鉴定技术大致可分为三大类：常规生化鉴定方法、免疫学方法以及分子生物学方法。

国标法（GB/T4789.5—2012）是志贺菌检验的最常用的方法，采用常规生化鉴定方法检测志贺菌，过程分为增菌、分离、初步生化试验、生化试验及附加生化试验、血清学鉴定和结果报告 6 个步骤。常规检测鉴定方法检测志贺菌的优点是简单、直观、准确、稳定和假阳性率低;但此方法的整个检测程序需要消耗1周的时间,时间较长,检测上限为10^4 cfu/ml,并且常规检验方法操作繁琐且特异性较低,难以满足大批量健康人群体检和应对突发公共卫生事件处理的需求。

免疫学的发展为志贺菌的快速检测提供了新方法,包括ELISA、SPA协同凝集法、免疫印迹等。有报道显示,应用ELISA检测志贺菌纯培养液,检出限可达到$10^5 \sim 10^6$ CFU/ml,灵敏度高、特异性强、重复性好且易于自动化操作,但ELISA法最大的缺点是假阳性率相对较高。SPA协同凝集法是另一种基于免疫学原理的检测手段:金黄色葡萄球菌A蛋白(staphylococcal protein A,SPA)是某些金黄色葡萄球菌细胞壁的一种表面蛋白,具有同人和多种哺乳动物血清IgG分子中Fc片段结合的能力。SPA协同凝集法是用已知标准血清吸附到含A蛋白的金黄色葡萄球菌表面,使之成为吸附抗体的载体,再以此去结合相应的未知抗原,产生肉眼可见的凝集颗粒。SPA协同凝集法检测志贺菌在24~48小时即可得到检测结果,且灵敏度好、检出率高。免疫印迹法,也称为蛋白质印迹法,是借助特异性抗体检测转移到固相膜上的微量抗原。Dora等用IpaC蛋白单克隆抗体免疫印迹方法检测大便样品中的大肠埃希菌和志贺菌,结果与PCR方法检测IpaC基因相一致。免疫印迹法具有特异性好、敏感度高、无须对靶蛋白进行放射性核素标志以及固相膜保存时间长等优点,在实际应用中快速、便捷。

以分子生物学为基础建立的众多检测技术以其敏感、快速、高特异等特点成为食源性致病菌检测的新力量。检测志贺菌的分子生物学技术主要包括:PCR、RT-PCR、LAMP、脉冲场凝胶电泳、基因芯片等。PCR是在体外适合的条件下,以DNA为模板,以人工设计与合成的与模板特异性互补配对的寡核苷酸为引物,利用热稳定的DNA聚合酶沿$5' \rightarrow 3'$方向掺入单核苷酸,扩增目的DNA片段的技术。在志贺菌检测中,大多以毒力大质粒作为检测志贺菌的目的基因来设计引物,若有IpaB、IpaC、IpaD和IpaH等片段,通常利用IpaH作为目的基因来设计引物。有研究结果显示,应用志贺菌的IpaH基因序列设计引物,能检测出志贺菌的4个种群,检测最低值达到1.6×10^3 cfu/mL。RT-PCR技术也被应用于志贺菌的检测,该技术在PCR指数扩增期间通过连续监测荧光信号强弱的变化来即时测定特异性产物的量,并据此推断目的基因的初始量,具有较高灵敏性与较强特异性的优点。有相关研究分别针对 ipaH、virF 基因为目的基因进行 RE - PCR 检测,均取得了特异性好的结果,还有研究用其检测牛奶及乳饮料阳性样品中的志贺菌,其灵敏度均可达2 cfu/ml;检测排泄物中福氏志贺菌,其检测限可达 10^4 cfu/g。LAMP 是 Notomi 等于 2000 年首先提出来的一种新的核酸扩增技术,其原理主要是基于靶基因 3′和 5′端的 6 个区域设计 3 对特异性引物,包括 1 对外引物、1 对环状引物和 1 对内引物,3 种特异性引物依靠链置换 BstDNA 聚合酶,使得链置换 DNA 合成不停地自我循环,从而实现快速扩增。LAMP 相对于普通 PCR 的主要优点是扩增速度快、产率高。王伟等将建立的 LAMP 方法与荧光定量 PCR 法、分离培养法进行对比,并对建立的方法进行特异性、灵敏度试验,结果表明 LAMP 检测方法具有良好的灵敏度和特异性,方法简单快速,无须特殊仪器,可广泛用于基层医疗机构对志贺菌的检测。

另外,基因芯片技术也被用于志贺菌的检测。基因芯片是利用细菌 16S rRNA(或 16S rDNA)基因作为检测的靶基因,设计针对不同菌属的寡核苷酸探针的基因芯片,通过杂交检测细菌的种类。目前,已设计出能够区分沙门菌属、志贺菌属、葡萄球菌属和耶尔森菌的基因芯片;对于未知菌,利用基因芯片能在 4 小时内完成细菌菌属的鉴定。除此之外,还有一个包括 8 种肠道致病菌中 34 种毒力基因的肠道致病菌基因芯片,已成功地应用于腹泻患者粪便样品中病原菌的鉴定。

明日之星:志贺菌疫苗

志贺菌疫苗研究主要经历了三个阶段:一是全细胞灭活疫苗;二是减毒活疫苗;三是亚单位疫苗。

大多数病原菌的早期疫苗都是灭活疫苗。志贺菌的灭活疫苗曾采用两种途径接种人体:一种是胃肠途径,但免疫效果并不理想。另一种是非胃肠途径。虽然灭活疫苗能刺激机体产生高效价的抗 LPS 特异性抗体,但未能诱导保护性免疫应答,可能的原因是非胃肠道途径给药无法刺激肠道黏膜免疫系统。而且,灭活的志贺菌疫苗存在较强的不良反应,后来发现是少数细菌病原体的致病物质与哺乳动物的组织交叉作用导致的。

　　志贺菌减毒活疫苗的发展经历了两个时期。早期由于对志贺菌侵袭性毒力的遗传背景不清楚,主要通过自发突变的方式来获得减毒株。Mel 等将不同血清型的志贺菌在含链霉素的培养基上进行系列传代,直到对链霉素产生耐药,从而获得了链霉素依赖性菌株(streptomycin - dependent, SmD)。SmD 可以诱导血清抗体,这为日后研究具有广谱保护作用的多价疫苗提供了证据,但SmD 菌株减毒株的遗传背景不清楚,而且它对链霉素有回复突变,从而制约了其使用。随着研究的深入,人们认识到,志贺菌的侵袭力都是由毒性大质粒决定的。随着这种侵袭性质粒的发现,对减毒疫苗株的获得主要是通过基因技术的手段来取得定向的基因突变株。福氏志贺菌减毒菌株(2aT32 - Istrati)就是通过在 140MD 的侵袭性质粒上敲除了编码 32MD 侵袭性蛋白的 virG/icsA 基因而获得的。以 T32 株为靶标的几种减毒活疫苗的实验结果显示它们均有良好的安全性和免疫原性。T32 是迄今为止唯一安全并有一定保护作用的志贺菌疫苗,但是由于其需要的免疫剂量大、次数多,限制了它的推广。目前,多项研究报道了新的减毒活疫苗。WRSS1 株是敲除了福氏志贺菌 virG 基因,WRSd1株是痢疾志贺菌 1 型 virG、stxA/B 的基因突变株,两种疫苗在安全性和免疫原性实验中表现良好,已进入 I 期临床试验。还有对福氏志贺菌 5 型进行基因突变后获得的 SC560(△virG) 和 SC133(△ompB);福氏 Y 型和福氏 2a 的 aroD 突变体 SFL124 和 SFL1070。以伤寒沙门菌(即伤寒杆菌)和霍乱弧菌的减毒株为载体,导入宋内志贺菌 O - 抗原编码基因构建成的表达宋内志贺菌 O - 抗原的减毒株,均能产生高效价的抗宋内志贺菌特异 O - 抗原抗体。

　　亚单位疫苗是菌体抗原经过纯化得来的一种化学组分疫苗,可以免去由活菌带来的安全问题。例如在以色列,以绿脓杆菌为载体,表达宋内志贺菌和福氏 2a 志贺菌 O - 抗原的两种非胃肠道联合疫苗。在对两种人群的 II 期双盲随机试验中,证明其安全,并且表现出很高的免疫原性,保护率达到 74%。利用脑膜炎奈瑟菌 C 群的外膜蛋白与纯化的宋内志贺菌或福氏 2a 志贺菌的 LPS 疏水性结合而构建的蛋白体疫苗,可以运载志贺菌的 LPS,能刺激机体产生全身性的免疫应答,获得对志贺菌感染的保护。这种疫苗通过口服和鼻内途径接种免疫小鼠后,在小鼠体内均表现出很强的免疫原性,在小鼠肠道、肺部及血清中均能检测到高滴度的抗 LPS 特异抗体。再次免疫后,可诱发很强的免疫记忆。还有新型的核蛋白疫苗,又称核蛋白亚细胞疫苗,仅含少量 O - 抗原组分(不含脂质部分),无须任何佐剂,经皮下免疫接种动物实验模型,显示无毒性,能在实验动物体内诱导出强烈的全身性的抗 O - 抗原反应,同时激发黏膜免疫,表现为在小鼠肠道分泌物、眼泪、乳汁,大鼠胆汁、猴胆汁、唾液、肠道分泌物中均能检测到特异 IgA 抗体。

从发现细菌性痢疾的病原体到现在已经有近 100 年的历史了,人类对志贺菌的认识逐步深入,然而仍然有很多未解之谜。随着新技术的发展和应用,使志贺菌的致病机制更加清晰。然而时至今日,尚未有上市的疫苗。研究表明机体对志贺菌的免疫反应表现出菌株特异性,所以研究者希望开发出能覆盖尽量多的可被检测出的菌株的疫苗,如福氏志贺菌 2a、3a、6 型及宋内志贺菌;或者疫苗是针对各不同种菌株之间的保守抗原位点的。相信在不远的将来,我们能够对志贺菌引发的腹泻进行更快、更好的防治。

(孙 燕)

参考文献

[1] Schnupf P, Sansonetti PJ. Shigella Pathogenesis: New Insights through Advanced methodologies. Microbiol Spectr, 2019, 7(2).

[2] Baker S, The HC. Recent insights into Shigella. Curr Opin Infect Dis, 2018, 31(5): 449 - 454.

[3] Cornelis GR. The type III secretion injectisome. Microbiology, 2006, 4: 11 - 825.

[4] Ghosh P. Process of protein transport by the type III secretion system. Microbiology and Molecular Biology Reviews, 2004, 68: 771 - 795.

[5] Jiang Y, Yang F, Zhang X, et al. The complete sequence and analysis of the large virulence plasmid pSS of Shigella sonnei. Plasmid, 2005, 54: 149 - 159.

[6] Lampel KA, Formal SB, Maurelli AT. A Brief History of Shigella. EcoSal Plus, 2018, 8 (1).

[7] Marteyn B, West NP, Browning DF, et al. Modulation of Shigella virulence in response to available oxygen in vivo. Nature, 2010, 465: 355 - 358.

[8] Belotserkovsky I, Sansonetti PJ. Shigella and Enteroinvasive Escherichia Coli. Curr Top

Microbiol Immunol,2018,416:1 - 26.

［9］Niyogi SK. ShigellosiS. J Microbiol,2005,43:133 - 143.

［10］Parsot C. Shigella type Ⅲ secretion effectors:how, where,when,for what purposes? Current Opinion in Microbiology,2009,12:110 - 116.

［11］Mani S,Wierzba T,Walker RI. Status of vaccine research and development for Shigella. Vaccine,2016,34(26):2887 - 2894.

［12］Puzari M,Sharma M,Chetia P. Emergence of antibiotic resistant Shigella species:A matter of concern. J Infect Public Health,2018,11(4):451 - 454.

［13］杨朗,邱少富,李鹏,等.志贺菌基因组进化研究进展. 生物化学与生物物理进展,2016,43(11):1029 - 1037.

［14］杨展,王思森,崔茜,等.志贺菌属逃避宿主固有免疫系统的机制研究进展. 军事医学,2013,37(4):311 - 314.

［16］康静静,杨玉荣,梁宏德.志贺菌病发病机制的研究进展. 中国农业科学,2011, 44(9):1939 - 1944.

［17］崔庆刚,杨志远,杜永新,等.志贺氏菌的生化特性及检测方法的研究进展. 上海畜牧兽医通讯,2017,(1):23 - 25.

［18］郭华麟,韩国全,徐超,等.细菌性痢疾流行情况及其检测技术研究进展. 食品安全质量检测学报,2018,9(7):1479 - 1483.

［19］彭俊平,杨剑,金奇.志贺菌研究进展. 中国科学:生命科学,2010, 40(1):14 - 22.

［20］朱力,王恒樑.志贺菌Ⅲ型分泌系统及其致病机制. 微生物学报,2010,50(11):1446 - 1451.

★ 小伤口也致命 ★

——破伤风梭菌

皮肤擦伤、钉子扎伤、刀刺伤、烫伤……生活中受伤总是难免的，但是人们经常会很纠结，要不要打破伤风抗毒素？什么样的伤口需要提高警惕？

铁钉之祸

老王是一个关中汉子，四十多岁，身体一向非常健康，在某城市的一个建筑工地上打工。某天，他在工地时右脚不慎踩到一块带有生锈铁钉的木板上，铁钉刺入脚掌部。他自行将铁钉拔出后，看出血不多，未予处理，伤口自愈。不久后他出现乏力、头晕、头痛、背部及小腿局部肌肉发紧、疼痛等症状。以为受凉感冒，服用"复方强力银翘片"等中成药，但效果不佳，症状逐渐加重。直到后来他感到明显不适，张口困难，颈部僵硬、疼痛，并伴有抽筋。遂被同伴送至医院就诊。

体格检查结果，T:37.5℃，P:82 次/分，R:16 次/分，BP:80/120 mmHg。神志清楚，颈项抵抗阳性，腹背及四肢肌张力亢进。右足底掌心处可见铁钉刺痕，局部略红肿，挤压后可见少量液体渗出。查体过程中患者出现抽搐，抽搐时呈苦笑面容，颈项强直，四肢弯曲，半握拳，呈角弓反张状态，持续 2~3 分钟。初步诊断：破伤风。急诊收住院。

入院后给予特殊护理，住隔离病室，避免光、声等刺激；避免骚扰患者。交替使用镇静、解痉药物。伤口局部扩张、清创，用3%过氧化氢溶液冲洗。皮内过敏试验后，分别由肌内注射与静脉滴入破伤风抗毒素 6 万 IU，青霉素 100 万 IU，静脉滴注。经上述处理后，患者仍不断出现阵发性痉挛，且发作间期不断缩短，发作时间延长。发作时患者颈部、躯干和四肢肌肉发生强直收缩，身体呈角弓反张。由于患者频发痉挛，为防止窒息，改善通气，易于清除呼吸道分泌物，于入院后第三天行气管切开术。入院第四天，因持续的呼吸肌和膈肌痉挛，造成呼吸骤停，患者因窒息及心力衰竭死亡。

祸之根源

悲痛欲绝的亲属们感到非常困惑:为什么一根铁钉就会要了正当壮年、身强力壮的老王的命呢? 医生告诉他们,这都是那根生锈的铁钉上所带的能引起致命感染的破伤风梭菌芽孢惹的祸。

破伤风梭菌(*clostridium tetani*)为专性厌氧菌,繁殖体为革兰氏染色阳性,但创口内或带芽孢的菌体易转为革兰氏阴性。菌体细长,长 2 ~ 18 μm,宽 0.5 ~ 1.7 μm,两端钝圆,无荚膜,有周鞭毛(图57)。芽孢呈圆形,位于菌体顶端,直径比菌体宽大,似鼓槌状,是本菌的形态特征(图58)。最适生长温度为37℃,pH 值7.0 ~ 7.5,营养要求不高,在普通琼脂平板上培养24 ~ 48 小时后,可形成直径 1 mm 以上不规则的菌落,中心紧密,周边疏松,似羽毛状菌落,易在培养基表面迁徙扩散(图59)。在血液琼脂平板上有明显 β 溶血环。在疱肉培养基中培养,肉汤浑浊,肉渣部分被消化,微变黑,产生气体,生成甲基硫醇(有腐败臭味)及硫化氢。一般不发酵糖类,能液化明胶,产生硫化氢,形成吲哚,不能还原硝酸盐为亚硝酸盐。对蛋白质有微弱的消化作用。破伤风梭菌平时存在于人畜的肠道,随粪便排出体外,以芽孢状态分布于自然界,尤以土壤中为常见。其繁殖体抵抗力与其他细菌相似,但芽孢抵抗力极强。在土壤中可存活数十年,能耐煮沸 40 ~ 50 分钟。

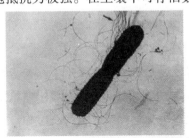

图57　破伤风梭菌周鞭毛图

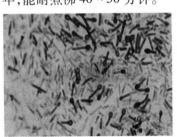

图58　破伤风梭菌芽孢

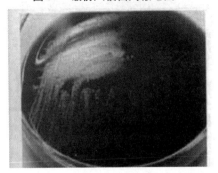

图59　破伤风梭菌羽毛样菌落

破伤风梭菌属条件致病菌。其芽孢经创伤伤口进入机体，在适宜的条件下，在伤口的局部发芽成为繁殖体，继而生长繁殖，产生毒素。由于该菌对机体并无侵袭力，所以细菌本身并不进入血流引起严重的全身感染，而且伤口局部如无其他化脓性细菌混合感染，亦不表现严重的感染症状。但是该菌产生的外毒素才是造成破伤风的直接原因。破伤风外毒素有两种，一种是痉挛毒素(tetanospasmin)，另一种是溶血毒素(tetanolysin)。破伤风痉挛毒素是一种由质粒编码的神经毒素(neurotoxin)，对脊髓前角神经细胞和脑干神经细胞有特殊的亲和力。其化学成分为蛋白质，由十余种氨基酸组成。不耐热，可被肠道蛋白酶破坏，故口服毒素不起作用。在菌体内的痉挛毒素是一条单一的多肽链，分子量约为 150 KD。释放出菌体后，即被细菌分泌的蛋白酶裂解为由二硫键相连的两条多肽链，一条为分子量约 50 KD 的轻链(A 链)，另一条为分子量约 100 KD 的重链(B 链)。轻链为毒素的毒性部分；重链为载体部分，具有与神经细胞结合和转运毒素分子的作用。只有当轻链和重链连接在一起时才具有毒素活性。破伤风毒素的毒性非常强烈，仅次于肉毒毒素。当局部产生破伤风痉挛毒素后，会引起全身横纹肌痉挛。毒素在局部产生后，通过运动终板吸收，沿神经纤维间隙至脊髓前角神经细胞，上达脑干，也可经淋巴吸收，通过血流到达中枢神经。破伤风痉挛毒素能与神经组织中的神经节苷脂受体结合，封闭脊髓抑制性突触末端，阻止释放抑制冲动的传递介质甘氨酸和 γ 氨基丁酸，从而破坏上下神经元之间的正常抑制性冲动的传递，致使 α 运动神经元失去正常的抑制性，导致超反射反应(兴奋性异常增高)和全身横纹肌的紧张性收缩或阵发性痉挛(图 60)。破伤风痉挛毒素也能影响交感神经，导致大汗、血压不稳定和心率增速等。

破伤风溶血毒素是一种能与胆固醇结合的蛋白质，对氧敏感。其结构为一条单一的多肽链，分子量为 45～55 DK。破伤风溶血毒素能破坏白细胞和血小板，能引起组织局部坏死和心肌损害。该毒素在破伤风中的致病作用目前尚不清楚。

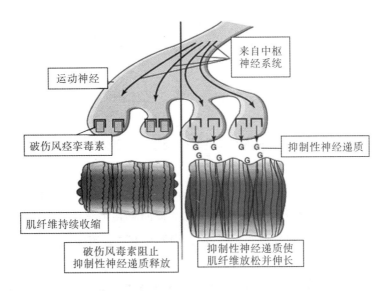

运动神经

来自中枢
神经系统

破伤风痉挛毒素

抑制性神经递质

肌纤维持续收缩

破伤风毒素阻止
抑制性神经递质释放

抑制性神经递质使
肌纤维放松并伸长

图60　破伤风痉挛毒素作用机制示意图

死亡之谜

　　老王之死,是由于生锈铁钉上所带的破伤风梭菌引起的破伤风所致。

　　破伤风是一种非常古老的影响人类的疾病。破伤风(tetanus)一词来源于古希腊,意为拉紧、过度紧张。人们很早就认识到伤口与致命的肌肉痉挛之间的关系。1884年,德国医生尼古拉首先发现了破伤风梭菌。虽然他并没有获得纯培养的菌株,但他通过将含有这种细菌的土壤注射给动物,证实了该菌能产生一种类似于士的宁样的毒素——破伤风毒素。同年,意大利科学家卡尔和雷顿通过给兔子注射来自破伤风患者的脓液而引起兔子破伤风,进一步阐明了该病的病因。1889年,日本微生物学家北里柴三郎从一个死亡患者身上分离出该菌,并获得了纯培养的菌株。随后,他证实将该菌注射给动物后,可导致动物出现该病。一年后,他又成功研制出了破伤风抗毒素。1897年,法国生物学家诺卡证实了破伤风抗毒素可在人体诱导被动免疫,并可被用于破伤风的预防与治疗。1924年,另一位法国生物学家德斯克彼发明了破伤风类毒素疫苗,该疫苗在第二次世界大战中被广泛用于预防战伤引起的破伤风。而后,英国的科学家又对其加以改进和完善,使其用于儿童常规主动免疫,时至今天仍在使用。

　　破伤风不会在人与人之间传播。当破伤风梭菌的芽孢由于创伤、手术和注射或慢性皮肤损伤和感染而进入急性伤口时,即发生感染。多数病例是由于外伤造成的,这些伤口有时候很小,非常微不足道,以至于在人们不注意的时候发生感染。

破伤风是和创伤密切相关联的一种特异性细菌感染。创伤伤口的污染率很高,战场中污染率可达25% ~ 80%。但破伤风发病率只占污染者的1% ~ 2%,这提示我们破伤风发病必须具有其他因素,主要因素就是缺氧环境。创伤时,破伤风梭菌可污染深部组织(如盲管外伤、深部刺伤等)。如果伤口外口较小,伤口内有坏死组织、血块充塞,或填塞过紧、局部缺血等,就形成了一个适合该菌芽孢发芽、生长繁殖的缺氧环境。如果同时存在需氧菌感染,后者生长繁殖中将逐渐消耗伤口内残留的氧气,使芽孢发芽形成繁殖体、生长繁殖,释放毒素导致疾病的发生。

理论上来说,所有年龄段的人都可以感染破伤风梭菌,但是当母亲未接种破伤风类毒素疫苗或者所接种的破伤风类毒素疫苗无法保护她们免受破伤风侵袭时,这种疾病在新生儿及其母亲中会更为普遍和严重。在怀孕期间或在怀孕结束后6周内发生的破伤风称为"母体破伤风",而在生命的头28天之内发生的破伤风称为"新生儿破伤风",俗称脐风,尤为常见。除了可能发生在各种创伤后,还可能发生于不洁条件下分娩的产妇和新生儿。

破伤风梭菌芽孢由创口进入机体后,在适宜的厌氧环境下,芽孢开始破壁发芽,变为繁殖体在伤口局部生长繁殖,并产生毒素。毒素经淋巴、血液及神经等途径,进入中枢神经系统,引起破伤风。破伤风的潜伏期不定,短的1 ~ 2天,长的达2个月,平均7 ~ 14天,与原发部位到中枢神经系统的距离远近有关。潜伏期越短,病死率越高。发病早期有发热、头痛、不适、肌肉酸痛等前驱症状,局部肌肉抽搐,出现张口困难,咀嚼肌痉挛,患者牙关紧闭。典型症状为呈苦笑面容、颈部强直、头后仰,躯干和四肢肌肉发生强直收缩。当背、腹肌同时收缩,因背部肌群较为有力,躯干因而扭曲成弓,结合颈、四肢的屈膝、弯肘、半握拳等痉挛姿态,形成角弓反张或侧弓反张。膈肌受影响后,发作时面唇青紫,通气困难,可出现呼吸暂停。

上述发作可因轻微的刺激,如光、声、接触、饮水等而诱发。间隙期长短不一,发作频繁者,常表示病情严重。发作时神志清楚、表情痛苦,每次发作时间由数秒至数分钟不等。强烈的肌痉挛,可使肌断裂,甚至发生骨折。膀胱括约肌痉挛可引起尿潴留。持续的呼吸肌和膈肌痉挛,可造成呼吸骤停。患者死亡原因多为窒息、心力衰竭或肺部并发症。

病程一般为 3~4 周,如积极治疗,不发生特殊并发症者,发作的程度可逐步减轻,缓解期平均为 1 周,但肌紧张与反射亢进可继续一段时间;恢复期间还可出现一些精神症状,如幻觉、言语、行动错乱等,但多能自行恢复。

破伤风是一种极为严重的疾病,病死率高达 30%~50%。此病虽然很凶险,但只要早期发现,及时治疗,同样是可以治愈的。抢救的关键是及早发现、及早治疗,一方面可抑制细菌使其产生的毒素降低,另一方面可抑制破伤风痉挛毒素与中枢神经结合。因为一旦毒素与神经组织结合,治疗则难以收效。老王之所以未能抢救成功,就是因为就医过晚,失去了最佳抢救时机。

与其他感染性疾病不同的是,破伤风的诊断是严格的临床诊断,一般不做病原学检查。因为破伤风梭菌为厌氧菌,临床培养困难,加之破伤风痉挛毒素毒性极强,少量的细菌产生的毒素足以产生严重的临床后果,而且有时患者的伤口非常隐秘,不易发现,因此,常规分离病原菌非常困难。其早期诊断主要依据患者的外伤史,特别是伤口有被铁锈或粪土等污染的可能,但需要注意的是破伤风也可能发生在无法记得特定伤口或受伤的患者中。早期临床表现不典型,出现如全身乏力、头晕、头痛、咀嚼无力、局部肌肉发紧、扯痛、反射亢进等,其中牙关紧闭、张口困难、面部肌肉持续痉挛是比较重要的临床体征,应予足够的重视。

破伤风的治疗原则包括:

1. 一般措施

如果条件允许,患者入院后,应住隔离病室,保持环境安静,避免骚扰患者。患者应安置在安静的阴影区域,并尽量避免光、声等刺激,以避免引起患者痉挛发作。

2. 清理伤口,清除毒素来源

彻底清创、扩创伤口,防止继续形成厌氧微环境,以避免破伤风梭菌的生长、繁殖。同时需应用抗生素杀灭已感染的破伤风繁殖体,从源头上清除毒素产生。抗生素治疗:通常采用甲硝唑(静脉内或口服,每 6 小时 500 mg),或者青霉素 G〔静脉注射 100 000~200 000 IU/(kg·d),分 2~4 次使用〕。

3. 灭活循环毒素

破伤风毒素与神经系统会发生不可逆的结合。尚未与神经系统结合的毒素为循环毒素,使用破伤风被动免疫制剂只能中和循环毒素并消除其致病性。破伤风人免疫球蛋白(human tetanus immunoglobulin,HTIG)是首选制剂。诊断为非新生儿破伤风后,应当尽快一次性使用 HTIG 在臀部及其他大块肌肉处多点肌内注射,推荐剂量为 3000~6000 IU。不能获得 HTIG 时,可给予马破伤风免疫球蛋白〔equine anti-tetanusF(ab′)2,F(ab′)2〕或破伤风抗毒素(Tetanus antitoxin,TAT),皮试阴性后,以 10 000~60 000 IU 一次性多点肌内注射或者以 100 ml 0.9%氯化钠稀释缓慢输注,时间不低于 15 分钟。F(ab′)与 TAT 相比,发生过敏反应的几率低、安全性更高。

4.对症处理

对症处理主要是控制和解除肌肉痉挛,保持呼吸道通畅和防治并发症等。根据情况可交替使用镇静、解痉药物,以减少患者的痉挛和痛苦。对抽搐频繁,药物又不易控制的严重患者,应尽早进行气管切开,必要时可进行人工辅助呼吸。同时还要补充营养,注意预防肺部感染及褥疮等并发症。

教训与对策

老王的死,让人扼腕痛惜,也为我们带来深刻的教训。破伤风虽然是一种极为严重的疾病,死亡率很高,但又是一种既可有效预防又有有效治疗药物的疾病。

据 WHO 报道,全球每年约有 100 万人死于破伤风。破伤风在世界范围内分布非常广泛,而我国则属高发地区之一。因此,预防破伤风知识的普及,就显得尤为重要。

1.易感人群

破伤风梭菌平时存在于人畜的肠道,随粪便排出体外,以芽孢状态分布于自然界,尤以土壤及铁锈中最为常见。由于破伤风常与创伤相关联,除了可能发生在各种创伤后,还可能发生于不洁条件下分娩的产妇和新生儿。据估计,世界上每年的死亡病例中,一半以上发生于新生儿。在我国,由于生活水平的不断提高,新法接生的推广普及,使新生儿破伤风的发病率及病死率均明显降低。而随着社会环境的改变,破伤风的易感人群也发生了相应的改变。总体来说,目前容易发生破伤风梭菌感染的人群包括:

（1）农民　由于农民常年劳作在农田里，易发生诸如树枝、农具等造成的较深的外伤，而且易于受到泥土的污染，为破伤风梭菌的感染提供了较多的机会。加之农民多缺乏卫生知识及对破伤风的了解，有一些不良的卫生习惯，致使受伤后不能正确处理伤口，甚至用土壤按压伤口，以达到止血的目的。这样就为破伤风梭菌及其他细菌感染提供了更多的机会。

（2）农民工　随着城市化进程的不断加速，大量农民进入城市务工。这些人大都工作在建筑及其他工程的工地，从事体力劳动。由于缺乏安全意识及相应的保护措施，他们很容易在工地上被铁钉、木刺等尖锐物品刺伤。而且由于未能正确处理伤口，容易造成破伤风梭菌感染。同时，由于对本病缺乏认识，他们往往忽略了最初的临床表现，最终造成严重的后果。老王就是其中最典型的例子。

（3）吸毒人员　近年来毒品成瘾者因不洁注射致破伤风的发病率呈逐年上升趋势，在某些吸毒高发的地区、国家甚至已成为破伤风的主要高危因素。其临床特征主要表现为起病急、病情重、并发症多、病死率高。原因可能与患者长期吸毒致身体抵抗力下降、耐受力差、易发生严重并发症有关。

（4）慢性伤口感染患者　慢性伤口感染目前在我国尚未见报道。而在国外已越来越受到关注。有研究表明，下肢静脉溃疡和糖尿病足溃疡占慢性溃疡的近60%。这些患者普遍年龄较大，免疫力较低，且破伤风类毒素应用后的特异性免疫水平由于时间过长而降低，一旦发病，临床预后很差。因此，这部分患者应予以高度重视。在我国，随着社会老龄化程度的不断加深，糖尿病发病率的不断上升，对慢性伤口感染造成的破伤风亦应给予足够的重视。

（5）自然灾害中的受伤者　在地震、泥石流等自然灾害中，受伤者多存在开放性伤口或挤压伤，且易受外界环境污染而造成混合感染，又由于条件所限而不能得到及时的治疗，非常容易造成破伤风感染，因此防治破伤风感染是救灾过程中应予重视的问题。必要时要及时给予破伤风类毒素甚至抗毒素的紧急预防及治疗，以免造成严重的后果。

（6）其他　包括局部感染，如中耳炎、牙龈炎、皮肤感染及拔牙、手术后感染等，上述诸多因素均可造成破伤风梭菌芽孢污染。

2. 破伤风的预防

降低破伤风的发病率及死亡率的关键在于预防。破伤风的主动免疫，指将含破伤风类毒素疫苗(tetanus toxoid - containing vaccine，TTCV)接种于人体产生获得性免疫力的一种预防破伤风感染的措施。其特点是起效慢，一般注射约2周后抗体才达到保护性水平。从未接受过 TTCV 免疫的患者应连续接种 3 剂才能获得足够高且持久的抗体水平，全程免疫后的保护作用可达 5～10 年。对于未全程免疫接种疫苗或接种史不明确的外伤患者，应尽快完成疫苗的全程接种，以便获得长期保护。≥6 岁儿童及成人的 TTCV 全程免疫接种程序见表6。接种部位为上臂外侧三角肌，接种方式为肌内注射，或按照说明书接种。<6 岁的婴幼儿及儿童，则按照国家免疫规划疫苗儿童免疫程序进行 TTCV 接种(表 7)。

表6　≥6 岁儿童及成人的 TTCV 全程免疫接种程序

	第 1 剂次	第 2 剂次(与第 1 剂次间隔)	第 3 剂次(与第 2 剂次间隔)
推荐接种间隔	—	4～8 周	6～12 个月
最小接种间隔	—	4 周	6 个月

表 7　国家免疫规划疫苗儿童免疫程序

疫苗种类	接种年(月)龄				
	6 岁	3 月	4 月	5 月	18 月
白百破疫苗(DPT)	一剂次	一剂次	一剂次	一剂次	
白破疫苗(DT)					一剂次

关于破伤风的预防，还应从以下几个方面考虑：

(1)加强全民健康教育　特别是要对农村地区及边远山区进行针对性的宣传教育，增强风险意识，加深对破伤风这种疾病危害的理解与认识。养成良好的卫生习惯和防病意识，积极预防和杜绝破伤风的发生。

(2)加强计划免疫工作　提高人群免疫水平。近年来国内有资料表明，我国部分地区的健康人群中，儿童及青年体内抗破伤风痉挛毒素的抗体水平较低。表明这些地区的计划免疫工作还有待加强。

(3)正确处理伤口　避免形成厌氧微环境，以减少破伤风梭菌感染的风险。

(4)强化免疫　对农民、军人、野外作业人员等易受伤者及老年人，应注射类毒素,以加强计划免疫效果。

(5)紧急预防 对有高风险感染者,应及时给予破伤风抗毒素进行紧急预防。

破伤风这种古老的疾病,至今仍旧威胁着人类的健康。但只要我们加强宣传教育工作,提高全民的防范意识,做好计划免疫及特异性免疫工作,就能最大限度地降低罹患者该病的风险,降低患者的病死率。目前,新的疫苗、新的诊断方法的研究正在进行。随着时间的推移,破伤风的防治工作将会有更光明的未来。

目前,破伤风在世界许多地方仍然是重要的公共卫生问题,尤其是在免疫覆盖率低且不洁的分娩习惯普遍的低收入国家或地区,WHO 估计,2017年全球有 30 848 名新生儿死于新生儿破伤风,这已经比 2000 年减少了85%,疫苗接种覆盖率仍然是一个主要问题。而且在许多国家,由于免疫力下降和未接受加强免疫,进行包皮环切术的青春期和成年男性感染破伤风的风险在增高。

《全球疫苗行动计划》的目标是到 2020 年,所有国家实现疫苗覆盖率达到90%。在全球范围内,目前有 86% 的儿童接种了三联疫苗 DPT,以保护他们免于感染破伤风。但是我们仍然要看到,虽然许多国家已经实现了 DPT 首次接种的目标,但通常不进行后续的疫苗加强剂量免疫接种。因为多一个人完成破伤风疫苗全程免疫接种,费用就会增加 5~6 倍,这使得实现破伤风疫苗的全程免疫接种非常困难。所幸,我国的破伤风预防已经被纳入国家免疫规划疫苗儿童免疫程序,所有的儿童均可以免费全程接种疫苗,以预防破伤风的发生。由此可见,生活在一个稳定、强大的国家,是多么幸福!

(徐纪茹 杨 娥)

参考文献

[1] Yen LM, Thwaites CL. Tetanus. Lancet,2019,393(10181):1657-1668.

[2] Finkelstein P, Teisch L, Allen CJ, et al. Tetanus: A Potential Public Health Threat in

Times of Disaster. Prehosp Disaster Med,2017,32(3):339 - 342.

[3]Thwaites CL,Loan HT. Eradication of tetanus. Br Med Bull,2015,116(1):69 - 77.

[4]Afshar M, Raju M, Ansell D,et al. Narrative review:tetanus - a health threat after natural disasters in developing countries. Ann Intern Med,2011,154(5):329 - 335.

[5]王传林,刘斯,邵祝军,等.外伤后破伤风疫苗和被动免疫制剂使用指南.中华预防医学杂志,2019(12):1212 - 1217.

[6]王传林.完善免疫策略促进我国破伤风防治工作的规范发展.中华预防医学杂志,2019(12):1203 - 1205.

[7]李凡,徐志凯. 医学微生物学.北京:人民卫生出版社,2018.

[8]非新生儿破伤风诊疗规范(2019 年版).中华急诊医学杂志,2019(12):1470 - 1475.

[9]温春娟,孙丹馥,巴雅辉.农民破伤风发病率高的原因分析及预防.黑龙江医学,2002(04):279.

★ 人间"常客" ★

—— 猪链球菌

突如其来的不明疾病

2005 年 6 月 24 日，四川资阳市半山村村民吴某中午 12 时左右突发发热、乏力、恶心等症状，发病后 7 小时全身发青，很快便说不出话来，在送往医院救治途中死亡，死亡后全身出现黑斑。6 月 26 日上午 10 时，亡者的妻舅发病，送往该地区第三人民医院后经 6 小时身亡。到 7 月 9 日，该医院已经连续出现 5 例类似病例，4 人死亡，从发病到死亡最短只有半小时，最长的 8 小时。

随后，这场"怪病"在四川境内暴发。患者突然起病，持续高热，很快便出现全身皮下大面积出血、低血压休克、多脏器功能衰竭及弥散性血管内凝血等临床表现（图 61）。在 1 个月左右的时间内，多人染病，病情发展极快。由于不知道是何原因致病，因此不能采取对症治疗措施，导致 30 多人死亡。经鉴定，此次疫情是由人感染猪链球菌 2 型（*Streptococcus suis* type 2）所致的猪链球菌病，属于新发人畜共患病。

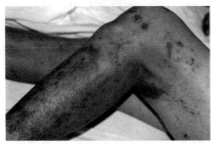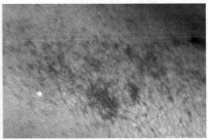

图 61　猪链球菌病患者的皮下出血

猪链球菌属于链球菌属，为革兰氏阳性球菌，直径约 0.81 μm，革兰氏染色结果有时不稳定，在固体培养基中常成双或成单排列，链状较短或少见，在液体培养液中可形成长链（图 62）。该菌为需氧或兼性厌氧菌。营养要求较高，在普通琼脂平板上生长状况很差,在新鲜血平板上生长状况良好,在巧克力平板上生长状况不及新鲜血平板。增菌培养可用 5% 兔血清肉汤或其他营养丰富的肉汤,在血培养瓶中生长状况良好。5% CO_2 培养有助于其生长,但非必需。猪链球菌在新鲜血平板上,37℃培养 24 h,菌落直径约 1 mm,表面突起,光滑、湿润、圆整,半透明略带灰白色,菌落周围有轻微溶血环(属 α 溶血),对着光源从平板背面较易观察。随着培养时间延长,菌落增大,可逐渐变为不透明,溶血现象更明显。能分解葡萄糖,不分解菊糖,不被胆汁溶解。后两点可使其与肺炎球菌相鉴别。

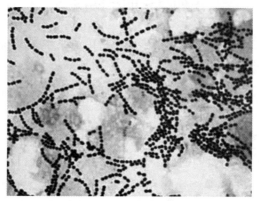

图 62　显微镜下的猪链球菌

　　猪是猪链球菌的主要宿主,病猪和隐性感染的猪是该病的主要传染源,国际学术界一般认为猪群带菌率高达 30%～75%。猪链球菌逐渐从越来越多的哺乳动物中分离出来,如野猪、马、牛、狗、猫、鸟等。链球菌具有一种特异性的多糖类抗原,又称为 C 抗原。Lancefield 根据血清学特性将链球菌分为 A–H、K–V 等群,每个群结合生化和培养特性又分为若干型或亚型。在 1956—1963 年期间,曾将引起猪的败血性感染的链球菌归于 R、S、RS 和 T 群。也可以根据细菌表面的抗原蛋白(M、T 和 R)进行分类,其中 M 是非常重要的抗原蛋白,据此可分为 60 多个不同的类型,分别称为血清 1 型、2 型、3 型……在 1963 年又将 S 群和 D 群命名为猪链球菌血清 1 型,1975 年又将 R 群的链球菌命名为猪链球菌血清 2 型。1 型与仔猪的脑膜炎有关,2 型菌可感染任何日龄的猪。总之,链球菌的分类还没有最后统一,交叉的情况依然存在。猪链球菌根据其表面荚膜多糖抗原分型,可分为 35 个血清型(1～34 型和 1/2 型),毒力最强的是 1 型。猪携带链球菌 2 型比较普遍,但感染后不一定发病。高温高湿、气候变化、圈舍卫生条件差等应激因子均可诱发猪链球菌病。尽管所有血清型都能致病,能感染人的致病菌血清型主要包括 1/2 型、1 型、2 型、7 型、9 型和 14 型等 6 种类型,但血清 2 型是从病猪和患者中分离最多的一种致病菌。

2005 年,从 6 月 24 日开始,在资阳、内江、成都、绵阳、自贡、泸州、南充、德阳等 8 个地市、21 个县市区、88 个乡镇、149 个村发生了生猪猪链球菌病疫情,至 7 月 20 日左右感染猪死亡数量达到高峰,随后数量迅速减少,疫情呈迅速下降趋势,最终死亡猪 647 头。6 月下旬,开始出现人感染猪链球菌病病例,7 月 16 日起,发病数量明显增多,19—25 日发病稳定并在较高水平,22 日达到高峰,7 月 28 日开始下降,8 月 1 日开始病例明显下降,8 月 4 日以后,没有新发病例。本次以四川省资阳市为中心发生的以急性起病、高热,伴头痛等全身中毒症状,重者出现中毒性休克、脑膜炎的人重症猪链球菌感染重大暴发疫情,历时 1 个多月,累计报告人感染猪链球菌病病例 206 例,其中实验室确诊 43 例、临床诊断 122 例、疑似 41 例,治愈出院 168 例,死亡 38 例;病例分布在 12 个市的 37 个县(市、区)、131 个乡镇(街道)、195 个村(居委会);是全球范围内发病和死亡人数最多的一次。

人畜共患病:古老,还是新发

从古老的鼠疫、狂犬病,到近年来肆虐全球的禽流感,动物传染病对人类的威胁一直延续。zoonosis(人畜共患病)一词源于希腊文 zoon(动物)与 nosis(疾病),传统的概念是指人类与人类饲养的畜禽之间的自然传播和感染疾病。19世纪德国病理学家 Rudolf Virchow 第一次提出人类感染的动物疫病(zoonosis)这一名词。1959 年,WHO 与粮农组织联合成立的人畜共患病专家委员会,对人畜共患病所下的定义为:"人畜共患病是指在人类和脊椎动物之间自然传播的疾病和感染,即人类和脊椎动物由共同病原体引起的、在流行病学上又有关联的疾病。"

长期以来,动物疫病特别是人畜共患疾病一直威胁着人类安全、经济发展和社会稳定。从 1940 年起,新发感染性疾病发生率一直持续上升。来自野生动物的新发人畜共患病发生率也随着时间推移而上升,1990—2000 年发生的病例数占过去 60 年总数的 52% 。目前已证实有 200 多种动物传染病可以传染给人类,特别是近年来,疯牛病、口蹄疫、禽流感等人畜共患疾病在许多国家频频发生和流行,造成严重危害和广泛影响。

1968 年 Perch 等在丹麦首次报道猪链球菌感染人的病例,此后欧洲、亚洲、澳大利亚、拉丁美洲等 22 个国家或地区均有报道,至 1989 年,国外共报告了 108 例猪链球菌 2 型所致人类感染的病例。1989 年后,北美洲、西班牙、新加坡、日本、奥地利、希腊、克罗地亚和中国台湾等又先后报道了人感染猪链球菌病例。通常情况下,从病例中分离到的猪链球菌多为 2 型,但克罗地亚于 2000 年报道了 2 例感染猪链球菌 1 型的病例。

1949 年,我国上海郊区首次发现猪链球菌病的散发案例。20 世纪七八十年代更趋严重,许多地方局部暴发或呈地方性流行。1984 年底内蒙古乌海市某矿发生一起由于接触污染生猪肉引起的以手、臂局部皮肤化脓性感染为主的暴发流行,其病原为化脓性链球菌。1992 年新疆托里县某部官兵,食用了一头自养的病仔猪肉及内脏后,引发了以胃肠道症状为主的集体性食物中毒,经证实,为猪链球菌所致。1990 年,在广东省首次发现猪群中有类似链球菌 2 型病,但未见人感染发病。到 1998—1999 年,在江苏省和浙江省部分县(市),先后暴发了猪急性败血症,生猪死亡 2 万余头;同时还传染给从业人员几十人,死亡 14 例,病死率分别高达 56% 和 81.25%,对当地的经济和社会发展造成巨大的影响。2005 年 7 月,四川省 9 个地市 26 个县区先后暴发猪链球菌 2 型病,生猪因发病死亡的同时,与病猪有密切接触的人群感染猪链球菌病的病例报告有 206 例,死亡 38 例。随后,广西、广东、江西、重庆、贵州等地也报道了该类疫情。2005 年 8 月—2006 年 12 月,广西南宁、防城港、桂林、玉林、河池等地报道人感染猪链球菌病疫情 11 起,发病 13 例,广西是全国报道病例较多省份之一,说明本病早已存在,只是未引起重视而已。

我国自 1998 年江苏、2005 年四川发生暴发流行猪链球菌病之后,在其他省份均有散发病例,例如,2014 年上海 1 例、2015 年贵州凯里 1 例、2016 年河北廊坊 1 例、2016 年广西靖西 6 例、2016 年浙江金华 1 例、2017 年张家港 1 例、2018—2019 年海南 6 例、2018 年重庆 1 例、2018 年广东珠海 1 例、2018 年江苏南京 1 例、2018 年江苏连云港 1 例、2019 年安徽宿松 1 例、2019 年广东惠州 2 例、2019 年江苏盐城 1 例,等等。不断出现的散发病例提醒我们,我们不能松懈。对这些病例的分析发现,发生人感染猪链球菌的主要原因是多方面的,包括:①畜牧兽医部门对动物疫病监测和防控监管力度不够,尚未开展猪群链球菌多价疫苗免疫,猪发病死亡后没有及时报告,没有及时进行焚烧、消毒、无害化深埋处理;②工商部门对农村猪肉流通市场监管不力,乡村一级未建立生猪定点屠宰检验检疫制度,农民私宰病死猪走村叫卖现象较普遍;③有的地方基层食品药品监管部门对农村猪肉市场食品安全宣传教育尚显不足,监管执法还不够细致,农村居民食品安全意识差,有剥食病死猪肉的习惯;④农民及肉品加工人员在购买、洗切、加工等接触猪肉时缺乏个人防护,在宰杀或切肉时皮肤有伤口而感染发病。因此,应加强卫生计生与水产、畜牧、兽医、工商、食品药品监管等部门的协调沟通和联防联控,明确部门职责分工,互相支持配合,共享本病监测预防预警信息,共同做好人感染猪链球菌病预防控制工作。

　　值得注意的是,2014 年底于江西贵溪,我国首次发现人感染 1 型猪链球菌病病例,也是全球第 3 例。经流行病学调查发现,该病例在发病前 1 周食用过在市场上购买的猪肉,可能通过接触携带 1 型猪链球菌的猪肉感染。Huang 等 2000 年报告了来自克罗地亚的 2 例人感染猪链球菌 1 型病例,1 例由于感染性休克导致多器官衰竭和死亡,1 例出现化脓性脑膜炎和耳聋,后来康复。这 2 例患者均免疫功能低下,他们很可能因为在家处理猪肉时被感染。我国报道的第 3 例病例为 72 岁退休人员,且有心脏病,与国外病例情况类似。此病例早期发病后经给予抗感染、补液等支持治疗 15 天,病情得到控制出院,11 天后又发病,而且比较凶险,最终死亡。提示要重视 1 型猪链球菌病,要进一步关注 1 型猪链球菌毒力的变化和耐药情况,以便今后更好地应对此类病例,减少死亡。

链球菌中毒性休克综合征

　　2005 年我国四川人感染猪链球菌 2 型的疫情之所以在初期没有确诊,延误了治疗,很重要的一点是患者的临床表现非同寻常。一般人感染猪链球菌病的主要表现为脑膜炎,但表现为链球菌中毒性休克综合征(*Streptococcus* toxic shock syndrome, STSS)的很少见。而 2005 年的疫情中,有相当数量的 STSS 病例,导致病死率较高。

　　过去,国内外报告的人感染猪链球菌 2 型的病例数较少,截至 2005 年,总计在 230 例左右,因此对此病并没有全面的认识。2005 年四川发现了较多病例后,通过对患者的临床表现进行观察研究,总结归纳了 4 种临床分型。①普通型:症状较轻,以感染中毒症状为主要表现,有畏寒、发热、头痛、头昏、全身不适、乏力、腹痛、腹泻等。外周血白细胞计数升高,中性粒细胞比例升高,严重患者发病初期白细胞可以降低或正常。②脑膜炎型:具有普通型的症状、恶心、呕吐,重者可出现昏迷。以脑膜炎综合征为突出表现,有明显的脑膜刺激征,脑脊液检查显著异常,呈化脓性改变。皮肤没有出血点、瘀点、瘀斑,无休克表现。猪链球菌脑膜炎的突出特点是耳聋的发生率(54%~80%)明显高于其他细菌性脑膜炎。通常出现于发病后的24小时内,甚至以耳聋起病,双侧多见。有些病例可能表现为亚临床的高调听力丧失。另一个明显特征是20%~53%的病例发生化脓性单或多关节炎(包括髋关节、肘关节、腕、骶、脊柱和拇指关节),关节痛可能在脑膜炎前1~2天出现。患者还可有葡萄膜炎、眼内炎等表现。③中毒性休克综合征型:具有前两型的症状加休克症状,临床表现严重,大多有畏寒、高热、全身酸痛、头痛剧烈、腹泻等症状,病情进展迅速,平均常见潜伏期2~3天,最短可数小时,最长7天。一般在24小时内出现昏迷,皮肤广泛出现瘀点、瘀斑,或瘀点、瘀斑在短期内迅速增加,血压下降,脉压差缩小,出现休克、凝血功能障碍、肾功能不全、肝功能不全、急性呼吸窘迫综合征、软组织坏死、筋膜炎等。猪链球菌引起的STSS虽然很少见,但常常表现为暴发和致死性。④混合型:在中毒性休克综合征基础上,出现化脓性脑膜炎表现(图63)。

2005年中国四川分离的猪链球菌2型流行株导致STSS的原因仍不明确。然而,不同研究小组的实验结果提示,可能存在一个"两步"机制决定了猪链球菌2型感染者的STSS进程:首先是促进炎症的细胞因子,如Th1的活化,随后是毒力因子,如溶血素的作用导致STSS(图64)。

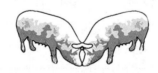

人体感染猪链球菌后
临床上主要分为2个类型

↓ 败血症型

↓ 脑膜炎型

常发生STSS
临床表现
- 起病急
- 多为突起高热
- 肢体远端出现瘀点、淤斑
- 早期多伴有胃肠道症状、休克
- 病情进展快,很快转入多器官衰竭,如呼吸窘迫综合征、心力衰竭和急性肾衰等
- 预后较差,病死率极高

临床表现
- 头痛、高热、脑膜刺激征阳性等
- 预后较好,病死率较低
- 可发生感知性耳聋,以及运动功能失调,并发吸收性肺炎、继发性大脑缺氧等并发症

图63 人感染猪链球菌的临床表现

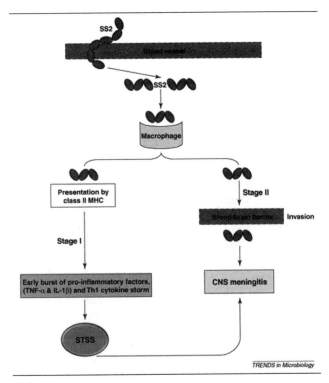

图 64　猪链球菌 2 型导致 STSS 的"两步"机制

猪链球菌毒力之谜（Ⅰ）

猪链球菌的毒力因子在猪链球菌感染宿主的过程中发挥着重要的作用,目前有关毒力因子的研究主要是针对猪链球菌 2 型的,可分以下几大类:

1. 细菌表面成分

与猪链球菌毒力相关的表面成分有荚膜多糖(CPS)、肽聚糖和磷壁酸。猪链球菌 2 型的 CPS 分子质量为 185 ku,由鼠李糖、半乳糖、葡萄糖、N - 乙酰葡萄糖胺和唾液酸组成。CPS 具有抗吞噬的功能,能够抵抗猪肺泡巨噬细胞和鼠巨噬细胞的体外摄取能力,CPS 突变体在猪和小鼠模型中毒力减弱并且突变体在血中的存活时间较野生株也大大降低。pgdA 基因是猪链球菌中调控肽聚糖 N - 乙酰葡糖糖脱氨酶表达的基因,当 pgdA 基因缺失后菌株对 CD1 小鼠和猪的感染能力下降,抵抗血液的免疫逃避能力降低。脂壁酸参与猪链球菌与猪微血管上皮细胞的相互作用。

2. 表面蛋白与分泌蛋白

目前研究较多的表面和分泌蛋白毒力因子有溶菌酶释放蛋白（muramidase - released protein, MRP）、胞外蛋白因子（extracellular factor, EF）、纤连蛋白结合蛋白（fibronectin - binding protein, FBP）和溶血素（suilysin, SLY），也有一些新的毒力因子被报道，如 HP0197。HP0197 是表面保护性抗原，能诱导免疫，该基因缺失突变体在小鼠和猪模型中毒力减弱，更容易被机体清除。

MRP 又称类 M 蛋白，为胞壁蛋白，具有良好的免疫原性，具有黏附作用，含有 MRP 的菌株能逃避吞噬细胞的吞噬，进而选择性地在上皮细胞中繁殖。EF 是细胞外蛋白，仅能从培养物上清液中分离。Vecht 在比较有毒力和无毒力菌株的蛋白图谱时，发现并命名了 136 ku 的 MRP 和 110 ku 的 EF 蛋白。通过对近 200 株自然感染猪链球菌 2 型分离株的研究，发现从病猪体内分离的菌株一般含这两种蛋白，而从健康猪体内分离的菌株大多没有这两种蛋白。因此，可以推断 MRP 和 EF 是非常重要的毒力因子，而且与猪链球菌的致病性存在紧密关系。

纤连蛋白（fibronectin, Fn）是二聚体糖蛋白，许多细胞均可分泌产生，主要以纤维状存在于细胞外基质中或者以可溶形式存在于血浆和体液中，能参与机体多种病理变化。Fn 可能与细菌在靶器官中的定植有关。血纤维蛋白原是由 α、β 和 γ 三种肽链组成的糖蛋白，在血栓中以不溶性成分存在，在血浆中以可溶性成分存在。FBP 是一种新的毒力因子，存在于除 32 型和 34 型以外的所有类型的猪链球菌中。研究表明，FBP 可以吸附到人纤连蛋白和血纤维蛋白原上，协助链球菌在扁桃体等特定器官中定植。

SLY 属于可被硫醇激活的毒素家族，其溶血活性与温度、血清白蛋白和氧气等因素相关，而且猪链球菌 2 型菌株的溶血素对人的红细胞最为敏感。致病性猪链球菌在侵袭机体和破坏免疫细胞的过程中，溶血素通过对机体的血小板和淋巴细胞的损伤来破坏机体的凝血系统和免疫系统。溶血素除了能溶解多种动物的红细胞外，还具有细胞毒性作用。猪链球菌 2 型培养上清和纯化的溶血素蛋白均能导致人脑微血管内皮单层细胞产生病变，而且所产生的病变可被猪链球菌溶血素抗体所抑制。溶血素还可刺激机体产生免疫反应，是一种保护性抗原。因此，溶血素对猪链球菌 2 型疫苗的开发具有重大的意义。

3. 酶类相关毒力因子

目前酶类相关毒力因子有很多，如谷氨酸脱氢酶（GDH）、透明质酸裂解酶（HL）、精氨酸脱亚氨酶系统（ADS）、谷氨酰胺合成酶（GlnA）、唾液酸合成酶、

UDP-N-乙酰葡萄糖胺2-表异构酶、蔗糖磷酸化酶、腺苷酸琥珀酸合成酶、磷酸核糖胺甘氨酸连接酶、胞苷脱氨酶、内β-N-乙酰氨基葡糖苷酶、转肽酶A、S核酸基高半胱氨酸酶、二肽基肽酶Ⅳ、IgA1蛋白酶、IgM蛋白酶等。

猪链球菌GDH含有高度保守片段和典型的谷氨酸脱氢酶蛋白1型家族的功能区,而且与其他生物中谷氨酸脱氢酶氨基酸序列具有非常高的相似性。核酸杂交结果表明,gdh基因在所有的猪链球菌2型内是高度保守的,其蛋白能与感染有毒猪链球菌的猪血清反应,可作为检测猪链球菌的重要标志性抗原,而且通过GDH蛋白非变性电泳图谱的不同可区分强毒株、弱毒株和无毒株。通过参考gdh基因序列设计了一对特异性引物,对来源于不同地区、不同器官及不同血清型的306株猪链球菌进行检测,该基因的检出率为100%,因此认为GDH是猪链球菌2型的一个毒力相关因子。

HL是能使透明质酸产生低分子化作用酶的总称,可协助细菌及其产物向机体组织渗透和作为细菌本身生长的碳源。HL在猪链球菌2型感染过程中能够降低体内透明质酸的活性,从而提高猪链球菌2型在组织中液体渗透的能力;且在链球菌的感染器官中能够检测到透明质酸(hyaluronic acid,HA),因此认为其与细菌的致病机制密切相关。

由于ADS在宿主体内具有使微生物逃避宿主免疫系统的作用,因此也被认为是猪链球菌毒力因子之一。对29株猪链球菌2型强毒株进行检测,发现均能检出ADS,且ADS能与猪链球菌2型抗体发生特异性反应,证明ADS具有反应原性。

在氮新陈代谢过程中,GlnA是一个重要因子,主要是在细胞中提供氮源。通过构建猪链球菌2型glnA基因缺失菌株和glnA基因缺失菌株毒力回复互补菌株,发现glnA基因缺失菌株对HEp-2细胞的黏附能力明显下降,而毒力回复互补菌株对HEp-2细胞的黏附能力与野毒菌株无区别。HEp-2细胞毒试验显示,缺失菌株对细胞的毒性比野毒菌株和毒力回复互补菌株稍下降。腹腔注射猪链球菌2型野毒菌株的小鼠24小时内全部死亡,并表现出典型的临床症状和脑膜炎等病理改变;而注射glnA基因缺失菌株的小鼠无死亡,仅有30%的小鼠表现出临床症状,但脑和肺脏没有病理改变。由此说明GlnA可能是一个毒力因子。

4. 其他毒力因子

近年有关猪链球菌2型的研究发现了很多的毒力因子,简述如下:

毒力相关基因orf2是采用体内互补法筛选猪链球菌2型毒力基因时发现

的一段与毒力相关的基因。*orf*2 转化到猪链球菌 2 型弱毒菌株中后,细菌毒力明显增强,因此认为 *orf*2 可能是一种新的毒力相关因子。对我国江苏链球菌 2 型分离株中的该基因进行检测时发现,*orf*2 在链球菌 2 型中的阳性率为87.5%,说明该基因普遍存在。但目前该基因的功能尚不清楚。

Trag 基因是利用体内诱导抗原技术(*in vivo* induced antigen technology)通量筛选鉴定猪链球菌 2 型的致病相关因子。*Trag* 参与细菌的分泌途径,是Ⅳ型分泌系统的组成成分。*Trag* 在细菌感染过程中可能参与毒力因子的转移以及毒力蛋白的分泌,使宿主菌产生相应的酶或毒素,导致毒力增强。我国 1998 年江苏和 2005 年四川的猪链球菌流行株几乎都存在 *Trag*。

Srt 蛋白的主要功能是可使细菌的表面蛋白锚定在细胞壁上,从而增强其致病性。将缺失了 *srtA* 基因的猪链球菌 2 型菌株接种长白猪,发现猪仅出现轻微的临床症状,无一死亡。这可能是由于 *srtA* 缺失后,影响到某些表面蛋白在细胞壁上的锚定,从而使其毒力减弱。

有报道指出:在猪链球菌 2 型中存在一种与 Mscramm 家族蛋白相似的相对分子质量为 104 ku 的蛋白因子,与猪链球菌 2 型的毒力有一定相关性,被命名为浑浊因子(opacity factor of *S. suis*,OFS)。OFS 的主要功能与纤连蛋白结合蛋白及血清浑浊因子相同。将浑浊因子基因缺失的猪链球菌 2 型菌株接种仔猪后,菌株毒力减弱,但在宿主器官中的定植与野生强毒株相同。

自溶素参与各种生物学功能,如细胞壁的流动、细胞分离、细胞分裂和抗生素引起的自溶。除此之外细菌的自溶素也参与革兰氏阳性菌的致病。猪链球菌 2 型中新发现了一个自溶素基因 *Atl*,缺失了 *Atl* 基因的突变株细胞链要比亲本菌株更长。在自我溶解实验中,强毒株 OD 值减少至起始的 20%,而突变株几乎没有自溶活性。与亲本菌株相比,突变株生物被膜减少 30%。与亲本菌株相比,*Atl* 基因的突变株对 Hep-2 细胞的黏附能力下降 50%。

胶原Ⅰ型结合蛋白 Cbp40 是用抑制消减杂交的方式发现的。缺失了 *cbp*40 基因的菌株对 Hep-2 细胞的黏附能力和生物被膜的形成能力下降。差异化表达的基因参与炎性反应和免疫应答、白细胞黏附和异形细胞黏附。这些数据都表明 Cbp40 作为胞外基质黏附蛋白,在感染期间细菌与宿主细胞相互作用中扮演着重要的角色。

病原菌表面蛋白通常在感染以及细菌与宿主的相互作用中起重要作用。在猪感染模型中发现的一个新型表面蛋白,即 H 因子结合蛋白 HP0272(Fhb),

对猪链球菌2型的毒力有显著影响。该蛋白与之前报道过的蛋白不相同,对人的H因子表现出很强的结合能力。杀菌实验表明 *fhb* 缺失突变株抗吞噬能力减弱;此外,Fhb通过与人型因子H相互作用,在补体介导的免疫原性试验中表现出重要作用。这些结果表明对于猪链球菌2型毒力,Fhb是一个非常重要的表面蛋白,它通过与宿主补体调节因子hFH相互作用,在先天性免疫逃避中发挥重要功能。此外,目前在鼠模型中发现纯化的重组蛋白Fhb可以引起明显的抗体反应,提示该蛋白有发展为新疫苗有效成分的潜能。

猪链球菌毒力之谜（Ⅱ）

微生物是地球上变化最大,适应性最强的生物。为了适应外界环境变化,细菌进化出了多种功能,其中包括双组份调控系统(two – component regulatory system,TCS),这种系统是细菌最广泛的调节系统,在哺乳动物中并不存在。研究发现在病原菌感染宿主时,TCS能够调控病原菌适应宿主的不同环境,被认为是病原菌致病性的必要先决条件。目前在猪链球菌两型中发现的双组份调控系统大部分与病原菌的毒力有关。从中国的两株强毒株（98HAH12和05ZYH33）中预测了15对TCS,而在欧洲猪链球菌毒力菌株P1/7中只预测了13对TCS。目前有9对TCS已经被证实参与调控猪链球菌2型的毒力,其中有1对负调控猪链球菌2型毒力,有8对正调控猪链球菌2型毒力。

RevS为猪链球菌2型中第一个被发现的TCS,但是在 *revS* 基因周围没有发现组氨酸激酶,所以RevS被认为是一个孤儿反应调节因子。在仔猪竞争感染实验中发现,在一些特定的组织,基因缺失突变株的定植能力明显低于野生株,说明 *revS* 基因在猪链球菌2型致病性中发挥着重要的作用。吴涛等人还证明了 *revS* 基因与Hep－2细胞的黏附能力相关。

SalK/SalR位于89K毒力岛上,是中国致病菌株（从发病患者身上分离的）所特有的,与唾液链球菌SalK/SalR调控系统同源。敲除 *salKR* 基因菌株不会使仔猪致死,但是 *salKR* 基因回补菌株能使仔猪致死;单独用 Δ*salKR* 菌株感染仔猪,在仔猪组织中不能发现 Δ*salKR* 菌株定植,在 Δ*salKR* 菌株和野生菌株共同感染仔猪实验中,Δ*salKR* 菌株在组织中的定植能力明显低于野生菌株。以上说明SalK/SalR能够调控猪链球菌2型的致病性。

CovR 也是一个孤儿调控系统,是目前被报道的唯一一个对猪链球菌 2 型毒力起负调控作用的双组份系统。当猪链球菌 2 型缺失 *covR* 基因后,其溶血活性比野生菌株的活性增加、形态学上链长也相对变长、荚膜的厚度也比野生菌株厚;对内皮细胞 HUVEC 和上皮细胞 Hep - 2 的黏附能力增加;在人类 PMN 和 MONO 细胞中的存活率增加;在仔猪感染实验中发现,基因突变菌株感染组的死亡时间更短,死亡猪的病理变化更明显;在仔猪竞争感染试验中发现突变菌株定植心脏、肝脏、肾脏和大脑的能力高于野生菌株,说明 CovR 能够影响猪链球菌 2 型的致病性。基因表达谱显示 CovR 发挥着全局性的调控作用,包括一些已被证实或假定的毒力因子如 cps2C、唾液酸合成基因、转肽酶 A 等。

CiaRH 是肺炎链球菌中第一个被发现的双组份调控系统。在猪链球菌中通过构建 *ciaRH* 突变菌株 Δ*ciaRH* 发现,突变菌株对上皮细胞 Hep - 2 和 PIEC 的黏附能力低于野生菌株;抵抗全血的杀伤能力也低于野生菌株;在对 CD1 小鼠和仔猪感染进行的实验中发现,突变菌株的致死率和发病率都受到影响,说明 CiaRH 对猪链球菌 2 型毒力发挥着重要的作用。

猪链球菌 2 型中的 VirR/VirS 系统与产气荚膜梭菌的 VirR/VirS 调控系统同源。通过敲除 *virR/virS* 双基因构建突变菌株 Δ*virRS* 发现,突变菌株的链长较野生菌株变短,荚膜较野生菌株变薄,更容易被全血清除,抗氧化应激的能力也减弱了,在小鼠体内毒力减弱。

NisK/NisR 同 SalK/SalR 一样,也是位于89K 毒力岛上的双组份系统,与乳酸菌的 NisK/NisR 系统同源。构建 *nisK/nisR* 基因缺失株 Δ*nisKR*,发现突变株的溶血性降低,对上皮细胞的黏附能力降低,抵抗巨噬细胞的吞噬能力和中性粒细胞的杀伤能力降低,在小鼠中的定植和存活能力降低,说明 NisKR 系统在猪链球菌 2 型定植和侵袭发病的过程中发挥着重要的作用。

通过对 1910HK/RR 缺失突变株的研究发现,突变菌株的生长能力同野生菌株没有差异,但是对 Hep - 2 细胞的黏附入侵能力减弱,在人全血中存活的能力下降,对小鼠和仔猪感染过程中突变菌株的毒力下降。说明 1910HK/RR 在猪链球菌 2 型发病机制中发挥着重要的作用。

构建 *vraSR* 基因缺失突变菌株,证明了 VraSR 能促进猪链球菌 2 型在人血液和中性粒细胞中的存活,实验结果显示突变菌株对氧化剂和溶菌酶更敏感,对 hBMEC 细胞的黏附能力下降,对小鼠的致病性更弱。说明 VraSR 系统能帮助猪链球菌 2 型抵御宿主的先天性免疫,有利于猪链球菌 2 型在不良环境下存活。

随着研究的深入,对猪链球菌2型的致病机制将有更明晰的认识。

组学时代与猪链球菌

尽管经过多年研究,初步了解到与猪链球菌致病相关的众多毒力因子,然而其生存繁殖及感染宿主的机制仍不明确。而中国猪链球菌2型流行株导致的STSS危害,使得猪链球菌致病机制的相关研究更加迫在眉睫。

目前,大量致病细菌的全基因组序列测序工作已经完成,综合这些信息能够为进一步探究病原菌的致病机制、生理生化特点、种群多态性和进化研究提供新的途径。截至2016年5月已有858株猪链球菌的基因组序列被公布在NCBI数据库中,其中测序完成的有24株,并以猪链球菌2型居多。

有学者对猪链球菌欧洲高致病菌株P1/7的基因组序列进行了功能注释,同时将其与北美株89/1591的部分基因组序列进行了比较基因组学的研究。结果显示2个菌株的平均编码区(CDS)长度非常接近,大部分的CDS序列具有一定的相似性。在所有开放阅读框(ORF)中,同源ORF数为1306个。2个菌株的毒力相关因子大多数具同源性,都含有编码溶菌酶释放蛋白、纤连蛋白结合蛋白、谷氨酸脱氢酶、甘油醛-3-磷酸脱氢酶等。但毒力因子却存在明显差异,编码细胞外因子和溶血素的基因仅存在于P1/7中,而未在89/1591菌株中发现。预测到的P1/7的表面蛋白质中有11个具有革兰氏阳性锚定蛋白功能域,其中有2个蛋白(SSU1474、SSU1886)未能在89/1591中找到相应的同源基因等。这些特性表明2个菌株的遗传背景不同,为了适应不同的环境压力而演化出各自特有的功能单位,提示2个菌株在致病机制上存在着一定的差异。

研究人员利用抑制性差减杂交技术构建了猪链球菌2型强毒株与国际无毒参考菌株的基因组差异DNA文库。在强毒株05ZYH33中找到42个差异片段的同源序列,发现部分差异片段与转座子、耐药基因、表面蛋白和毒力相关蛋白等有同源性。42个差异片段中11个片段位于之前预测的GIs基因岛上。根据差异片段在基因组中的位置特征,发现6个分布相对集中的区域,长度在20kb左右。另一项研究使用SSH比较高致病株与非致病株的基因组差异,发现28个强毒株特有的基因,包括细胞表面结构、分子合成、能量代谢、转录调节、转运系统等相关的功能。其中一些基因位于98HAH33的毒力岛上。而毒力岛是一种区别于其他遗传元件的序列,属于基因岛的一个亚群,可以通过基因水平转移获得,被认为跟细菌的毒力有关。

还有中国的研究小组通过基因组测序和比较基因组技术分析在中国引起STSS 的猪链球菌分离株与在欧洲引起脑膜炎的分离株之间的遗传学差异,为阐明猪链球菌引起 STSS 的机制提供了重要线索。该小组完成了 2 株猪链球菌暴发流行分离株(98HAH12、05ZYH33)和 1 株无毒株(05HAS68)的全基因组序列测定。参考已经公布的 P1/7 基因组序列,发现猪链球菌基因组在结构上和组成上高度保守。单核苷酸多态性(SNP)分析表明,05ZYH33 与 98HAH12 之间的Ka/Ks 值为 0.776,98HAH12 与 P1/7 之间的 Ka/Ks 值为 0.816,3 个基因组的Ka/Ks 值无显著差异,提示其进化过程中经历了相近的选择压力。通过对基因组全长的 GC 含量、共线性比较等,提示流行株 98HAH12 和 05ZYH 33 中都含有一个约 89 kb 长度的特异 DNA 片段。不同来源的 2 个 89K 片段序列几乎完全相同,89K 特异分布于流行菌株,无毒株 05HAS68 不含有此成分。89K 含有 Tn5252转座子的同源基因,含有转座酶(transposase)、重组酶(recombinase)、重复序列(repeats)等多种可移动遗传元件(mobile genetic elements)。89K 基因组岛为镶嵌样组成结构,并且在粪链球菌等多种细菌中发现其组成片段的同源序列。通过此次比较基因组研究,首次发现高致病性猪链球菌的 89K 毒力岛(图65),它为进一步研究猪链球菌导致 STSS 的分子机制提供了重要基础。

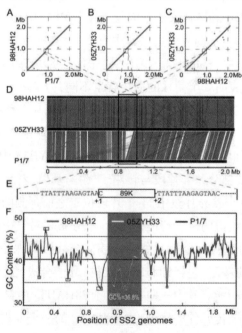

图65　89K 毒力岛的发现

2005 年,四川省发生以 STSS 为特征的猪链球菌病暴发流行,引起此次疫情暴发的菌株是新近出现的 ST7 序列型。此次流行的代表株 05ZYH33 的基因组序列已经公布。几乎同时,贵州省发生了一起人猪链球菌病的散发疫情,临床表现为败血症。此次疫情的分离株 GZ1 为 ST1 序列型。为进一步阐明高致病性 ST1 菌株的产生和流行性 ST7 菌株毒力增强的遗传学背景,分别比较了 GZ1(ST1)、05ZYH33(ST7)和作为对照的美洲分离株 89/1591 的基因组序列,发现它们在基因组水平上存在明显差异。高致病代表株 GZ1 与中等致病性菌株 89/1591 相比,获得了 132 个基因组岛,其中 5 个为毒力岛;流行代表株 05ZYH 33 与高致病株 GZ1 相比,又获得 5 个基因组岛,包括 64 个编码基因,总长度约 67 kb。差异基因的分布和结构特征提示,水平基因转移是猪链球菌毒力进化的重要机制。中等致病克隆通过获得基因组岛和毒力岛,转变成为高致病性 ST1 克隆和流行性 ST7 克隆。并且新发现的基因组岛编码的相关功能可能与 STSS 暴发流行等特征密切相关。

蛋白质组学以蛋白质为研究对象,分析细胞内动态变化的蛋白质组成成分、表达水平与修饰状态。虽然基因决定蛋白质的水平,但根据基因水平无法获知蛋白质的结构组成、修饰加工、转运定位以及蛋白质互作等活动。蛋白质水平的研究,有助于发掘更多猪链球菌的毒力因子或保护性抗原。利用 2 – DE 与 MS 相结合的方法发现多个猪链球菌 2 型毒力相关蛋白,包括精氨酸脱亚胺酶、鸟氨酸糖基转移酶、氨基甲酸盐激酶、MRP 相关蛋白前体、EF 和 SLY 等。也有报道结合 2 – DE 和 western blotting 的方法,利用免疫蛋白质组学技术,用 SPF 小香猪感染猪链球菌的康复血清与中国猪链球菌 2 型强毒株 ZY05719 的胞外蛋白相互作用,鉴定出 9 个具有免疫原性的蛋白点,并结合免疫蛋白组和比较蛋白组的方法发现在强毒株中都存在免疫原性蛋白,而在无毒株中没有。用同样的方法对猪链球菌 2 型细胞壁蛋白进行分析,鉴定出 3 个体内诱导表达的抗原——SecA、自溶素和 ZnuA。通过实时定量 PCR 分析,发现相对体外,这 3 个基因在体内表达上调。还有课题组通过比较蛋白质组学技术,分析菌株 SH040917 和 ZG0565 的分泌蛋白,鉴定出 5 个可能的毒力相关因子。

另外,转录组学、修饰组学等新技术、新手段也逐步应用于猪链球菌的研究,为进一步了解猪链球菌致病机制、进化历史等相关课题提供大量信息。然而,猪链球菌的种群结构呈现高度多态性,已公布大多研究结果局限于猪链球菌血清2型。希望未来对其他代表性菌株进行更广泛、更深入的研究,这将极大地丰富对各种群间关系的认识,有助于发现不同种群的特异遗传成分和特征,并且提高猪链球菌病的防治水平。

(李　治)

参考文献

[1]Haas B,Grenier D. Understanding the virulence of Streptococcus suis:A veterinary,medical, and economic challenge. Med Mal Infect,2018,48(3):159 – 166.

[2]Segura M,Fittipaldi N,Calzas C,et al. Critical Streptococcus suis Virulence Factors:Are They All Really Critical? Trends Microbiol,2017,25(7):585 – 599.

[3]Goyette – Desjardins G,Auger JP,Xu J,et al. Streptococcus suis,an important pig pathogen and emerging zoonotic agent – an update on the worldwide distribution based on serotyping and sequence typing. Emerg Microbes Infect,2014,3(6):e45.

[4]Gottschalk M,Xu J,Calzas C,et al. Streptococcus suis:a new emerging or an old neglected zoonotic pathogen? Future Microbiol,2010,5(3):371 – 391.

[5]Zheng C,Li L,Ge H,et al. Role of two – component regulatory systems in the virulence of Streptococcus suis. Microbiol Res,2018,214:123 – 128.

[6]Wertheim HF,Nghia HD,Taylor W,et al. Streptococcus suis:an emerging human pathogen. Clin Infect Dis,2009,48(5):617 – 625.

[7]Wu Z,Li M,Wang C,et al. Probing genomic diversity and evolution of Streptococcus suis serotype 2 by NimbleGen tiling arrays. BMC Genomics,2011,12:219.

[8]吴景文,王斌,郭双莉,等. 江西省一例人感染1型猪链球菌病例的流行病学调查与分析. 国外医学(医学地理分册),2017,38(2):164 – 165.

[9]胡进. 猪链球菌2型 SsPepO 和 SsPspC 致病性及 ΔSsPepO/ΔSsPspC 缺失突变株免疫效力研究. 武汉:华中农业大学,2014.

[10]于岩飞. 猪链球菌2型蛋白的差异表达及翻译后修饰对其毒力的影响. 南京:南京农业大学,2016.

[11]李鹏,何永聚,冯书章. 猪链球菌2型新毒力相关基因的研究进展. 中国生物制品学杂志,2011,24(3):362 – 365,371.

［12］郑霄. 猪链球菌的比较基因组学研究进展. 疾病监测,2011,26(1):68－72.

［13］李仕新,李家侨,李婉雁,等. 猪链球菌相关毒力因子研究进展. 中国动物检疫, 2011,28(4):77－79.

［14］曹嫚嫚. 猪链球菌 2 型 VicRK 双组份调控系统的功能研究. 武汉:华中农业大学,2019.

★ 从"超级细菌"的新闻说起 ★

—— 漫谈抗生素与医院内感染

新闻背景

从 2010 年 8 月起,国内各大网站陆续发布新闻,援引国外媒体报道,声称在世界各地接连发现所谓"超级细菌",其感染已致多人死亡,这些细菌几乎"刀枪不入",能够抵抗现有的绝大多数抗生素,引发大众强烈关注。

英国和印度研究人员在权威医学期刊《柳叶刀感染病》(*Lancet Infectious Diseases*)发表报告称,在印度钦奈市(Chennai)分离出的"超级细菌"菌株中有44 株含 NDM－1(New Delhi metallo－β－lactamase 1)质粒,哈里亚纳邦(Haryana)分离株中有 26 株含 NDM－1 质粒,英国分离株中则有 37 株含 NDM－1,其他 73 株 NDM－1 阳性菌株则出现在印度的其他地方和巴基斯坦。这些细菌可以通过饮水等途径传染,表现症状为肠道感染,几乎对所有抗生素都具有抗药性,患者病死率高,其中仅英国就有 5 例死亡。这种状况可能预示着抗生素时代的终结,因为医生们将难以治愈"超级细菌"的感染者。另外,前所未有的人员流动可导致"超级细菌"在各国家间、各大洲间快速传播而蔓延开来,构成对人类健康新的重大威胁。

严格地说,"超级细菌"并非新发现的细菌,而是指一些含有耐药质粒的细菌,像上面新闻中提到的细菌,特别是肠杆菌科中的大肠埃希菌(*Escherichia coli*)(图 66)和肺炎克雷伯菌(*Klebsiella pneumoniae*)就含有 NDM－1 质粒。NDM－1质粒最初是被英国卡迪夫大学蒂莫西·活尔什(Timothy R. Walsh)确认的。37岁的瑞典男子艾德是第一例确诊为 NDM－1 细菌感染的患者。这名不幸的男子曾在印度自驾旅行,因为手臂受伤进入当地医院治疗,进而感染了这种"超级病菌"。2009 年夏天,沃尔什从艾德感染的大肠埃希菌和肺炎克雷伯菌中,确认了这些超级病菌含有耐药质粒,并将质粒命名为 NDM－1,意即其编码新德里金属－β－内酰胺酶 1。NDM－1 可存在于不同种类的细菌中,其编码的 β

－内酰胺酶活性"非常强大",能水解几乎所有的 β－内酰胺类抗菌药物,从而赋予细菌更强大的耐药性,使细菌感染的治疗变得更加困难。

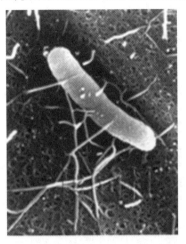

图66　日本新潟大学山本达男教授拍摄到的第一张"超级大肠埃希菌"电镜照片

注:该细菌长约 2 μm,同普通大肠菌相比,超级细菌的鞭毛更多,更具灵活性,感染能力也更强。

尽管对大多数抗生素耐药,但幸运的是 NDM－1 阳性细菌至少还对替加环素(tigecycline)和多黏菌素(colistin)保持敏感,不至于令临床医生们彻底绝望。此外,科学家还指出,要阻止 NDM－1 质粒的传播,必须尽快诊断 NDM－1 细菌感染病例,并将感染者隔离。其他的感染控制措施,例如对医院设备进行消毒、医护人员用抗菌香皂洗手等,也能阻止 NDM－1 质粒的快速传播。

截止到 2011 年底,美国、加拿大、澳大利亚、荷兰、比利时等国家均发现了 NDM－1 细菌感染者,我国已检出 3 株"超级细菌",菌株来自宁夏、福建。不过,专家们也提醒公众不必过于惊慌,因为所谓"超级细菌"并不是新的病原微生物,只是对多种抗生素耐药而已,不会像 SARS 病毒、H1N1 高致病性禽流感病毒那样通过人与人、人与动物之间传播而引发新的全球传染病疫情。

不管"超级细菌"的未来如何,全世界的医学专家们均认为 NDM－1 质粒的出现,与人们多年来滥用抗生素存在着密不可分的关系。从 20 世纪青霉素明星般的闪亮登场便赢得"神药"的称号开始,各种各样的抗生素被发现、制造出来,为捍卫人类健康做出了卓越的贡献,但同时,一些敏感细菌经过接触抗生素(尤其是不合理地使用抗生素)而获得耐药性并被不断地筛选出来。统计数据已清晰地表明,目前抗生素的研发速度已经完全赶不上细菌的耐药速度了(图67),如果再不重视滥用抗生素的问题,阻止细菌耐药性产生的迅猛势头,人类可能很快就会看到未来的某一天我们手头真的可能无药可用了。

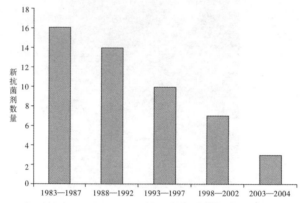

图67 1983—2004 年美国食品药品监督管理局批准上市的新抗菌剂数量

注:数据来自美国感染病学会(The Infectious Diseases Society of America, IDSA)。

那么,抗生素是怎样被发现的?它们为什么能够杀死细菌?且看下文。

抗生素的发现

提起抗生素,今天可能没有人不知道。得了肺炎,用青霉素或者其他抗生素可以很快治疗好;伤口发炎,常常也要用抗生素。的确,人类战胜疾病,特别是与致病微生物的感染做斗争,抗生素一直以来发挥着重要作用。有人估计,由于抗生素的发明,全人类的平均寿命增加了 10 岁。抗生素是怎样发现和变成造福人类的药品的呢?让我们慢慢道来。

1928 年,英国细菌学家 Alexander Fleming 在培养皿中培养葡萄球菌时,意外发现从空气中偶然落在培养基上的真菌(*Penicillium*,青霉属)菌落周围没有葡萄球菌生长。他认为是青霉菌产生了某种化学物质,分泌到培养基里抑制了细菌的生长。这种化学物质便是最早发现的抗生素——青霉素(Penicillin)。直到 10 年后,牛津大学的 Howard Florey 和 Ernst Chain 解析了青霉素的化学结构(图68)并验证了青霉素的药理学作用。1942 年,他们成功解决了青霉素的大规模生产和纯化问题,使青霉素得以在第二次世界大战期间在同盟国军队中大量使用,用于防治战伤感染。由于青霉素展现出强大的广谱抗菌能力,人体毒性低,而且不像人工合成的磺胺类药物那样,抗菌作用易受环境中生物因素(比如脓液)的影响,从而挽救了众多生命,因此被誉为"神奇的药物"。鉴于Fleming、Chain 和 Florey 的出色工作,他们分享了 1945 年诺贝尔生理学或医学奖。

1943 年,当时还在昆明从事科学研究工作的我国微生物学家朱既明,也从长霉的皮革上分离到了青霉菌,并且用这种青霉菌制出了中国第一批注射用青霉素。

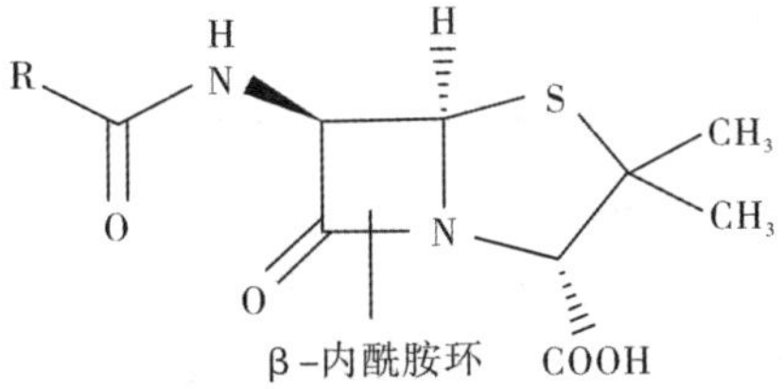

图 68　青霉素的化学结构

注:研究显示,青霉素类抗生素均含有 β – 内酰胺环(β – lactam)结构,此结构是青霉素抗菌活性的核心,故青霉素类抗生素亦可称为 β – 内酰胺类抗生素。

青霉素的成功极大地刺激了人们从微生物中寻找抗菌药物的热潮。自1940 年起的 10 余年间,乌克兰裔美国微生物学家 Selman Waksman 领导其研究团队从土壤微生物中陆续分离出 10 余种抗生素,包括放线菌素(actinomycin)、棒曲霉素(clavacin)、链丝菌素(streptothricin)、链霉素(streptomycin)、灰霉素(grisein)、新霉素(neomycin)、弗氏菌素(fradicin)、杀假丝菌素(candicidin)、制假丝菌素(candidin)……特别是链霉素,不仅对革兰氏阴性菌感染引起的脑膜炎、心内膜炎、肺炎、尿道感染等炎症非常有效,还对结核杆菌也有杀灭作用,成为当时被称为"人类头号杀手"的结核病唯一可治愈的有效药物。抗生素(antibiotic)一词也是 Waksman 创造的,意指由微生物产生的可拮抗其他微生物生长的物质,这一术语沿用至今。当然,现今抗生素的概念已不再仅仅局限于微生物产生的物质,同样也包括一些完全人工合成或半人工合成的抗生素或抗菌剂(这些物质不少是天然抗生素的结构类似物)。由于链霉素的发现,Waksman于 1952 年获得了诺贝尔生理学或医学奖。

大半个世纪以来,抗生素的确挽救了无数患者的生命,但是,因为抗生素的广泛使用(甚至滥用),带来了一些严重问题,譬如细菌的耐药性问题(见下述），抗生素的毒副作用（如"四环素牙"、青霉素的过敏反应、链霉素的前庭毒性，等等），这些都是医生面临感染开处方时必须慎重考虑的问题。

抗生素的杀菌原理

临床上一般将抗菌药物分为杀菌剂和抑菌剂两类，按普通治疗剂量使用后血清和组织中的药物浓度对细菌的作用进行区分。青霉素类、头孢菌素类、氨基糖苷类、多黏菌素类等药物可称为杀菌剂，而大环内酯类、四环素类、氯霉素类等药物可称为抑菌剂。但必须指出，"杀菌"和"抑菌"是相对的：对敏感细菌应用较大量抑菌剂，则血清和组织中的药物浓度也足以杀菌；而低浓度杀菌剂对较不敏感的细菌也只能起抑制作用。药物良好的组织穿透力并能够维持有效的血药浓度是保证其杀菌效能的关键。为方便起见，本章均用"杀菌作用"来指代抗生素对细菌的作用。

要想理解抗生素的杀菌原理，首先要了解细菌的结构以及生长、繁殖的特点。

我们知道，细菌是属于原核生物界的一种单细胞微生物，狭义的细菌专指其中数量最大、种类最多、具有典型结构的细菌（图 69），广义的细菌还包括放线菌、支原体、衣原体、立克次体、螺旋体等，也正是由于这些微生物具有和典型的细菌或多或少相似的组成结构和代谢方式，因此一些抗生素对这些微生物造成的感染也是有效的。

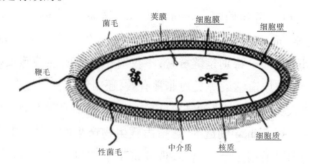

图 69　细菌模式图

注：其中细胞壁（细菌特有）、细胞膜、细胞质及核质等属于一般细菌都具有的基本结构，而荚膜、鞭毛、菌毛和芽孢则属于特定条件下才出现的特殊结构。

细菌通常需要染色后才能通过显微镜看到，最常用的染色方法是革兰氏染色（Gram staining）。革兰氏染色是由丹麦科学家 Hans Christian Gram 于 19 世纪 80 年代发明的一种染色法,可以把细菌染成蓝紫色(革兰氏染色阳性)或红色(革兰氏染色阴性)两种颜色,其原因在于这两类细菌的细胞壁结构和组成不同:革兰氏阳性细菌细胞壁主要由肽聚糖组成(占细胞壁干重的 50% ~ 80%),厚而坚韧。肽聚糖则是由聚糖骨架、四肽侧链和五肽交联桥分别通过糖苷键和肽键构成的一种立体网格结构,能够抵抗菌体内部的高渗透压(20 ~ 25 个大气压),保持细菌固有形态,维持细菌生存。四肽侧链和五肽交联桥的偶联是氨基酸之间缩合脱水形成肽键的过程,需要转肽酶的参与。青霉素类抗生素恰好是转肽酶的结构类似物,能够和转肽酶形成竞争性抑制,从而干扰细菌合成肽聚糖。一旦失去了肽聚糖的保护,那么细菌便会被内部的高渗透压胀破,这就是青霉素类抗生素杀菌的原理。

革兰氏阴性细菌细胞壁则与革兰氏阳性菌不同:虽然有相同的聚糖骨架,但肽聚糖层薄(只占细胞壁干重的 5% ~ 20%),没有五肽交联桥,只有四肽侧链相互交联,且交联率远低于革兰氏阳性菌,因此其机械强度大大弱于革兰氏阳性菌。所以,革兰氏阴性菌抵抗内部渗透压(5 ~ 6 个大气压,明显低于革兰氏阳性菌)主要是依靠肽聚糖层外的外膜。外膜由脂蛋白、脂质双分子层和脂多糖三部分组成,可占细胞壁干重的 80% 以上,其本身就是一道天然的通透屏障,可以机械阻挡抗生素、各种酶、胆盐等进入而起到保护细菌的作用,这可以部分解释为什么革兰氏阴性细菌更耐药。

青霉素具有的 β – 内酰胺环结构(图 68)后来被证明是针对细胞壁抗生素的核心结构。由于青霉素的广泛使用,有些细菌,特别是像金黄色葡萄球菌出现耐药菌株,如耐甲氧西林的金黄色葡萄球菌(methicillin – resistant *Staphylococcus aureus*,MRSA),很快获得了产 β – 内酰胺酶(即青霉素酶)的能力,而 β – 内酰胺酶能水解 β – 内酰胺环,使青霉素失效,从而表现出耐药性。所以,20 世纪 50 年代出现了一个寻找耐青霉素酶抗生素的研究热潮,其结果就是发现了天然抵抗青霉素酶的头孢菌素 C(cephalosporin C)。头孢菌素 C 的核心化学结构 7 – 氨基头孢烯酸(7 – aminocephalosporanic acid,7 – ACA)与青霉素的核心结构 6 – 氨基青霉烷酸(6 – aminopenicillanic acid,6 – APA)极其相似(图 70)。对 7 – ACA 的侧链进行改造就获得了一众有效的抗生素——头孢菌素。从礼来公司于 1964 年上市的第一个头孢菌素类药物头孢噻吩算起,至今已开发到了第五代(表 8,表 9),目前头孢菌素类药物仍是抗菌药物的主力。

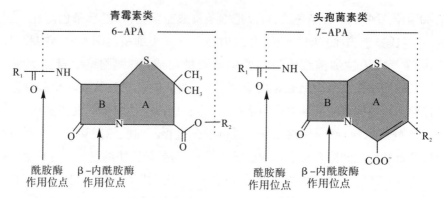

图70　青霉素和头孢菌素的结构

表8　头孢菌素的分类

分类	代表药物
第一代	头孢拉定、头孢唑啉、头孢氨苄、头孢羟氨苄
第二代	头孢呋辛、头孢孟多、头孢替啶、头孢克洛、头孢丙烯
第三代	头孢噻肟、头孢克肟、头孢泊肟、头孢他啶、头孢派酮、头孢曲松
第四代	头孢吡肟、头孢匹罗、头孢唑兰
第五代	头孢洛林酯、头孢托罗、头孢吡普

表9　各代头孢菌素的抗菌谱

MRSA	革兰氏阳性菌	革兰氏阴性菌	铜绿假单孢菌	厌氧菌
	第一代头孢菌素类			
	第一代头孢菌素类			*头孢西丁/头孢替坦
		第三代头孢菌素类 *头孢他啶/头孢派酮		
	第四代头孢菌素类			
第四代头孢菌素类				

除作用于细胞壁外,抗生素的主要杀菌原理还包括:

1.与细菌细胞膜相互作用,增强细菌细胞膜的通透性,打开细胞膜上的离子通道,让细菌内部的有用物质漏出菌体或电解质平衡失调,从而死亡。以这种方式作用的抗生素有多黏菌素和短杆菌肽等。

2.与细菌核糖体或其反应底物(如 tRNA、mRNA)相互所用,抑制细菌蛋白质的合成,这意味着细胞存活所必需的各种结构蛋白和酶不能被合成。由于细菌核糖体(70S)由50S大亚基和30S小亚基组成,不同于真核细胞的80S核糖体(由60S大亚基和40S小亚基组成),因此人体细胞的蛋白质合成受到的影响不大。以这种方式作用的抗生素包括四环素类抗生素、大环内酯类抗生素、氨基糖苷类抗生素、氯霉素等。

3. 阻碍细菌DNA的复制和转录。阻碍DNA复制将导致细菌细胞分裂繁殖受阻;阻碍DNA转录成mRNA则导致后续的mRNA翻译合成蛋白的过程受阻。以这种方式作用的主要是人工合成的磺胺类和喹诺酮类药物。

抗生素除按上述作用原理分类外,也可按化学结构或抗菌谱分类。一般针对细胞壁(青霉素类和头孢菌素类)、细胞膜(多黏菌素类)或干扰细胞基本代谢酶类功能(喹诺酮类和磺胺类)的抗生素具有杀菌作用,而作用于蛋白质合成的抗生素(氨基糖苷类、大环内酯类和四环素类)通常为抑菌剂(抑制细菌的分裂)。窄谱抗生素只针对特定种类细菌(如革兰氏阴性菌或革兰氏阳性菌),而广谱抗生素可大范围影响多种细菌。近年来,又有3种新型抗生素投入临床使用:环脂肽(cyclic lipopeptide,如达托霉素daptomycin)、甘氨酰环素(glycylcycline,如替加环素tigecycline)和恶唑烷酮(oxazolidinone,如利奈唑胺linezolid)。

抗生素的主要杀菌原理可归纳为表10。

表10   抗生素的主要杀菌原理

作用原理	抗生素分类	举例
抑制细菌细胞壁合成	β-内酰胺类	包括青霉素类(青霉素G、氨苄青霉素、苯唑青霉素、阿莫西林等)和头孢菌素类(头孢菌素第一至第五代)
	糖肽类	万古霉素、替考拉宁等
	碳青霉烯类	厄他培南、亚胺培南、美罗培南等
	环丝氨酸磷霉素	
	杆菌肽	
抑制细菌蛋白质合成	氨基糖苷类	链霉素、庆大霉素、卡那霉素、新霉素等
	大环内酯类	阿齐霉素、克拉霉素、红霉素、螺旋霉素等
	四环素类	四环素、土霉素、金霉素、强力霉素等
	氯霉素类	氯霉素、甲砜霉素、氟甲砜霉素等

作用原理	抗生素分类	举例
抑制细菌 DNA 合成	喹诺酮类	环丙沙星、伊诺沙星、氧氟沙星、诺氟沙星等
抑制细菌 RNA 合成		利福平
抑制叶酸合成	磺胺类	磺胺异恶唑、甲氧苄定等
影响细菌细胞膜功能		多黏菌素 B、黏杆菌素、达托霉素等

一般情况下,对于普通的局部细菌感染,比如皮肤疖肿、细菌性咽喉炎等,我们只需要遵医嘱涂抹抗生素软膏或者口服抗生素,大多数情形下都会很快痊愈。如果上述处置无效,那么就必须到医院做进一步的诊断和治疗,甚至可能需要住院治疗。可以想见,医院就是一个众多感染性疾病聚集的地方,只要住院就有一定的概率感染上其他病原体,这就是所谓的"医院内感染"(简称为院内感染)。相比于简单的医院外感染(也有人称之为社区感染),医院内感染在病原学、感染方式、临床表现以及预防、控制和管理等诸多方面有其特殊性和复杂性,需要引起足够的重视。

医院内感染

顾名思义,医院内感染(nosocomial infection)就是指患者在住院期间发生的感染,包括在住院期间获得的感染以及在医院内获得却在出院后才表现出来的感染,因此又可称为医院获得性感染(hospital – acquired infection),国内外也有学者将之统称为卫生机构相关感染(healthcare associated infection, HAI/HCAI)。

医院内感染的发生率大约为 5% ~ 20%,不仅增加患者的痛苦,延长住院时间,增加患者医疗费用和经济负担,甚至可能引起患者死亡,而且还增加医务人员工作任务,影响医院的病床周转率。因此,医院内感染无论是对于患者还是对于医务人员、医院甚至整个社会都是一个必须重视的问题。

(一)医院内感染发生的原因

首先,医院是各种病原微生物最集中的场所,大量聚集的人群给细菌、病毒提供了充分的感染机会,发生感染的概率明显高于医院外。

其次,医院也是抗菌药物集中使用的场所,抗生素在治疗感染的同时也在诱导、筛选着耐药菌株。

再次,医院内有大量免疫力低下的人群,如老年人、新生儿和婴幼儿;器官移植术后通常要使用免疫抑制剂,肿瘤患者需要接受放疗、化疗,这些治疗措施都会使患者免疫功能大大降低。有些疾病本身(如糖尿病、肝硬化及肿瘤)也能导致机体免疫功能减弱。

最后,治疗肾功能不全、尿毒症采用的血液透析、腹膜透析以及各种插/侵入性操作(如导尿管,静、动脉插管,气管插管,监控仪器的探头以及各种内窥镜等)也可能将病原体带入体内而造成感染。

(二)医院内感染的方式

医院内感染的病原体既可以来自其他患者(或无症状的带菌者)或者住院环境,引起外源性感染或交叉感染,也可来自患者本身的正常菌群,造成内源性感染或自身感染。

内源性感染与外源性感染在发病机制上有很大的不同:内源性感染不存在外界的传染源与传播途径问题,其病原体来自患者体内或体表原本已存在的正常菌群或病灶,主要表现为在肠道、咽喉、皮肤等部位的微生物移位至身体的另一个部位,在适宜的局部环境中引起感染,因此一般多在特定个体(患者)中发生,而不会在一个短时间内有多个患者同时出现,而且不同感染者的病原体彼此间也没有直接的关系。

与内源性感染相反,外源性感染(交叉感染)的病原菌往往在医院环境中反复接触过各种常用抗生素而产生多重耐药性,使病原菌的侵袭力和毒力增强,严重时可引起医院内感染的暴发流行。

(三)常见的医院内感染病原体

细菌是引起医院内感染的主要微生物,占90%以上,以革兰氏阴性杆菌为主。除细菌外,还有真菌、病毒、衣原体和支原体等其他微生物。感染菌谱会随着疾病谱、治疗药物、医院环境等因素的变化而不断变化。最常见的病原体如下。

1. 葡萄球菌

葡萄球菌是广泛分布于自然界的一个菌属,种类很多,大部分是不会致人疾病的腐生葡萄球菌和表皮葡萄球菌,对人致病的主要是金黄色葡萄球菌(*Staphylococcus aureus*)(简称金葡菌)。目前,金黄色葡萄球菌引起的医院内感染已成为日益严重的问题。金葡菌能对大多数抗生素迅速产生抗药性,耐药方式主要是通过R质粒介导、传播。就耐药性而言,金葡菌可分为两种:一种是对甲氧西林敏感株(Methicillin sensitive *Staphylococcus aureus*,MSSA),主要来自医院外,其耐药性并不严重。如果确对青霉素耐受,还可用耐青霉素酶的半合成青霉素类(青霉素 G、青霉素 V、氨苄西林和阿莫西林等)或青霉素类加 β - 内酰胺酶抑制剂(克拉维酸、舒巴坦和他唑巴坦等)治疗,通常也对第二、三代头孢菌素(头孢呋辛、头孢克洛、头孢噻肟、头孢他啶等)敏感。另一种是 MR-SA,主要来源于医院内,对青霉素类及头孢菌素类、氨基糖苷类、喹诺酮类、大环内酯类及氯霉素等药物均有不同程度的耐药性,而且大多数是多重耐药菌株(即同时耐受多种抗生素),给临床治疗带来很大困难,并可引起暴发流行。糖肽类抗生素目前是在体外证实唯一对所有金葡菌有效的药物,包括万古霉素(vancomycin)、壁霉素(teicoplanin)及去甲万古霉素等。

以往认为血浆凝固酶阴性葡萄球菌(coagulase - negative *Stapholococcus*,CNS)致病力很低,但近年来 CNS 引起的感染明显增加,常引起伤口、中枢神经系统、泌尿系统和血液感染,而且大多对抗生素有耐药性,成为重要的院内感染病原体。研究发现,CNS 致病性与其产生的细胞外黏质物(extracellular sticky substance,ESS)有直接关系:ESS 是一种黏附因子或定居因子,可使细菌更易定居,而且菌体被 ESS 包绕后能保护细菌抵抗宿主的免疫反应,阻止中性粒细胞的趋化和吞噬,并能减少抗生素的渗入。

2. 铜绿假单胞菌

铜绿假单胞菌是医院内感染的主要致病菌之一,占各种医院内感染的10% ~20% 。铜绿假单胞菌在自然界分布极广,常可污染医院的水源、病房、器械、药液及各种设备(包括空调、水塔等),对外界环境的抵抗力较一般细菌强。人体本身也是铜绿假单胞菌的一个主要栖息场所,以下呼吸道的分离率最高(50.7%),其次是皮肤和软组织(22.2%)及泌尿道(12.2%)。因为是革兰氏阴性杆菌,铜绿假单胞菌对青霉素和头孢菌素不敏感,对链霉素和卡那霉素易耐受。虽然对多黏菌素、羧苄青霉素及其他一些氨基糖苷类抗生素敏感,但长期使用后病房仍会出现耐药菌株,且耐药菌株比例逐年增多。其主要耐药机制是产生 β - 内酰胺酶、细胞外膜通透性降低以及菌体蛋白结构和功能发生改变。目前,铜绿假单胞菌对氧哌嗪青霉素和头孢哌酮最为敏感,其次是环丙沙星和诺丙沙星。

3. 肺炎克雷伯菌

肺炎克雷伯菌常引起老年和儿童患者肺部感染,是医院获得性支气管 - 肺炎的主要病原菌;其次引起泌尿道和伤口感染。肺炎克雷伯菌对亚胺培南(碳青霉烯类抗生素)、头孢他啶、环丙沙星和丁胺卡那霉素敏感,而对氨苄西林、头孢唑啉和优立新(氨苄西林钠＋舒巴坦钠)耐药。耐药方式与 MRSA 相似,主要是通过产生 β - 内酰胺酶实现的,编码该酶的 R 质粒在细菌间接合转移是产生多重耐药株并引起暴发流行的重要原因。

4. 大肠杆菌

大肠杆菌是人和哺乳动物肠道的正常菌群之一。该菌一般不致病,而且对人体有众多益处,比如合成维生素 K 和 B 供人体利用;乙酸、丙酸分解代谢产物从而降低肠道环境中 pH 值与氧化还原电势,使不耐酸细菌和需氧菌受到抑制,从而抑制蛋白质分解,减少蛋白质分解产物对机体的伤害;有些菌株还能产生大肠埃希菌素,抑制肠道致病菌的生长;菌体抗原还能刺激机体产生部分先天性免疫应答。但是,大肠杆菌如果移位到肠道外部位(如因手术、长期消耗性疾病等)则可能引起内源性感染。大肠杆菌对大多数首次使用的抗生素都敏感,不过会很快产生耐药性,其耐药基因也主要由质粒传播,而且是多重耐药。

5. 沙门菌

沙门菌是医院内肠道感染的主要病原菌,其中以毒力较强的鼠伤寒沙门菌最为常见,多表现为急性胃肠炎(食物中毒)和败血症,在新生儿和婴幼儿中可造成流行。检出沙门菌肠毒素具有重要的病原学和流行病学意义。该菌耐药性较其他沙门菌严重,特别在暴发流行时往往对氨苄青霉素、氯霉素、四环素、庆大霉素、卡那霉素和复方新诺明等常用抗生素耐药。

6. 真菌

真菌感染已在医院内感染中占比接近十分之一,并且有逐渐上升的趋势。多数患者是在入院 2 周后发生真菌感染,以 60 岁以上老年人和新生儿为多,主要与这些人群的免疫功能(主要是细胞免疫)低下有关,因为健康成人普遍对真菌有抵抗力。院内真菌感染在老年人中主要表现为肺炎,其次是泌尿系统感染,而新生儿则以鹅口疮及真菌性肠炎为主。归因研究表明,真菌感染多在肺心病、肺性脑病和脑血管病等原发病基础之上引发,此外,各种侵袭性操作(如气管插管、动静脉插管、导尿管等)也是重要诱因。一旦确诊真菌感染,须马上停用抗生素而改用抗真菌药物:浅表真菌感染可用灰黄霉素、克念菌素、克霉唑、咪康唑、益康唑和酮康唑等,深部感染可用氟胞嘧啶、两性霉素 B、制霉菌素、氟康唑和伊曲康唑等,以及对深浅感染均有效的特比萘芬等。

7. 病毒

除了上述细菌和真菌外,院内感染的病原体还包括病毒,如巨细胞病毒、乙型肝炎病毒和丙型肝炎病毒等。这些病毒主要是通过输血、注射、器官移植等途径在医院内传播的,不过随着严格献血筛查等措施的施行,这类病毒感染已大大减少。引起院内感染的病毒还包括多种呼吸道病毒。

(四)常见的医院内细菌性及真菌性的感染疾病

1. 呼吸道感染

在医院内感染的病例中,肺部感染发病率居首位,基本表现为下呼吸道感染(肺炎)。就细菌而言,外源性感染的致病菌以革兰氏阳性菌为主,如肺炎链球菌等,约占40%;而内源性肺部感染则以革兰氏阴性杆菌居多,如铜绿假单胞菌、肺炎克雷伯菌、嗜肺军团菌等,约占50%~60%。真菌感染、复合感染也较常见。

一般认为,引起呼吸道感染的病原体主要是位于鼻咽部的定植菌,也有吸入空气中的微生物而致感染的,但数量很少。

呼吸道感染的易发还有特殊原因,就是医院内的专业处置,比如全身麻醉造成咳嗽抑制和呼吸道纤毛运动限制,使灰尘、黏液和微生物不易排除;腹部伤口疼痛使患者不敢自由咳嗽;某些治疗需要长期卧床,等等。

针对医院获得性呼吸道感染的防治措施主要包括以下这些:①消化道施行选择性脱污染(selective digestive decontamination,SDD),即选用合适的抗菌药物、使用恰当的剂量,最大限度地选择性抑制肠道中潜在的致病菌(指肠杆菌、铜绿假单胞菌等),如广谱喹诺酮类的诺氟沙星/氟哌酸(norfloxacin)在每日100~800 mg剂量范围内基本不影响肠道正常菌群,两性霉素B和制霉菌素可特异性地抑制真菌而不影响正常肠道菌群。为减少胃内致病菌定植,需要维持胃液酸度,所以消化性溃疡患者宜用保护胃黏膜的硫糖铝而应避免使用抑酸药(如拉唑类、替丁类药物)。②已发生的感染则依据病原体选择敏感抗生素,金葡菌(包括MRSA)肺炎可用二代以后头孢菌素治疗,"最后的防线"是万古霉素、壁霉素(teicoplanin,替考拉宁)和碳青霉烯类(如亚胺培南、美罗培南等);铜绿假单胞菌感染可用头孢哌酮、头孢他啶、头孢吡肟等第三、四代头孢菌素。

2. 伤口感染

在目前的医院内感染中,伤口(切口)感染的发生率仅次于下呼吸道感染。

多数感染发生在术后 10 天之内,导致伤口感染的相关因素有伤口的清洁度、患者手术持续时间等。

金黄色葡萄球菌仍是外科伤口感染的重要致病菌。近年来,革兰氏阴性杆菌、厌氧菌检出率明显上升。外科手术感染的预防性用药应当在术前 2 ~ 3 小时一次性足量给予,使药物在切口及其周围组织内的有效浓度至少维持 1 小时,这样污染菌就难以在伤口局部生长、繁殖。如果手术时间较长(大于 4 ~ 8 小时),可在手术中再给一次抗生素。手术结束后应停用抗生素,如确需继续用药,一般也不宜超过 3 天。

3. 尿路感染

尿路感染是较常见的医院内感染,发生率为 2% ~ 5%。通常发生在尿道手术后,术中、术后的微生物侵入和尿道阻塞为感染的发生提供了便利条件。70% ~ 80% 的尿路感染与尿路器械操作及留置导尿有关。病原菌以革兰氏阴性杆菌为主(包括大肠杆菌、变形杆菌、铜绿假单胞菌及肺炎克雷伯菌等),粪链球菌、表皮葡萄球菌及白假丝酵母菌也可引起尿路感染。

(五)医院内感染的防控

医院内感染的防控涉及面很广,囊括了医院、科室和医护人员医疗活动的方方面面,绝非一两个环节和部门所能完成。

1. 医院管理

国家卫健委早在 2006 年就颁布施行了《医院感染管理办法》,要求各级各类医疗机构严格按照规定实施医院感染管理工作,住院床位总数在 100 张以上的医院应当设立医院感染管理委员会和独立的医院感染管理部门,配备管理专(兼)职人员,由此组成的三级管理体系使医院内感染管理工作有了必要的组织保证。同时,各种医院内感染专项管理制度、办法日益健全,如《医院感染暴发控制指南》(WS/T524—2016)、《抗菌药物临床应用指导原则》(2015 年版)、《临床微生物学检验标本的采集和转运》(WS/T640—2018)和《医院感染管理信息系统基本功能规范》(WS/T547—2017)等。需要特别指出的是,制定感染管理制度容易,真正落实这些制度还是要靠医护人员持之以恒地严格执行,时时刻刻遵守消毒原则绝非易事。

另外,建筑布局不合理也会导致住院患者通过各种渠道(空气、医疗设备、交通路线、污物处理等)与病原体有较多机会接触,从而增加感染机会,因此在医院建设或改建时,应认真考虑和研究其布局是否有助于防控医院内感染。

2. 医院内感染的监测

医院内感染的监测是指主动地、系统地和长期地连续观察一定人群中的医院内感染发生、分布及其各种影响因素。对监测资料要定期分析和整理,并向有关单位和人员反馈或发送。医院要重视病原学的检查、监测,对同一时期多个患者检出同种病原体必须十分警惕,有条件时可采用分子流行病学方法对感染菌进行血清学、噬菌体、细菌素及耐药性分析,从而为追踪传染源提供科学依据。在这些表型特征分型的基础上,还可增加基因分型方法(如质粒图谱、核酸内切酶图谱和核酸探针分析等),使其分型更准确。目前,WHO 在其官方网站上为各国提供了免费的数据库软件 WHONET(http://www.whonet.org),使用国家已经超过了 90 个,可以为各类诊所(包括兽医诊所)、公共卫生机构和食品检测实验室提供全国性和地方性的检测服务。2017 年 3 月,国家卫健委开通了类似 WHONET 的国家致病菌识别网,采用病原识别、分子分型、基因组流行病学等新型调查分析技术,希望以此网络化信息平台为依托,完善适合我国国情的细菌性传染病监测模式,推进细菌性传染病监测预警新技术和策略应用,从而提高疫情发现和防控能力。

医院内感染的监测可为制定医院内感染的预防与控制措施提供科学依据,监测是控制的先导,控制是监测的目的。

3. 防控医院内感染的主要措施

传统的清洁和消毒必不可少,做好这些工作能够有效减少病房内外、医院内外环境微生物的污染,是控制医院内感染的措施中重要而简便易行的措施。

隔离能有效防止病原体从患者或病原携带者传播给其他人,无菌区(如手术室、空气层流室等)和清洁区、有菌区必须建立良好的物理隔离,医护人员也须做好防护(如穿戴隔离衣、防护镜罩等)。具体而言,就是要注重所谓"三高"的感染预防和控制,即高危病区(传染科、烧伤科、手术室、产房、新生儿室及ICU 室、供应室等)、高危患者(肿瘤患者、老年患者、低龄患者、免疫力低下患者以及接受各种侵入性操作的患者)和高危人体部位(下呼吸道、胃肠道为内科系统的高危感染部位,手术伤口、皮肤与软组织为外科系统的高危感染部位)。

最后,合理使用抗生素极其重要,要尽可能依据药敏试验结果使用敏感抗生素,从而避免抗生素滥用。

抗生素投入临床使用几十年来的实践经验表明,细菌适应环境的能力超乎我们的想象,人类与细菌的斗争远未结束,特别是抗菌药物的研制速度俨然处于下风,如何用好现有抗生素、减缓细菌耐药性的产生和扩散就显得更为迫切。因此,合理使用抗生素的理念必须根植于临床医师的头脑中:在安全的前提下确保有效。鉴于抗生素在临床上应用量大、面广、品种多、更新快、各类药品之间相互作用关系复杂,具体而言,临床医师首先应熟悉各类抗生素的药理学特点和不良反应,根据实际情况,给予致病菌以敏感的抗生素,做到足量,必要时联合使用不同抗生素,实现个体化治疗,减少耐药菌的产生。

值得特别指出的是,滥用抗生素的问题早已不局限于医学领域。事实上,各类养殖业(渔业、畜牧业等)、农业、食品加工业等都在广泛使用抗菌药物,有些国家这些领域抗生素的消耗量甚至超过了医学领域,成为严重威胁大众健康的一个公共卫生难题,必须引起全社会的重视。

（丁天兵）

参考文献

[1] Kumarasamy KK, Toleman MA, WALSH TR, et al. Emergence of a new antibiotic resistance mechanism in India, Pakistan, and the UK: a molecular, biological, and epidemiological study. Lancet Infect Dis, 2010, 10(9):597 – 602.

[2] Yong D, Toleman MA, Giske CG, et al. Characterization of a new metallo – beta – lactamase gene, bla(NDM – 1), and a novel erythromycin esterase gene carried on a unique genetic structure in Klebsiella pneumoniae sequence type 14 from India. Antimicrobial agents and chemotherapy, 2009, 53(12):5046 – 5054.

[3] Finberg RW, Moellring RC, Tally FP, et al. The importance of bactericidal drugs: future directions in infectious disease. Clin Infect Dis, 2004, 39(9):1314 – 1320.

[4] Cunha B, Hage J, Schoch P, et al. Overview of antimicrobial therapy // CUNHA B. Antibiotic Essentials. New Delhi, Jaypee Brothers Medical Publishers, 2014:1 – 16.

[5] Bush K, Bradford PA. β – Lactams and β – Lactamase Inhibitors: An Overview. Cold Spring Harbor perspectives in medicine, 2016, 6:a0252476.

[6] Allegranzi B, Bagheri Nejad S, Combescure C, et al. Burden of endemic health – care – associated infection in developing countries: systematic review and meta – analysis. Lancet (London, England), 2011, 377(9761):228 – 241.

[7] RodríGuez – Acelas AL, De Abreu Almeida M, Engelman B, et al. Risk factors for health care – associated infection in hospitalized adults: Systematic review and meta – analysis. American Journal of infection control, 2017, 45(12): e149 – e156.

[8] Fernando SA, Gray TJ, Gottlieb T. Healthcare – acquired infections: prevention strategies. Internal medicine journal, 2017, 47(12): 1341 – 1351.

[9] Boev C, Kiss E. Hospital Acquired Infections: Current Trends and Prevention. Critical care nursing clinics of North America, 2017, 29(1): 51 – 65.

[10] Naimi TS, Ledell KH, Como – Sabetti K, et al. Comparison of community and healthcare – associated methicillin – resistant *Staphylococcus aureus* infection. Jama, 2003, 290(22): 2976 – 2984.

[11] Tong SY, Davis JS, Eichenberger E, et al. *Staphylococcus aureus* infections: epidemiology, pathophysiology, clinical manifestations, and management. Clinical microbiology reviews, 2015, 28(3): 603 – 661.

[12] Rogers KL, Fey PD, Rupp ME. Coagulase – negative staphylococcal infections. Infectious disease clinics of North America, 2009, 23(1): 73 – 98.

[13] TüMmler B. Emerging therapies against infections with *Pseudomonas aeruginosa*. F1000Research, 2019, 8(F1000 Faculty Rev): 1371.

[14] Lee CR, Lee JH, Park KS, et al. Antimicrobial resistance of hypervirulent *Klebsiella pneumoniae*: epidemiology, hypervirulence – associated determinants, and resistance mechanisms. Frontiers in cellular and infection microbiology, 2017, 7: 483.

[15] Poirel L, Madec JY, Lupo A, et al. Antimicrobial resistance in *Escherichia coli*. Microbiology spectrum, 2018, 6(4): ARBA – 0026 – 2017.

[16] Dargatz DA, Traub – Dargatz JL. Multidrug – resistant *Salmonella* and nosocomial infections. The Veterinary clinics of North America Equine practice, 2004, 20(3): 587 – 600.

[17] Spivak ES, Hanson KE. *Candida auris*: an emerging fungal pathogen. Journal of clinical microbiology, 2018, 56(2): e01588 – 17.

[18] Pozzetto B, Memmi M, Garraud O, et al. Health care – associated hepatitis C virus infection. World journal of gastroenterology, 2014, 20(46): 17265 – 17278.

[19] Attridge RT, Frei CR. Health care – associated pneumonia: an evidence – based review. The American journal of medicine, 2011, 124(8): 689 – 697.

[20] Young PY, Khadaroo RG. Surgical site infections. The Surgical clinics of North America, 2014, 94(6): 1245 – 1264.

[21] Shuman EK, Chenoweth CE. Urinary Catheter – Associated Infections. Infectious disease clinics of North America, 2018, 32(4): 885 – 897.

[22] Martinez JL. Environmental pollution by antibiotics and by antibiotic resistance determinants. Environmental pollution (Barking, Essex : 1987), 2009, 157(11): 2893 – 2902.

★ 微生物中的"巨人" ★

—— 真菌

从两个故事说起

1999 年 8 月,在美丽的澳大利亚悉尼的情人港召开的第六届国际微生物学会联盟大会和第六届国际真菌学大会上,美国德克萨斯大学著名的真菌学家 Rinaldi 教授做了题为《进入下一个千年的医学真菌学》的报告。他的报告是以两个真实的故事开始的。现将他的故事转述如下。

故事一: Marry 是一个 40 多岁的农场蘑菇种植女工,已经从事蘑菇种植工作很多年。最近一段时间,她因为一次重感冒后身体一直不适。几天前,自觉上颚部有异物感,后渐渐长出一个蘑菇。她到医院就诊,被诊断为真菌感染。经局部手术治疗,去除真菌,并辅以局部抗真菌药物治疗,患者痊愈。Rinaldi 教授解释说该女工在工作过程中,蘑菇的孢子进入其口腔,由于患感冒后抵抗力下降,机体不能阻抗孢子生长,故孢子在其口腔内发生定植。

故事二:一天下午,8 岁女孩 Alice 与哥哥一道,在家附近的一条小溪边玩耍。在奔跑过程中,Alice 不慎跌倒,右眼角被树枝刮了一下。哥哥看了一下,被刮的地方略红,可见刮痕,但无明显伤口及出血,故未予注意。晚上十点多,Alice 的右眼迅速出现肿胀、疼痛。家长立刻带她到医院急诊就医。

体格检查,T:37℃,P:80 次/min,R:18 次/min,BP:80/120 mmHg。患儿神志清楚,一般状况良好。右眼明显红肿,眼角处可见一约 1 cm 长的刮痕,有少量渗出液,压痛明显。左眼外观正常,无红肿。双眼视力均正常,血常规检查结果未见异常。初步诊断:右眼外伤感染。急诊收住院。

入院后立即清洁伤口,取伤口渗出液进行细菌学检查。标本涂片镜检未发现细菌。静脉滴入大剂量青霉素,并予以对症处理。但病情未能控制,几小时后,伤口肿胀继续加重,且出现发热等全身症状。为控制感染的发展,又加入另一种广谱抗生素,用药后病情仍未见好转。肿胀不断加重,且向周围蔓延,右眼视力急剧下降。全身症状继续加重。考虑到如果感染蔓延,可能会沿视神经交叉殃及左眼,故于第2天上午对右眼实施眼球摘除术。术中再次取标本行微生物学检查。涂片镜检仍未检出细菌。考虑到临床应用抗生素无效,微生物学检查未见细菌,怀疑是否有真菌感染,故行特殊的真菌检查。涂片镜检发现真菌孢子。即刻改用抗真菌药物治疗,并给予支持治疗。用药后患儿病情很快得到控制,伤口红肿范围逐渐缩小,全身状况趋于稳定。2周后痊愈出院。最后诊断:外伤性真菌感染。

这两个真实的故事让人感到震惊不已。虽然由于年代久远,我们已记不清Alice感染的真菌名字,但故事本身却牢牢印在我们的脑海中,时不时会想起。真菌,这个平日里让人觉得不会产生大碍的物种,也有其狰狞的一面。看来,我们对真菌的了解相比于细菌与病毒,真是太少了。

纷繁的真菌世界

真菌(fungus)是一大类具有细胞壁,不含叶绿素的真核细胞型微生物。具有典型的细胞核和较完善的细胞器,如线粒体、内质网、高尔基复合体等。真菌的拉丁文 *fungus* 原意是蘑菇。这是一群非常古老的生物,早在4亿多年前的化石植物中,就有腐生和寄生的真菌。虽然真菌在数量上不及细菌,但其种类繁多,目前已被描述的真菌约有1万个属20余万种。而且物种之间在分类、生态、生命周期及形态方面都有很大的差别,远较细菌复杂得多。真菌既能以寄生方式生存,也能以腐生方式生存;既有单细胞形式,又有多细胞形式,且在有些真菌中二者可以互相转换,即双相型真菌;既可以有性方式繁殖,又可以无性方式繁殖;小的真菌如酵母菌,需在显微镜下放大数百倍乃至上千倍才能看到,而大的真菌如蘑菇,则肉眼直接可见。更为神奇的是,有些真菌在黑暗中还能发光。目前,全球已发现70余种能发光的真菌,在日本、南亚、南美及我国境内均有发现。全球的科学家们每发现一种新的真菌,都会把它放在黑暗中,希望它是光照系生物的一员。这些真菌的发光原理尚不完全清楚,但它们发光的目的可能是为了繁育后代。在无风闭塞的丛林,发光真菌吸引飞虫路过时,顺便将孢子一并带走撒开。

真菌在自然界分布极为广泛,生长条件要求不高,且能产生各种水解酶,对糖类、淀粉、纤维素、木质素等碳水化合物以及蛋白质和脂肪均具有强大的分解能力,并将分解产物用作食物来源。大多数真菌能利用无机或有机氮以及各种矿物元素来合成自己的蛋白质。因此,真菌在分解代谢,参与自然界中氮、碳、硫等物质循环中起着极为重要的作用。有人曾说:"真菌统治着这个世界。"的确,在我们这个星球上,但凡略潮湿的地方,都能看到真菌的身影,几乎无所不在,无处不有,足以证明其强大的生命力和对自然界的作用力。

正是由于真菌的复杂多样,使真菌的分类方法几经变换。最初,人们依据林奈最早提出的两界说,一直将真菌列入植物界。而后人们发现,这类生物虽然像植物一样有细胞壁,但不像植物一样含有叶绿素,不能自制养料,所以不应归为植物类。同时,它们又不能像动物一样活动、摄取食物,而是从其他生物、生物尸体或排泄物上摄取营养,寄生或腐生生活,所以也不能归为动物类。因此,现代分类学家将其划分成一个单独的界——真菌界(Kingdom Fungi),主要分为两门:黏菌门和真菌门。即便如此,一些真菌的分类地位也会随时间的推移不断发生变化。如球囊菌亚门原为接合菌门的一部分,但在2001年提升为门,且现在取代了接合菌门。与医学相关的真菌主要分布在真菌门。

真菌的形态有两种形式:单细胞的酵母类真菌和多细胞的霉菌类真菌。前者在固体培养基上生长的菌落与细菌相似(图71);后者的菌落则呈高度多态性,并可产生不同的色素,使菌落呈现各种不同的颜色(图72)。

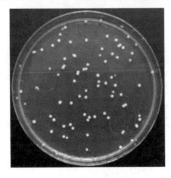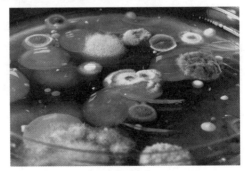

图71　酵母菌菌落　　　　　　图72　霉菌菌落

光学显微镜下观察,酵母呈单细胞分布,可见出芽(图73),是酵母菌的繁殖方式。霉菌的镜下形态则可见菌丝和孢子两部分。菌丝根据有无隔膜分为有隔菌丝与无隔菌丝(图73)。一般来说,低等真菌的菌丝没有隔膜,而高等真菌的菌丝有许多隔膜。孢子分为无性孢子(包括叶状孢子、分生孢子和孢子囊孢子)和有性孢子(图74)。孢子是真菌的繁殖结构,是由生殖菌丝产生的,是一种繁殖体。

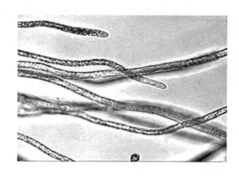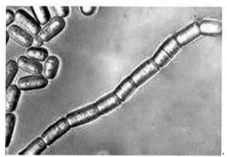

图73 真菌菌丝

注:左图为无隔菌丝;右图为有隔菌丝。

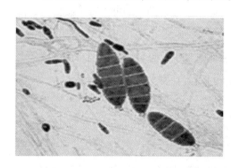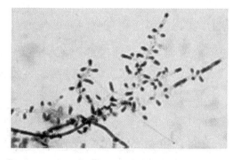

图74 真菌孢子

注:左图为大分生孢子;右图为小分生孢子。

真菌的是非功过

作为一个古老的物种,人类认识和利用真菌的历史在西方已有3500年以上,我国已有6000年之久。总体来说,在庞大的真菌世界中的数十万种真菌,在我们生活的星球上扮演着非常重要的角色。它们中只有极少数对人类或动植物有致病作用。让我们盘点一下真菌对我们人类的影响。

1.真菌的益处

(1)在自然界的物质循环中发挥主要作用 真菌种类很多,不同的真菌对生存条件的要求和反应也各不相同。真菌的这些不同的生活方式和生长习性,是在长期的进化过程中逐渐形成的。每种真菌对养料、温度、湿度、酸碱度、氧、光线等都有特殊的要求。腐生真菌是数量多、分布广、作用大的一群真菌，能把禁锢在有机体内的化学元素返还给大自然，使碳素循环顺利进行。大多数真菌能够迅速分解简单的碳水化合物，如糖类、淀粉、半纤维素和某些蛋白质。对纤维素、脂肪和油类的分解比较慢，而且常常只有能产生分解这些物质的酶的特殊类型真菌才能完成。木质素、蜡等物质最难分解，只有少数真菌才能分解它们。因此，真菌在参与、完成自然界的物质循环过程中功不可没。

（2）为人类提供丰富的食物　　1977年考古人员在浙江余姚县河姆渡村进行考古发掘时，出土物中有菌类。这表明中国人采食蘑菇的历史可以追溯到距今6000~7000年前的仰韶文化时期。而今，越来越多的食用菌成为我们餐桌上的美味佳肴，极大地丰富了我们的物质生活，为我们提供了充足的食物及营养。此外，我们每天的日常生活中也无时无刻不与真菌发生联系。我们食用的面包、啤酒及一些酱菜等，都与真菌的作用密不可分。

（3）用于工农业生产　　一些真菌的强大的发酵能力，使它们在许多与发酵相关的领域起着非常重要的作用。如纺织、造纸、皮革、食品等工业，均离不开真菌的作用。在农业方面，除可以为动植物提供食物、营养来源外，某些真菌还可用于饲料、农药、肥料、杀虫剂等的生产和加工。

（4）药用及抗生素生产　　在我国，使用真菌作为药物已有悠久的历史，最早可以追溯到2500多年以前。一些真菌天然即可入药，如灵芝、冬虫夏草、茯苓等。而香菇、木耳、银耳等，既可食用，又可入药。真菌的代谢产物还可作为杀灭细菌的药物。早在20世纪20年代，英国微生物学家弗莱明就发现了青霉菌的代谢产物可以杀灭金黄色葡萄球菌这一现象。英国牛津大学病理学家弗洛里与生物化学家钱恩分离与纯化了青霉素，并将其投入临床使用，在第二次世界大战期间，挽救了无数人的生命。而后又发现了另一种重要的抗生素——头孢菌素。这种抗生素不仅具有青霉素的优点，还不易引起过敏反应。近年来的研究表明，真菌的一些成分具有抗肿瘤的效果，为真菌的研究、开发提出了新的方向。

2. 真菌的危害

虽然大多数真菌在一般情况下不会对人类产生危害，但却有极少数真菌对人类及动植物有明显侵袭作用。而且，一些腐生真菌的降解作用会给人类带来一定的影响。

（1）真菌的分解作用造成的影响　真菌由于可产生不同的蛋白水解酶，具有强大的分解作用，可以分解绝大多数自然物质，对维持自然循环起着重要作用。但同时，由于其分解作用是无选择性的，如果发生在与人类相关的物品上，如食品、农副产品、衣物、纸张、饲料、皮革、木器等，就会造成这些物品的发霉、变质、腐烂甚至消失。这一方面会给人们的生活带来很大的影响，另一方面会给社会造成很大的经济损失。

（2）真菌对动植物造成危害　极少数真菌为动植物致病菌，会对相关的动植物产生致病作用。而新近的研究表明，来自真菌的这种威胁正变得越来越严重。2012年4月12日，著名杂志 Nature 上刊发了一篇题为《新现真菌对动物、植物及生态环境健康的威胁》的封面综述。文章分析了过去20年间不断增加的真菌及真菌样疾病对动植物的影响，指出："人类活动改变了自然生态系统，也为进化创造新的机会，这些都加深了真菌疾病的发展，如果不采取措施，那么这些真菌感染将威胁到生物多样性。新型真菌疾病引发的植物和动物死亡数量惊人的增长，这表明我们也许正快速地走向'无赖'赢家的世界。真菌感染性疾病目前每年至少摧毁了1.25亿吨五大粮食作物——水稻、小麦、玉米、马铃薯和大豆，这些食物本来是用于救助那些粮食匮乏地区的居民的。不仅是植物，动物也受到真菌的影响——新型真菌疾病日益威胁超过500种两栖动物的生存，还有蜜蜂、海龟和珊瑚。仅在美国地区，某种白鼻子综合征真菌就造成了蝙蝠群体数量的下降，这将会导致作物害虫的大量增加，造成每年超过37亿的农业损失。"在我国，真菌感染造成大面积粮食减产也多有报道。比较严重的是1950年由于小麦锈病造成当年小麦减产60亿千克和1974年由于水稻瘟病而使水稻减产60亿千克。目前，真菌对动植物及生态的影响正愈演愈烈，必须给予高度的重视。

（3）真菌对人类的危害　除引起动植物病害外，极少数真菌亦可感染人类，引发人类疾病。真菌对人体的感染一般分为浅部感染和深部感染两种类型。浅部感染多见于浅表的皮肤、黏膜感染，以皮癣最为常见。深部感染多在患者机体抵抗力比较差的情况下，由一些致病性较强的真菌引起的机体深部组织或器官的感染，严重时可危及生命。近十多年来，由于广谱抗生素、糖皮质类激素、免疫抑制剂及化疗药物等的广泛应用，器官移植、各种创伤性检查手段和治疗技术的逐步开展,以及自身免疫疾病、恶性肿瘤等因素,使免疫受损人群不断增加,导致深部真菌感染的发病率急剧上升,各种新的病原真菌更是不断出现,应该严密监测。

害群之马:致病性真菌

在庞大复杂的真菌世界中,绝大多数真菌对人类有益,如酿酒、发酵、产生抗生素;少数对人类有害,可引起疾病。这些致病性真菌多属于真菌门中的接合菌亚门、子囊菌亚门、担子菌亚门和半知菌亚门4个亚门。一般来说,真菌引起的疾病发病相对比较缓慢,过程比较温和。像 Alice 患的那种来势凶险的真菌感染,实属罕见。但一旦发生,则后果非常严重。除感染性疾病外,真菌还可以引起过敏性疾病。而真菌毒素不但可以引起食物中毒,更有甚者可以诱发恶性肿瘤的发生。现将主要的致病性真菌及所致疾病归纳如下。

1.浅部感染真菌

浅部感染真菌主要包括皮肤感染真菌和皮下组织感染真菌两部分。

(1)皮肤感染真菌　主要有表面感染真菌(superficial mycoses)和皮肤癣菌(dermatophytes)两种类型。前者主要侵犯人体皮肤浅表的角质层和毛发,引起慢性、轻微症状或无症状的感染,一般仅影响美观,而不造成宿主身体不适。后者侵犯皮肤表面角质化的组织〔表皮、毛发和指(趾)甲〕而不感染深部组织,引起皮肤癣症,由不同真菌引起,常以出现在身体的部位分类。如体癣、手足癣和股癣、甲癣〔俗称灰指(趾)甲〕,并可侵犯毛发,引起头癣、发癣与须癣(图75)。

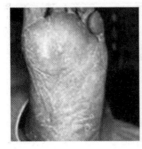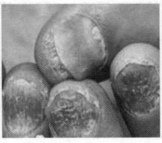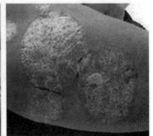

图75　浅部真菌感染后的癣病

足癣常在温暖季节发生,通常由毛癣菌或表皮癣菌引起。真菌在温暖潮湿的足趾间生长,可只有轻微鳞屑而无其他症状,也可引起严重瘙痒、脱屑、浸渍、糜烂,或形成充满液体的水疱。由于足癣可引起皮肤破损,导致细菌感染,特别是老年人和下肢血液循环差的人,皮损可发展到足跖和所有足趾。

股癣可由多种真菌和酵母菌引起。男性比女性常见,多发生在温暖季节。感染后在腹股沟附近出现红色圆形皮损,有时有小水疱,并可向上和向大腿内侧扩散;出现奇痒甚至疼痛。

头癣是由毛癣菌、小孢子菌或其他真菌引起的。头癣很容易通过接触传染,特别是在儿童之间。通常引起红色鳞屑性皮疹,有不同程度瘙痒或只有片状脱发而没有皮疹。

甲癣,常由毛癣菌属感染引起。真菌进入指甲新生部位,使指甲肥厚、失去光泽、变形。足趾甲感染比手指甲感染更常见,感染趾甲可与足趾分离、碎裂或脱落。

(2)皮下组织感染真菌　主要有孢子丝菌(*sporotrichum*)和着色真菌(*demafiaceous fungi*)两种类型。前者经皮肤微小伤口侵入,沿淋巴管扩散,引起慢性肉芽肿,使淋巴管形成链状硬结,有的出现坏死和溃疡,称为孢子丝菌性下疳(sporotrichotic chancre)。后者主要经伤口感染,感染部位多见于四肢皮肤,潜伏期为一个多月,长者数月乃至1年。病程呈慢性,可长达几十年。早期皮肤患处发生丘疹,丘疹增大形成结节,结节融合成疣状或菜花状,呈暗红色或黑色。随病情发展,原病灶结疤愈合,新灶又在4周产生。日久瘢痕广泛,影响淋巴回流,形成肢体"象皮肿"。免疫功能低下时,可引发血行播散而累及脏器;也可侵犯中枢神经,发生脑内感染。

2. 深部感染真菌

深部感染或系统性感染真菌是一类侵犯深部组织和内脏,甚至可引起全身性感染的真菌,主要引起慢性肉芽肿样炎症、溃荡及坏死等。它们大致可分为两大类:地方性致病真菌及条件致病性真菌。

(1)地方性致病真菌　主要有组织胞浆菌、粗球孢子菌、皮炎芽生菌和巴西副球孢子菌。这类真菌在正常人体内不存在,侵入机体后可导致疾病发生。它们的感染受地理、气候等条件的限制而仅限于世界的某些地区,我国少见。但由于近年来对外开放及国际交流增多,地方性真菌病发生的机会也有所增多。此类深部感染真菌有一些共同特点:①均为双向型真菌,当寄生在宿主体内时呈酵母型,在腐生时或室温下人工培养时呈丝状菌型。②均为腐生菌,主要经呼吸道途径进入机体,首先引起肺部感染。③大部分感染是无症状的或仅有轻微症状,少数情况下病原体可播撒至全身多个脏器,导致肉芽肿、溃疡等破坏性病变,并可危及生命。④感染有地方性,不通过人与人直接接触传播。

(2)机会致病性真菌　其中有的是非致病性或致病性弱的腐生菌,有的甚至是人体的正常菌群,但当宿主的生理功能异常、免疫功能减退、菌群失调或自身易位寄生时,可通过外源性或内源性途径感染机体深部组织、内脏甚至全身,严重的可危及生命。近年来,由于抗生素、免疫抑制剂、抗肿瘤药物的大量临床使用以及 AIDS 患者的日益增多,机会致病性真菌感染病例数也呈现上升趋势。最常见的条件致病性真菌有白假丝酵母菌、新生隐球菌、曲霉、毛霉以及卡氏肺孢菌等。

白假丝酵母菌(图76)感染可表现为皮肤黏膜感染及内脏、中枢神经系统感染。皮肤黏膜感染以鹅口疮最为多见,多发生于体质虚弱的初生婴儿。机体抵抗力低下时,白假丝酵母菌可经血流扩散至各种器官,引起肺炎、支气管炎、食管炎、肠炎、膀胱炎、肾盂肾炎和心内膜炎等;也可侵犯中枢神经系统,引起脑膜炎、脑膜脑炎、脑脓肿等。

新生隐球菌(图77)在自然界分布广泛,特别是鸽粪中大量存在,在人体的体表、口腔及粪便中亦可检出。人多因吸入被真菌污染的空气而感染。它可侵犯体内各器官,尤其易侵犯肺及中枢神经系统,引起隐球菌病(cryptococcosis),特别是隐球菌性脑膜炎。新生隐球菌感染易发生于 AIDS 患者等免疫功能低下的人群,隐球菌病已是威胁 AIDS 患者生命的最常见的一种疾病。新生隐球菌一旦侵入血流可播撒至全身各部位,特别是易侵犯中枢神经系统,引起亚急性或慢性脑膜炎。

曲霉(aspergillus)在自然界分布广泛,有 300 多种,其中对人致病的仅少数,主要的有烟曲霉(A. fumingatus)、黄曲霉(A. flavus)和土曲霉(A. terrtus)等。可以引起侵袭性曲霉病、超敏性曲霉病、曲霉中毒症。

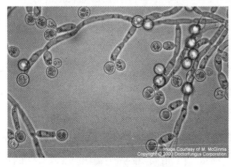
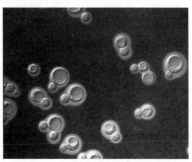

图76　白假丝酵母菌　　　　　　图77　新生隐球菌

毛霉(mucor)和根霉(rhizopus)均属于毛霉目(mucorales),它们在自然界的分布十分广泛,常污染面包、水果等食物,使食物发生霉变。它们引起的疾病称为毛霉病。最常见的毛霉病是鼻脑毛霉病,感染起始于副鼻窦,然后累及眼眶和腭部,再扩展至脑部。有的患者可发生肺部播散性毛霉感染。此病一旦发生,病情急,进展快,死亡率很高。

卡氏肺孢菌(Pneumocystis carinii)广布于自然界,可引起健康人的亚临床感染。但对一些先天免疫缺陷或因各种原因导致的免疫功能低下者,可引起卡氏肺孢菌肺炎(Pneumocystis carinii pneumonia,PCP)。艾滋病患者当 $CD4^+T$ 细胞降至 $200/mm^3$ 时,80% 以上可合并 PCP。发病为渐进性,开始时引起间质性肺炎,最终患者因窒息而死。目前该病已成为艾滋病患者最常见和最严重的条件感染性疾病,死亡率高达 70% ~ 100%。

3. 真菌中毒症

真菌除可直接引起感染性疾病外,还可以在生长过程中产生一些次级代谢产物,即真菌毒素。形成子实体的真菌中有不少可以入药,如灵芝、茯苓等;有的是鲜美可口,富于营养的食品,如蘑菇、木耳、鸡枞菌、猴头菌、银耳等。但有的真菌可产生强烈的毒性物质,食之可引起中毒,严重时可引起人或动物死亡,以蘑菇类最为多见,占该类中毒的 70%。这些真菌主要产生毒肽、毒伞肽、毒蝇碱、马鞍菌酸等。

产毒真菌使人或动物发生各种急性或慢性中毒症状,大致可分为 4 种情况:①某些真菌本身含有毒素,人、畜误食后可直接发生中毒,如毒蘑菇中毒。②某些真菌本身含有毒性物质,粮食和牧草等被这些真菌污染后带毒,如麦角中毒、赤霉病麦中毒等。③某些真菌腐生于粮食或饲料后,在生长发育、代谢过程中,产生了各种毒性代谢物质积累于粮食与饲料中,使之带毒,如曲霉、青霉、葡萄穗霉等毒素中毒。④代谢产物,粮食、饲料被某些真菌生长、繁殖、代谢后变了质,形成了对健康有害的物质,或长期食用后引起营养缺乏。

因此,真菌中毒症指产毒真菌在粮食或饲料上腐生或寄生后产生了毒性代谢产物或毒素。这种毒素抗热能力相当强,不因通常的加热而破坏。如果食品或饲料是用带毒的粮食或草料制备的,或者受到毒性真菌的污染,当人、畜进食这些食物或饲料时,根据毒素性质、摄入量和机体的敏感性,就可能发生不同种类和程度的急性或慢性真菌中毒症。例如,黄曲霉毒素引起的急性中毒在泰国、印度有许多报道。泰国东北部一个地区经常发生原因不明的类似急性脑病的疾病,每年死亡100多人,最终研究证明该疾病是由黄曲霉毒素引起的一种急性中毒。真菌中毒症和一般的细菌性和病毒性疾病有所不同,主要是没有传染性。真菌中毒症和肉毒杆菌毒素中毒有些相似。由于产毒真菌是一种微生物,感染粮食等基质后的生长、繁殖及形成毒素,受多种环境和生态学因素所支配,所以食物性真菌中毒症的发生、消长和流行就有明显的地区性、季节性和波浪式等特点;有时只侵犯某部分人群,或某种动物中的部分动物。

4.真菌毒素与肿瘤

真菌毒素除可以引起食物中毒外,还易侵害肝、肾及神经系统,引起造血功能障碍等,对人及动物产生很强的致癌作用。目前已经发现的真菌毒素有200多种。其中最重要的是由黄曲霉产生的黄曲霉毒素,它具有很强的致肝、肾等器官恶性肿瘤的作用。此外,一些其他真菌毒素,如杂色曲霉毒素、念珠毒素、灰黄霉素、赫曲霉毒素、T-2毒素等,亦有一定的致癌作用。

黄曲霉毒素主要引起肝脏损害,如肝实质细胞的变性、坏死或肝硬化、肝肿瘤等。最敏感的动物是雏鸭。有人对火鸡、小鸡、小牛、小公牛、羊、猪、大鼠、豚鼠、猴子进行实验,发现这些动物都有肝损害的表现,而且诱发肝癌的动物有大鼠、小鼠、豚鼠、雪貂、绵羊、猴、鸭、鳟等。用大鼠做诱癌实验的最多。实验表明用相当低浓度的黄曲霉毒素B可对大鼠成功诱发高发生率的肝癌。其中浓度最低的一个例子是饲料中含 0.015×10^{-6} 的毒素,用Fischer大鼠做实验68~82周,不论雌、雄,全数出现肝部肿瘤,可见其危害性之大。

5.真菌的耐药性

随着大量抗肿瘤化疗药物、免疫制剂及激素的使用,虽然延长了人们的寿命,但也使患者的内分泌与免疫系统失调的可能性增加,从而给了侵袭性真菌可乘之机,真菌感染率也大大增加。同时临床用药状况表明,越来越多的真菌感染显示出对传统抗真菌药物的耐药性,从而严重影响患者的救治。

用抗真菌药物治疗真菌感染存在许多障碍。首先,可用于治疗人类真菌病原体的抗真菌药物数量有限,临床上通常使用的有四大类药物:唑类、多烯类、棘白菌素类和核苷类。其次,用于抵抗人类和植物真菌感染的抗真菌药物之间存在重叠,植物和人类真菌病原体均具有类似的机制来驱动真菌的耐药性;此外,人类真菌病原体也可以通过暴露于农业用唑类药物而获得对唑类药物的耐药性。许多真菌对某些抗真菌药物具有固有耐药,其耐药的机制尚未完全阐明。

2009 年,在日本首先发现了具有强耐药性的超级真菌——耳念珠菌,随后在世界多国都有发现,其不但致死率高而且对多种抗真菌药物耐药。研究显示,几乎所有的耳念珠菌菌株对氟康唑耐药,半数以上对伏立康唑耐药,三分之一对两性霉素 B 耐药,少数对棘白菌素耐药。目前对于耳念珠菌感染并没有有效的治疗手段,研究其耐药机制,研发相应的诊断与治疗方法,从而有针对性地靶向用药,仍是研究者们努力的方向。

随着我国国际交流的频繁、人民生活习惯和机体微生态的改变,尤其是人们免疫状态的改变,某些真菌病将有增加的趋势。例如,随着宠物数量的增加,人畜共患真菌病,如犬小孢子菌病等有可能继续增多。某些严重的真菌病也有可能从国外传入。新种类的真菌将继续被发现,而真菌的耐药问题可能会愈加严重。我们有理由推测,未来真菌的感染将呈上升趋势,如何预防、控制和治疗真菌感染是当务之急。

(徐纪茹　杨　娥)

参考文献

[1]Hibbett DS,Binder M,Bischoff JF,et al. A higher – level phylogenetic classification of the Fungi. Mycol Res,2007,111(Pt 5):509 – 547.

[2]Fones HN,Fisher MC,Gurr SJ. Emerging Fungal Threats to Plants and Animals Challenge Agriculture and Ecosystem Resilience. Microbiol Spectr,2017,5(2).

[3]Engin AB,Engin A. DNA damage checkpoint response to aflatoxin B1. Environ Toxicol Pharmacol,2019,65:90 – 96.

[4]Chang Z,Yadav V,Lee SC,et al. Epigenetic mechanisms of drug resistance in fungi. Fungal Genet Biol,2019,132:103253.

[5]Jensen RH. Resistance in human pathogenic yeasts and filamentous fungi:prevalence,underlying molecular mechanisms and link to the use of antifungals in humans and the environment. Dan Med J,2016,63(10):B5288.

[6]Fisher MC,Henk DA,Briggs CJ,et al. Emerging fungal threats to animal,plant and ecosystem health. Nature,2012,484(7393):186 – 194.

[7]杨斐,李红宾,曹立娟,等. 医院内深部真菌感染现状. 皮肤病与性病,2019,41(05):

666 – 669.

[8]余凡,朱晓芳.皮肤癣菌感染的治疗进展.皮肤性病诊疗学杂志,2020,27(01):57 – 60.

[9]李秀杰.某医院深部抗真菌药物的使用现状及合理性分析.中南大学,2013.

[10]周庭银,章强强.临床微生物学诊断与图解(第四版).上海:上海科学技术出版社,2017.

[11]李凡,徐志凯.医学微生物学(第九版).北京:人民卫生出版社,2018.

★ "瘟神"终将远去 ★

—— 日本血吸虫

长江边上的老家

己亥年腊月二十四，这一天是个好天气，一大早彭四宝就靠坐在家门口的椅子上。天气好的时候彭四宝就坐在门口，看着路上来往的人和车，让他觉得自己并不孤单。20年前响应国家的移民建镇政策，他们整村人从老家搬到了这里。老伴前年走了，儿女都不在身边，虽然是登记的晚期血吸虫病患者，但彭四宝还能照顾自己。

"张妹，年货都办好了吧！"隔壁的张妹从家里出来。"差不多了！老哥有什么要带的啵？""不要咯！"彭四宝摆摆手。他知道，儿子会把年货办好的，这些事情他不用操心了。自打搬迁到这里，彭四宝每年过年前都要办一件事，就是回长江边上的老屋去看看。今天儿子回家，这也是一个重要的任务。彭四宝还有点私心，总想给孙子留下一点老家的印象，他怕故土的印记会随他一同离去。

在和煦的阳光中，彭四宝似乎又回到了长江边的老屋。那是一排砖木结构的平房，左邻右舍墙贴着墙。门前敞开的场地勉强能算院落，因为没有院墙，十几家的院落连着，看起来更像是一条大路。门后是成片的垂柳，这是一种在洪水里也能长期生存的植物，树林是彭四宝和小伙伴们玩耍的乐园。每年如期而至的洪水，让江边乡亲们的生活更加艰辛。但这里家家户户都有一条船、一头牛，船是在江里觅食的工具，而牛则是为数不多的耕地的主要劳动力。

洪水季的生活虽艰难，但孩子们的记忆是欢乐的。江水会一直漫到离家门口十几米远的地方。白天，在家门口摆几座捕虾网，总能抓点小鱼小虾；下午，彭四宝和小伙伴们可以在水里尽情嬉戏；晚上，下个网子，明早也许能收获几条江鲜。再加上家里存下的粮食和咸菜,洪水季的日子也是有滋有味。

"滴滴……",一阵汽车鸣笛声扰了彭四宝的美梦。"爸,我回来了!"儿子说。"啊! 好好!"彭四宝嘴里答应着,眼睛却望着孙子,不由自主地咧嘴笑了。小伙子上初中了,长得壮实,已经赶上自己的个头了。"咱们去老屋那边看看吧。""嗯! 好!"说话间,车上备的年货已经搬到家里了。儿子扶着彭四宝上了车,向着江边的老屋方向开去。左边,远远地能看到内湖,那是彭四宝退休前工作的地方,整个湖现在被周老板承包养鱼了,他曾经一直是湖区的养护工;右边能看到一座高耸的白色烟囱,那是前年新建的发电厂的标志性建筑。

"爸,到了!""好! 好!"彭四宝仿佛浑身被注入了能量,一下子坐起来。没错,这就是他生活了许久的老家,但却早已不是当初的模样,这里已经规划到开发区了。沿着江边,是一条笔直宽阔的柏油马路。老房子已不见了踪影,只能在青草丛里找到宅基地的印迹。当年门后的垂柳,还有几棵依然挺立着,似乎想顽强地保存着彭四宝的童年记忆。

老屋也带来了不愉快的回忆,彭四宝的父母都是因为血吸虫病去世的,自己在 30 年前也被查出血吸虫病。想到这些,彭四宝不禁皱了皱眉头。在这水边的村子里,得血吸虫病曾经是司空见惯的事情,许多壮劳力就因这小虫子倒下了。多亏了国家的好政策,血吸虫病免费治,后来全村又搬到了镇上,年轻一辈就再也没有得血吸虫病的了。村里现在只有彭四宝一辈 3 个血吸虫病患者了。

"这就是爷爷原来住的地方,"彭四宝拉着孙子,指着脚下的宅地基印迹,"原来我们在门口就能游泳,抓鱼。""嗯,嗯……"孙子有点敷衍地答应着。他实在是没有办法想象以前的景象,精装修的房子、平整的街道,与那时的老屋差别太大,游泳对他来说是在泳池的运动。彭四宝摸着孙子的头,笑了。他知道,过不了一两年,这宅基地的印子也会找不到了。他也希望,血吸虫病随着他这一代人的老去,永远在这里消失,再也不要回来了。

毛主席的牵挂

对于长江中下游流域的人们来说,日本血吸虫并不陌生。敬爱的毛主席就曾经写过一首关于日本血吸虫病防控的诗——《七律二首·送瘟神》。

其一

绿水青山枉自多，华佗无奈小虫何。

千村薜荔人遗矢，万户萧疏鬼唱歌。

坐地日行八万里，巡天遥看一千河。

牛郎欲问瘟神事，一样悲欢逐逝波。

其二

春风杨柳万千条，六亿神州尽舜尧。

红雨随心翻作浪，青山着意化为桥。

天连五岭银锄落，地动三河铁臂摇。

借问瘟君欲何往，纸船明烛照天烧。

这首诗于1958年10月3日在《人民日报》发表，曾使得赣东北小县余江名扬神州。说起这首诗的来历，还有一段故事。

血吸虫病曾严重影响着我国人民健康和军队战斗力。在解放军南下作战时，急性血吸虫感染曾造成大规模非战斗性减员；在流行区，血吸虫病除了削弱农业劳动力以外，还夺去了许多鲜活的生命。新中国成立之前，患病人数1120.2万人，受到血吸虫病威胁的人员多达1亿人。有些地区，有的家庭因血吸虫病全部死亡。江西省丰城县白富乡梗头村，95%的人都死于血吸虫病，到1945年仅剩下两人。江苏昆山祁家浜，在血吸虫病的长期摧残下，由原来的200多口人减少到解放时只剩下1人。

党中央一直十分重视血吸虫病的防治，新中国成立之初，党和政府明确提出指导卫生工作的三大原则，即"面向工农兵""预防为主""团结中西医"。1950年4月，卫生部发布《关于血吸虫病防治工作的指示》。1953年，民盟中央第一副主席沈钧儒给毛泽东写信反映血吸虫病流行的严重情况，毛泽东复函："血吸虫病危害甚大，必须着重防治。"同年11月，"中共中央防治血吸虫病九人小组"成立，时任上海市委书记的柯庆施为组长，上海市委副书记魏文伯、卫生部副部长徐运北为副组长，农业部和重点疫区的省委书记或省长参加，称为九人小组。第一次全国防治血吸虫病工作会议在上海召开，会议提出了7年消灭血吸虫病的大体部署。随后，轰轰烈烈的消灭血吸虫病的人民战争打响了。1957年国务院发出了《关于消灭血吸虫病的指示》，卫生部专门成立了血吸虫病防治局，各流行区共配备17个血防所、180个血防站、1282个血防组、16

722 名专职血防人员。

江西省余江县曾经是血吸虫病流行十分严重的地区。据余江县《血防史志》记载,1919—1949 年,全县有近 3 万人死于血吸虫病。1951 年 3 月,章祖宪医师和齐绍武检验员通过实地调查,首次证实了余江县为血吸虫病流行县。1953 年 4 月,江西省血吸虫防治所迁至余江县邓埠镇,并设立了余江县实验区。

余江县首先发动人民群众消灭血吸虫唯一的中间宿主——钉螺。从血防站的工作人员到小学生,人人都在捡钉螺;随后又发现,新开的水利工程中没有钉螺,而经过土埋的旧沟中钉螺大多死亡,逐渐形成了"开新填旧,土埋灭螺"的余江经验。从 1955 年冬到 1958 年春,余江县共有 36 万余人次投入灭螺战斗,填平了 300 多条有钉螺繁殖的旧沟渠和 500 多个旧水塘,开新沟 87 条,长167 公里,搬动土方 416 万立方。

1958 年 5 月 27 日,经过实地复查,专家小组审议并颁发了余江县《根除血吸虫病鉴定书》。消息传到北京,毛主席十分高兴,于当年 7 月 1 日写道:"读六月三十日人民日报,余江县消灭了血吸虫。浮想联翩,夜不能寐,微风拂煦,旭日临窗,遥望南天,欣然命笔……",写下了以上那首著名的《送瘟神》。

再送"瘟神"

血吸虫是不是已经被消灭了? 为什么在毛主席发表《送瘟神》60 余年后,血吸虫似乎还阴魂不散? 事实上,要真正实现彻底消除血吸虫病是十分困难的。在解放初期,开展了全国性的消灭血吸虫病运动以后,我国的血吸虫病发病率有了明显下降,显著提升了人民的健康水平。然而,血吸虫病的魔影并未完全消失,这与血吸虫病发生的客观规律有密切关系。根据 1963 年江西省调查组的复查报告,自 1958 年之后,5 年内余江查出残存钉螺 28 处,累计覆灭面积达 91 933 m^2;而且每年都发现新增患者,据《余江县血吸虫病粪检阳性率逐年变化情况表(1953—1980 年)》显示,1959 年血吸虫新发患者数69 人,1961 年和 1964 年新发患者数都超过 160 人。直到 1977 年,还检出新患者 19 人。

由于一些地区对血吸虫病防控的客观规律认识不足,缺乏反复斗争的思想准备,以及经费投入不足,一些地区的血吸虫病一度出现了大幅反弹。至2005年,血吸虫患者80多万,全国受血吸虫病威胁人口达6500万人。"瘟神"又卷土重来了吗? 让我们来详细了解血吸虫,以及我国近期防治血吸虫病采取的措施和取得的成就。

最忠贞的"爱情"

血吸虫〔注:本文中的血吸虫,除特别注明外,均指日本血吸虫(*Schistosoma japonicum*)(图78)〕在分类学上属于吸虫纲(Class Trematoda)、复殖目(Order Digenea)、裂体科(Family Schistosomatidae)、裂体属(Genus *Schistosoma*)。

血吸虫成虫寄生在人体或者某些哺乳动物的静脉血管中,引起人体血吸虫病。全球已发现6种血吸虫可寄生于人体,我国目前仅有日本血吸虫病流行,其他寄生人体的血吸虫还有埃及血吸虫(*S. haematobium*)、曼氏血吸虫(*S. mansoni*)、间插血吸虫病(*S. intercalatum*)、湄公血吸虫(*S. Mekongi*)和马来血吸虫(*S. malayensis*)。

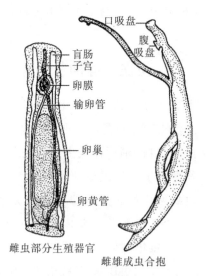

图78 日本血吸虫成虫

日本血吸虫成虫是一种软体动物,长1~2 cm。虫体前端能看到一个口吸盘,在腹面靠近前段的部位可见腹吸盘。雌雄异体,雌虫为圆柱状,雄虫自腹吸盘以下,两侧向腹面卷曲,雌虫生活在雄虫形成的抱雌沟中。信天翁、鸳鸯常被人们认为是忠贞爱情的象征,然而,血吸虫却是动物界爱情忠贞的冠军。在童虫阶段,血吸虫的雌虫和雄虫就合抱在一起,此后的一生就一直以这样的状态度过。日本血吸虫成虫定居在人或哺乳动物的门脉–肠系膜静脉系统,借助吸盘吸附在血管壁上,以血液为食。雄虫外观呈乳白色,而雌虫因为吸血量较大,肠管内常充满已消化或半消化的血液,并且有血吸虫色素沉积,因此外观显黑褐色。

合抱的日本血吸虫在性成熟后交配并产卵,在产卵时,血吸虫常移行至肠黏膜下层的小静脉中。在这里血吸虫产下虫卵,每条雌虫每天产卵 300～3000 个。产出的虫卵大部分沉积在肠壁的小血管中,少部分随着血流进入肝脏,并在肝脏沉积,极少数虫卵可随着血流进入肺、脑等组织器官的小血管中并沉积。产出的虫卵经过大约 11 天的发育,逐渐成熟。毛蚴分泌的可溶性抗原透过卵壳,可使其周围组织产生强烈的炎症反应,使周围组织坏死。肠壁坏死组织部分脱落进入肠腔,随后随着粪便排出体外,血吸虫虫卵便通过这种途径排出体外。血吸虫虫卵形态如图 79 所示:呈椭圆形,大小平均 89 μm × 67 μm,直径不足 0.1 mm,仅凭肉眼无法看到血吸虫虫卵,需要借助于显微镜观察。虫卵的一侧有一个小的突起,称为侧刺。此外,虫卵内含一个梨形的毛蚴,且表面常黏附有因炎症反应而残留的坏死组织,这些特征可以作为血吸虫虫卵的鉴别依据。

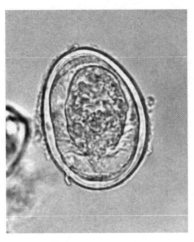

图 79　日本血吸虫虫卵

粪便中的虫卵不能直接孵化,需要入水才能孵化。虫卵孵出毛蚴,毛蚴在水中运动,遇到钉螺(图80)后迅速钻入其体内。在钉螺体内,毛蚴经历母胞蚴、子胞蚴的发育阶段,最终发育为尾蚴。一个毛蚴通过在钉螺体内的发育和无性繁殖,可发育成为数以万计的尾蚴。

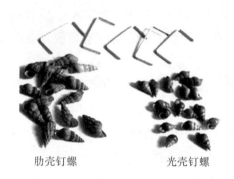

肋壳钉螺   光壳钉螺

图80 日本血吸虫唯一的中间宿主——钉螺

血吸虫的尾蚴(图81)由体部和尾部组成。尾部末段分叉,是尾蚴的运动器官;体部有5对钻腺,含许多酶,能消化人或动物的皮肤,有利于尾蚴侵入。尾蚴侵入人体的速度很快,最短在几秒内就能完成。尾蚴侵入人体后,随即脱去尾部,形成童虫。童虫经由小静脉或淋巴管进入血液系统,随血流经右心到达肺脏,再随血流到达肝内门静脉,并在此开始摄食红细胞,逐渐发育。发育至一定阶段后,雌虫与雄虫合抱,开始了不离不弃的一生。这就是血吸虫的生活史(图82)。

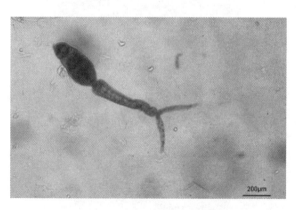

200μm

图81 血吸虫尾蚴

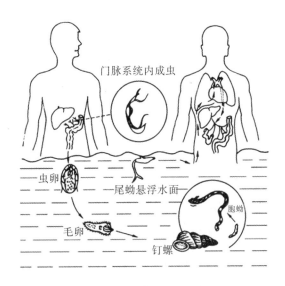

图82　日本血吸虫生活史

日本血吸虫从尾蚴侵入宿主到成虫开始产卵大约需要 24 天,产出的虫卵发育成熟约需 11 天。日本血吸虫成虫寿命平均 4.5 年,最长可达 40 年。

除了感染人以外,日本血吸虫还能感染许多家畜及野生动物,共计 42 种,包括水牛、黄牛、犬、鼠类等。这些动物在日本血吸虫传播过程中起到了保存病原体的作用,也被称为保虫宿主。在我国,水牛是日本血吸虫最重要的保虫宿主。因此,想要彻底消灭日本血吸虫病,需要对这些动物进行筛查和处理,这为血吸虫病的现场防治工作带来了极大的困难。

小虫子大危害

血吸虫的尾蚴长度不足半毫米,即使发育到成虫阶段,也仅有 1～2 cm 长,然而,数十条这样的小虫子就能使一个青壮年丧失劳动力,乃至死亡,这是什么原因呢?

血吸虫寄生人体最主要的危害因素是血吸虫虫卵。虽然单个虫卵直径还不足 0.1 mm,但却足以致命,虫卵引起人体内强烈的炎症反应是危害的根本原因。成虫产出的虫卵主要沉积在肠壁和肝脏,在产出约 11 天后虫卵内细胞可发育为成熟毛蚴。毛蚴分泌可溶性抗原(souble egg antigen,SEA),透过卵壳释放至周围组织中,激活大量炎症细胞聚集到虫卵周围,形成虫卵肉芽肿,使周围组织产生强烈的炎症反应。

肠壁的坏死组织在肠蠕动的作用下,可脱落进入肠腔,也有部分最终纤维化;而位于肝脏中的坏死组织无法排出,将经历急性期、过渡期、慢性期和瘢痕期,最终形成肝纤维化。广泛的肝纤维化堵塞了肝内血管,破坏了血管结构,并最终导致门静脉血流受阻、压力增大,即形成门脉高压。长期的门脉高压,会使患者出现腹腔积液、脾肿大、交通静脉曲张。交通静脉包括胃底和食管下段静脉、直肠静脉丛、脐周静脉等。

大量的腹腔积液会使患者丧失大量蛋白质,出现营养不良;脾脏功能亢进将导致患者出现贫血;肝功能严重受损将影响营养物质代谢、蛋白质合成,影响造血功能,丧失解毒功能,严重时患者将出现肝性脑病;胃底和食管下段静脉曲张发生破裂时,将引起上消化道出血,严重时能使患者失血死亡;直肠静脉丛破裂出血可引起便血。此外,沉积在肠壁的血吸虫虫卵能刺激结肠息肉增生,可能导致结肠癌的发生。因此,血吸虫虫卵在人体沉积、发育并引起强烈的炎症反应,导致血吸虫病患者出现一系列的临床表现。

血吸虫病患者可能出现以下几类临床表现:

1. 急性血吸虫病

常出现于初次感染者或再次感染大量尾蚴的血吸虫病患者。主要表现有:①发热;②全身症状,如乏力、食欲减退;③腹部症状,如腹痛、腹泻、恶心,大便呈脓、血、黏液状;④过敏性反应,如荨麻疹、支气管哮喘等;⑤血液白细胞及嗜酸性粒细胞计数显著增加;⑥咳嗽、胸痛、气喘;⑦肝、脾肿大;⑧尾蚴性皮炎,表现为接触疫水的皮肤出现丘疹,并有痛、痒。急性血吸虫病临床表现缺乏明显特异性,易被误诊,需注意鉴别。

2. 慢性血吸虫病

急性血吸虫病患者未被彻底治愈,或经常少量多次感染的患者,经较长时间逐渐演变成慢性血吸虫病。其中病情较轻的患者可不表现出任何症状,仅在进行体检时发现粪便中存在血吸虫虫卵或血清免疫学检测阳性。病情较重的患者主要临床表现为乏力、贫血、劳动力下降、腹痛、大便带血、肝肿大、脾肿大。B超检查时可见明显的血吸虫肝改变,肝功能可能正常或者轻度受损。

3. 晚期血吸虫病

由于反复感染或慢性血吸虫病患者长期未进行正规治疗,长期发展而形成晚期血吸虫病(图83)。虫卵在肝脏和肠壁组织中大量沉积,形成虫卵肉芽肿后导致组织严重的纤维化。患者可因门脉高压而出现严重腹水、巨脾、结肠增生,最终患者常因上消化道出血或肝性脑病死亡。儿童时期反复或严重感染血吸虫时,会导致发育不良,表现为侏儒型晚期血吸虫病。晚期血吸虫病可根据患者主要的临床表现分为腹水型、巨脾型、结肠增生型和侏儒型。

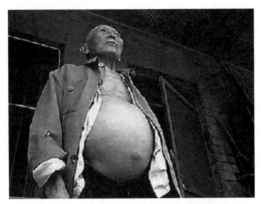

图83　晚期血吸虫病患者

虫卵是血吸虫最主要的致病因素,也是致人死亡的根本原因。多数晚期血吸虫病患者最终因上消化道出血、肝性脑病死亡。但在特效药吡喹酮被发明以后,随着流行区大面积筛查和化疗的普遍实施,晚期血吸虫病患者大大减少,死亡人数也显著下降。

灵丹妙药

有没有能彻底治好血吸虫病的治疗方法呢？幸运的是,经过科研人员不懈的努力,针对血吸虫的特效药——吡喹酮已经问世并被广泛应用,它的研制成功是血吸虫患者的一大福音。

血吸虫病的首个治疗药物——酒石酸锑钾于1918年开始应用于临床,应用了近半个世纪,但该药物对消化道、心、肝都有一定的毒性,需要静脉注射,且疗程较长,疗效相对欠佳。随后,又有呋喃丙胺、血防-846、硝咪唑等众多血吸虫病治疗药物问世。但直到1972年,德国Merck公司合成吡喹酮后,血吸虫病的治疗才真正翻开了新的一页,到目前为止,该药仍是治疗血吸虫首选的、唯一的理想药物。

吡喹酮是一种杂环异喹啉嗪衍生物,外观呈白色结晶粉末,经口服即可,应用方便。实验证明,吡喹酮能有效杀灭入侵 3 小时内的童虫和成虫,但对 3 小时至 21 天阶段童虫和虫卵无明显的杀灭作用。吡喹酮可能通过以下机制发挥杀灭血吸虫的作用:①增加虫体 Ca^{2+} 的通透性,使 Ca^{2+} 内流增加,并抑制肌浆网钙泵的再摄取,导致虫体肌细胞内钙离子含量大增,使虫体麻痹脱落;②损伤血吸虫皮层,皮层破坏后,影响虫体吸收与排泄功能,更重要的是使其体表抗原暴露,从而易遭受宿主的免疫攻击,促使虫体死亡。

可根据患者的临床表现类型、病情和体质等因素确定吡喹酮给药剂量和疗程:

1. 急性血吸虫病。成人 120 mg/kg,儿童 140 mg/kg,分 6 天服完;其中前 2 天服用总剂量的一半,另一半在后 4 天服完;首天剂量应分 3 次服用。

2. 慢性血吸虫病。总剂量为 60 mg/kg(体重不足 30 kg 的儿童为 70 mg/kg),采用 2 天疗法,每天分 2~3 次服用。

3. 晚期血吸虫病。可采用总剂量 60 mg/kg,3 天疗法,或者总剂量 90 mg/kg,6 天疗法。对于肝功能较差的患者,应当适当减少剂量。

4. 在疫区进行大规模治疗,常采用总剂量 40 mg/kg,1 天疗法,顿服或分 2 次服用。

吡喹酮是一种安全、毒性较低且十分有效的抗血吸虫药物,但仍有一些副反应出现。常见的副反应表现有头昏、头痛、乏力、腹痛、恶心、呕吐、心悸、早搏等,一些患者还可能出现荨麻疹、血管神经性水肿等过敏反应。鉴于此,对伴有严重心率紊乱、心力衰竭未能控制,肝功能代偿功能极差,肾功能严重障碍的患者一般认为不宜使用吡喹酮治疗;此外,对各种精神疾病和癫痫患者,治疗时应慎重。

解码血吸虫

随着现代生物技术的高速发展,血吸虫相关的科学研究也取得了显著的进展,人类对于这种古老而又神秘的病原体进一步加深了认识,使我们有可能研制出更有效的防治方法。

2000 年,国家人类基因组南方研究中心与寄生虫病预防控制所等单位合作,启动了大规模血吸虫基因组学、转录组学和蛋白质组学研究,并取得了一系列重要的研究成果。该研究项目的实施和取得的成果无疑是寄生虫科学研究领域的一个里程碑。关于基因组的测序和分析结果于 2009 年 7 月 16 日在 *Nature* 杂志以封面论文形式发表,研究人员采用了将全基因组随机测序和大片段克隆末端测序方法结合,测定了日本血吸虫的基因组框架图,其基因组由 7 对常染色体和一对性染色体组成(雄性为 ZZ,雌性为 ZW),大小约 397 Mb,含 13 469 个编码基因(图 84)。所有的数据在互联网上公布,供全球的研究人员免费使用。

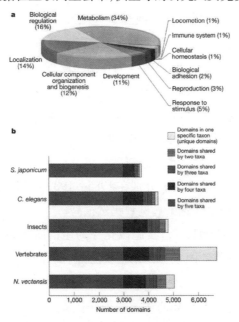

图 84　日本血吸虫基因组数据分析结果

引自:Schistosoma japonicum Genome Sequencing and Functional Analysis Consortium. The *Schistosoma japonicum* genome reveals features of host – parasite interplay. Nature, 2009, 460 (7253):345 – 51.

疫苗作为一种有效的疾病预防方式,在当今的疾病控制、维护人民健康方面发挥着巨大作用。有效的日本血吸虫疫苗也是研究人员追求的目标,目前报道的日本血吸虫候选疫苗有:致弱尾蚴、照射减毒抗原 5、谷胱甘肽 S 转移酶、副肌球蛋白、钙离子激活蛋白激酶、磷酸丙糖异构酶、完整膜蛋白、脂肪酸结合蛋白、天门冬氨酸组织蛋白酶、丝氨酸蛋白酶抑制剂、抱雌沟蛋白、硫氧还原蛋白、DNA 疫苗等。虽然上述候选疫苗在一些动物模型中显示出了一定的保护力或减卵率,但成功研制人体用血吸虫疫苗的难度还很大。

新中国成立 70 余年血吸虫病防治成就

血吸虫病曾经是严重危害我国人民群众健康的疾病,据 20 世纪 50 年代统计,我国血吸虫病病例总数达 1200 万。在党和政府的正确领导下,经过各级防控机构几代人的不懈努力,我国血吸虫病防治取得了巨大的成就。2015 年,全国实现了血吸虫病传播控制目标,截至 2019 年底,我国 12 个血吸虫病流行省份中,上海、浙江、福建、广东和广西等 5 省(直辖市、自治区)已达到血吸虫病消除标准,四川、江苏 2 省达到血吸虫病传播阻断标准,云南、湖南、湖北、江西和安徽等 5 省正在向血吸虫病传播阻断标准迈进。

从防治策略的角度上,可以将中国血防工作大体分为以下四个阶段:

第一阶段(1950—1989 年),实施以消灭钉螺为主、个体防护为辅的防治策略。这时期血吸虫病感染率、重症患者数量以及钉螺面积呈明显下降趋势。上海、广东、福建和广西壮族自治区分别在 1985—1989 年间达到了血吸虫病消灭标准,但全国血吸虫病急性感染病例数仍然很高。

第二阶段(1990—2003 年),实施以化疗为主的防治策略。吡喹酮的发明与应用是策略转变的重要因素。该策略实施后,浙江省于 1995 年达到阻断血吸虫病标准,全国血吸虫病病例数也大幅度下降,从 1992 年的 170 万人减少到 2001 年的 82.8 万人。但是,该防治策略仍存在着不足,在后期,湖沼型地区血吸虫病疫情出现了回升,表明以化疗为主的防治策略可持续效果不佳,防治成效难以巩固。

第三阶段(2004—2015 年),实施以传染源控制为主的综合防治策略。推广应用的结果表明,该策略实施后,血吸虫病发病率出现明显降低,并可持续一段时期。全国于 2015 年实现传播控制目标,全国血吸虫感染人数和急性血吸虫病病例数显著下降,分别为 7.72 万人和 0 例。耕牛感染率也下降显著,从 2004 年的 4.5% 减少到 2015 年的 0.06%。

第四阶段(2016 年以来),是强化监测措施迈向消除血吸虫病的时期。国务院于 2014 年 11 月召开了全国血防工作会议,回顾了中国血防工作的成就,分析了面临的挑战,提出了 2025 年全国消除血吸虫病的目标。国家卫生健康委、国家发展改革委、财政部等 10 部委于 2018 年 11 月联合发布《地方病防治专项三年攻坚行动方案(2018—2020 年)》。上海、广东、福建、广西、浙江等省(自治区、直辖市)于 2015、2016 年均通过国家组织的血吸虫病消除复核评估。四川省于 2017 年通过国家评估,全省实现传播阻断目标。2018 年,全国仅发现粪检阳性者 8 例,无急性血吸虫病病例报告,仅查出 2 头病原学阳性耕牛,连续 5 年没有通过解剖镜检法发现感染性钉螺。

在党和政府的坚强领导下,在疾控人员的不懈努力下,在人民群众的积极参与下,危害神州大地多年的"瘟神"终将远去。

输入性血吸虫病风险

虽然日本血吸虫在我国的危害得到了很好的控制,但随着国际交流的日益频繁,我国面临的输入性血吸虫病风险却在加大,需要重视。1979—2017 年,我国共有 15 省(直辖市、自治区)报告了 384 例境外输入血吸虫病例,感染地包括安哥拉、莫桑比克、南非、尼日利亚等 19 个国家和地区。其中,292 例为埃及血吸虫病,占 76.04%;77 例为曼氏血吸虫病,占 20.05%;另有 15 例未明确血吸虫种类。

我国目前根据《国际旅行人员健康检查记录》要求的项目进行出入境体检,还不包括血吸虫病。对出境人员的健康教育,也未包含血吸虫病。因此容易导致输入性血吸虫病病例漏报,出境人员防护意识不强,在当地下河游泳、洗澡、娱乐和进行施工作业时,感染血吸虫的风险较高。曼氏血吸虫的中间宿主双脐螺在我国也已有发现,主要分布在香港、深圳及其周边地区,是一种外来入侵物种,近年来其分布范围有扩大的趋势。以上事实表明,我国存在着较高的输入性血吸虫病风险。为了维护广大人民群众的身体健康,需要加强科学管理,开发快速高效的检测技术,将外来的"瘟神"拒于国门之外。

(彭　恒　袁　浩)

参考文献

[1]吴观陵.人体寄生虫学.4版.北京:人民卫生出版社,2005.

[2]任光辉.临床血吸虫病学.1版.北京:人民卫生出版社,2009.

[3]高中伟,段文健.新中国初期中共对血吸虫病防治的社会动员.厦门大学学报:哲学社会科学版,2020,2:152－161.

[4]吕山,许静,曹淳力,等.我国血吸虫病防治70年历程与经验.中国寄生虫学与寄生虫病杂志,2019,37(5):514－519.

[5]周晓农,许静,吕山等.中国消除血吸虫病的进程与科技成果.中华疾病控制杂志,2019,23(7):749－753.

[6]周晓农,李石柱."一带一路"倡议下血吸虫病防控南南合作的战略思考.中国血吸虫病防治杂志,2020,32(1):1－6.

[7]McManus DP,Dunne DW,Sacko M,et al. Schistosomiasis. Nat Rev Dis Primers,2018,4(1):13.

[8]Qian C,Zhang Y,Zhang X,et al. Effectiveness of the new integrated strategy to control the transmission of *Schistosoma japonicum* in China:a systematic review and meta－analysis. Parasite,2018,25:54.

[9]Gordon CA,Kurscheid J,Williams GM,et al. Asian Schistosomiasis:Current Status and Prospects for Control Leading to Elimination. Trop Med Infect Dis,2019,4(1):40.

[10]Hamid HKS. *Schistosoma japonicum*－Associated Colorectal Cancer:A Review. Am J Trop Med Hyg,2019,100(3):501－505.

[11]Wang XY,Xu J,Zhao S,et al. Estimating the prevalence of *Schistosoma japonicum* in China:a serological approach. Infect Dis Poverty,2018,7(1):62.

[12]张剑锋,闻礼永,许静等.境外血吸虫病输入我国的现状及面临风险.中国血吸虫病防治杂志,2019,1:26－32.

[13]Liu R,Dong HF,Guo Y,et al. Efficacy of praziquantel and artemisinin derivatives for the treatment and prevention of human schistosomiasis:a systematic review and meta－analysis. Parasit Vectors,2011,17(4):201.

[14]Wu W,Wang W,Huang YX. New insight into praziquantel against various developmental stages of schistosomes. Parasitol Res,2011,109(6):1501－1507.

[15]陈竺，王升跃，韩泽广. 日本血吸虫全基因组测序完成. 中国基础科学,2010, 3:13 – 17.

[16] *Schistosoma japonicum* Genome Sequencing and Functional Analysis Consortium. The *Schistosoma japonicum* genome reveals features of host – parasite interplay. Nature, 2009, 460 (7253):345 – 351.

[17]罗四维,周秦. 血吸虫疫苗的研究进展. 微量元素与健康研究,2011,28(4):49 – 54.

★ 消除疟疾，路在何方？ ★

——疟原虫

疟疾的前世今生

疟疾是一种非常古老的疾病，远在我国殷墟甲骨文中已有"疟"字的记载。而且，疟疾是传染病在古代医籍中记载最详者之一。早在《素问》中就有《疟论》《刺疟论》等专篇，对疟疾的病因、病机、症状、针灸治法等做了系统而详细的讨论。《神农本草经》《金匮要略·疟疾脉证并治》《内经》等医药典籍中都有治疟方法的阐述。2010 年在那不勒斯举行的古代 DNA 学术会议上公布：两具 3500 年前的古埃及木乃伊被证实是迄今最早的疟疾病例，通过使用 DNA 鉴定和基因排序等分子生物学的技术手段，在包裹木乃伊的纺织品上发现了疟疾病原体。从木乃伊所处的墓地可推断该木乃伊应该是当地上层世袭家族的成员，看来，这些当时社会的显贵拥有的巨大财富并没有帮助他们逃过疾病的劫难。而且据记载，古罗马人和古中国人都认为疟疾是由瘴气引起的。15 世纪的大殖民时代，欧洲人却迟迟不敢踏足非洲，很大一部分原因是出于对疟疾的畏惧。2011 年，英美考古学家从一处年代约为公元 450 年的古罗马坟墓中发掘出来的小童骸骨中发现了他曾遭疟疾感染的基因证据，他们据此认为，古罗马帝国就可能发生过疟疾流行。

时至今日，疟疾仍旧是 WHO 特别规划重点防治的 8 种热带病之一。根据最近的研究报告，2018 年，大部分疟疾病例发生在非洲区域（2.13 亿例，占93%），其次是东南亚区域（3.4%）和东地中海区域（2.1%）。撒哈拉以南非洲19 个国家和印度承担全球近 85% 的疟疾负担。6 个国家占全世界疟疾病例的一半多：尼日利亚（25%），刚果民主共和国（12%），乌干达（5%），科特迪瓦、莫桑比克和尼日尔（各 4%）。可以说全球疟疾防治取得很大成效，2010 至 2018年，全球疟疾发病率有所下降，从每千名高危人口 71 例降至 57 例。2015 至2018 年有 31 个仍存在疟疾流行的国家发病率显著降低了，并且有望在 2020

年前将发病率降低 40% 或更多。但是,如果不加快变革,《2016—2030 年全球疟疾技术战略》确定的 2025 年和 2030 年里程碑将无法实现。

疟疾也曾严重危害我国人民的身体健康和生命安全,是新中国成立初期的五大寄生虫病之一。近年来,我国疟疾防治工作卓有成效,发病率已经控制在非常低的水平。自 2010 年启动消除疟疾行动计划以来,消除疟疾工作成效显著,本地感染疟疾病例数持续下降,2010 年报告疟疾病例数已首次减至 10 000 例以下,2018 年全国本地感染病例数仅有 4 例。然而,近年来随着国际交流和对外投资的增加,特别是随着"一带一路"倡议的提出,我国外出务工、经商、旅游以及参与国际交流活动的人员日益增多,导致境外感染输入到国内的疟疾疫情居高不下。输入性疟疾不仅严重危害我国人民的身体健康和生命安全,也对巩固我国消除疟疾成果构成严重威胁。

疟疾研究与诺贝尔奖

疟疾研究和诺贝尔奖渊源深厚,有至少 5 项诺贝尔奖都和疟疾研究关系非常密切。在人类抗击疟疾的战争中,首先应该提到就是法国军医拉弗朗(Alphonse Laveran)。拉弗朗经过两年多的深入细致地解剖、观察疟疾死者的尸体,终于在 1880 年确定疟疾是由一种寄生在患者红细胞内的单细胞生物引起的,但并不能清楚地知道这种原虫是怎样进入到红细胞的,又是如何传播给下一个患者的。有了拉弗朗的发现,英国医生罗纳德·罗斯(Ronald Ross)便认定自己的研究目标应该是蚊子与原虫的关系。他捕捉、解剖、观察了无数的蚊子,于 1897 年在一种按蚊的胃里找到了拉弗朗报告的原虫,并且成功地用雌性按蚊胃里的原虫引发了鸟类的疟疾。1902 年,罗斯获得诺贝尔奖。5 年后,拉弗朗也获得了诺贝尔奖。还有一位奥地利精神医生瓦格纳·贾雷格(Julius Wagner－Jauregg)用疟疾发病时的高热来治疗神经梅毒,非常意外地于 1927 年获得了诺贝尔奖。后来,瑞士化学家米勒(Miller)博士发明了 DDT,用于杀灭蚊子,因而于 1948 年获得诺贝尔奖。但是,后来发现 DDT 是一种对人、动物和环境有剧毒并且最终造成严重环境污染的杀虫剂,这无情地嘲弄了 DDT 的获奖。事实上,人们对抗疟药的探索从未停止,19 世纪初,人们从金鸡纳树的树皮中提取的奎宁(Quinine)用作疟疾治疗,之后又发现了氯喹(Chloroquine)、周效磺胺(sulfadoxine－pyrimethamine)等抗疟药,人们一度认为疟疾从此可以退出人类历史舞台了。然而,20世纪60年代,中南美洲和东南亚相继出现了抗氯喹的恶性疟疾,疟疾这一疾病又卷土重来,而后青蒿素(artemisinin)的出现,又重新燃起人们对于消灭疟疾的信心。青蒿素联合治疗方法,让疟疾的死亡率出现了大幅度的下降。再加上青蒿素的安全和低毒性,它已经成为了全球治疗疟疾的首选药物。2015年10月5日,中国中医药科学家屠呦呦女士获得诺贝尔生理学与医学奖,以表彰她在青蒿素的发现及其应用于治疗疟疾方面所做出的杰出贡献(图85)。这一医学发展史上的重大发现,挽救了千千万万疟疾患者的生命。这是我国学者第一次获得诺贝奖的自然科学奖,这份迟到的殊荣让国人为之兴奋和自豪。然而一种"超级疟疾"再次出现,绷紧了人们的神经——2017年3月,一种能抵抗广泛使用的药物组合的疟原虫在东南亚肆虐。历史仿佛在重演,难道,作为治疗疟疾的特效药,青蒿素不好使了? 其实屠呦呦早在获得诺比尔奖时便说,她更在意的"是青蒿素抗药性的问题。至于得奖之后会怎样,不大感兴趣"。屠呦呦团队正在研究合理和战略性地应用青蒿素联合疗法以防青蒿素耐药产生。

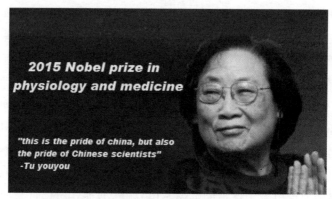

图85 屠呦呦获得2015年诺贝尔生理学和医学奖

疟疾疫苗研究现状

疟原虫是疟疾的病原体。寄生在人体的疟原虫有五种,它们是恶性疟原虫(*P. falciparum*)、三日疟原虫(*P. malariae*)、卵形疟原虫(*P. ovale*)、间日疟原虫(*P. vivax*)及诺氏疟原虫(*P. knowlesi*)。其中恶性疟原虫是非洲地区最流行的种类,占2018年该地区疟疾病例的99.7%、东南亚区域的50%、东地中海区域的71%和西太平洋区域(65%)。在全球范围内,间日疟原虫感染负担的53%

发生在东南亚地区,其中大多数发生在印度(可达47%)。诺氏疟原虫为猴疟原虫的一种,在自然界丛林环境中,通过按蚊在猴群中相互传播感染,构成猴－蚊－猴的自然疫源地。1965年Chin等首次报道了人感染诺氏疟原虫,诺氏疟原虫被认为是继间日疟原虫、恶性疟原虫、卵形疟原虫和三日疟原虫之后新发现的第5种人体疟原虫。

疟原虫生活史包括在人体内发育和在雌性按蚊体内的发育两个部分。在人体内的发育包括肝细胞内期和红细胞内期两个时期。携带有疟原虫子孢子的雌性按蚊叮咬人,子孢子得以进入人体,一部分被吞噬细胞吞噬,一部分在肝细胞内发育和裂体增殖,形成成熟的红外期裂殖体(exoerythrocytic schizont),在涨破被寄生的肝细胞后,以裂殖子(merozoite)形式释放,经血流侵入红细胞,随之开始红内期裂体增殖过程。疟原虫在红细胞内反复裂体增殖,主要引起人体发热、贫血、脾肿大等损害(图86,图87)。在恶性疟疾高流行地区,5岁以下儿童、孕妇、艾滋病患者以及无疟疾免疫力人群易出现脑型疟、严重贫血、代谢性酸中毒、肾功能衰竭等重症疟疾,若未及时治疗或处理不当,易造成患者死亡,加上最近几年出现较多耐药株,使得恶性疟的治疗变得更加困难。2018年,全球估计有40.5万人死于疟疾,而2017年估计为41.6万,2010年为58.5万人。5岁以下儿童是受疟疾影响的最脆弱群体。2018年,他们占全世界疟疾死亡人数的67%(27.2万人)。2018年,在撒哈拉以南非洲疟疾中度和高度传播的国家,约有1100万怀孕妇女可能接触过疟疾感染。随着我国与非洲国家的合作越来越密切,人员流动也变得越来越频繁,我国输入性疟疾病例中恶性疟所占比例不断升高。每年4月25日是世界防治疟疾日,2019年我国疟疾日的主题是"消除疟疾,谨防境外输入再传播"。

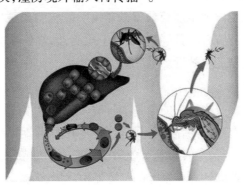

图86　疟原虫生活史

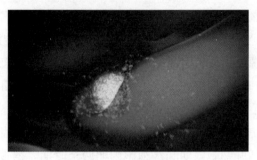

图 87　应用超分辨率微镜技术观察疟原虫在红细胞膜上凿洞

WHO 数据表明,疟疾发病情况虽然略有好转,死亡率也有所下降,但是恶性疟的防治效果仍不甚理想,特别是可能会出现的更为广泛的耐药问题仍需要研制新的疟疾防治方法以控制其流行。研究者普遍认为,研制安全、价廉和有效的疟疾疫苗仍是人类控制乃至根除疟疾的重要途径,特别是在儿童、孕妇等高危人群的保护方面尤为重要。正因如此,世界各国对疟疾疫苗研究给予了前所未有的关注和支持:疟疾疫苗、结核疫苗和艾滋病疫苗一起成为全球优先发展的三大疫苗。

针对疟原虫发育的不同场所或时期,人们设计了以下三类疟疾疫苗:红前期(肝期)疫苗、红内期疫苗以及蚊期传播阻断疫苗。目前抗疟疫苗研究中存在的问题主要有:①疟原虫生活史较为复杂,在人体内经历多个发育阶段,且每一阶段表达的抗原差异非常大,使得疫苗的研发相对困难。②机体感染疟原虫后所产生的免疫应答也较复杂,机体的保护性免疫应答机制尚不清楚,针对红内期或者红外期的免疫反应可能无法提供全面保护。③安全性问题有争议,减毒活全虫疫苗的性质并不十分稳定,在实际应用中亦受到限制。④抗原变异及多种免疫逃避机制也增加了疫苗研发的难度。⑤佐剂或载体的选择有待于进一步优化,亚单位疫苗在流行区的表现低于预期,如果有强效的佐剂/载体可能可以更好地提高疫苗的有效性。

1. 红前期疫苗

红前期是疟原虫侵入宿主的第一个时期,有效的红前期疟疾疫苗对控制疟疾的发病和流行具有重要的作用。目前研究中的红前期疟疾疫苗主要有全虫疫苗及亚单位疫苗两种,后者包括了放射减毒子孢子疫苗和基因减毒子孢子疫苗。全虫疫苗虽然能够诱导完全性的免疫保护作用,但是其生产及运输方式却限制了它的现场应用。现今,保护效果最好的就是美国陆军医学研究院和葛兰素史克生物制品有限公司联合研发的 RTS,S 疫苗,该亚单位疫苗是采用基因工程方法将恶性疟原虫的环子孢子蛋白(circumsporozoite protein, CSP) 与 HBsAg颗粒融合构建而成的,其中 HBsAg 颗粒作为 CSP 的载体基质来增强免疫原性。世界卫生组织 2019 年 4 月 23 日宣布,全球第一种、也是迄今唯一一种被证实有预防效果的疟疾疫苗 RTS,S 开始在非洲国家马拉维试点推广,随后在加纳和肯尼亚试点推广,此次试点拟到2022 年底,每年为上述 3 个非洲国家约 36 万名儿童接种疫苗,其中 5 月龄至 2 岁的儿童将接种 4 剂疟疾疫苗。此次试点将重点关注儿童死亡人数减少情况、疫苗接种率以及疫苗常规使用时的安全性等,为今后进一步推广 RTS,S 疫苗提供政策建议和相关信息。

2. 红内期疫苗

红内期是疟原虫引起临床症状的主要时期,发展有效的红内期疫苗不仅能减轻临床症状,还可降低血中配子体数量从而起到阻断传播作用。一般来说红内期疫苗发挥作用是通过抑制红内期原虫的增殖发育以干扰红内期裂殖子入侵 RBC 的黏附过程。红内期原虫感染个体产生的具有保护作用的免疫应答主要形式以抗体为主。该期的疫苗候选抗原主要包括 MSP、AMA – 1 和 RESA 等抗原,其免疫原性、免疫保护在动物实验均得到证实。其中裂殖子顶端膜抗原 1(Apical membrane antigen 1, AMA1)作为存在于恶性疟原虫一种膜蛋白,是裂殖子完成侵袭过程所必需的。动物免疫研究表明,联合注射 AMA1 和 棒状体 RON2 (Rhoptry neck protein 2)肽复合体(即亚单位疫苗 AMA1 – RON2)可产生保护性作用,使小鼠虽感染 P. yoelii 但并不发病。疟原虫进化中抗原的不断变异为其逃避宿主免疫捕获提供了可能,与此同时也增加了相关疫苗研发的难度。由于疟原虫抗原具有高变异和多态性的特点,例如不同抗原又存在各异的抗原决定簇(Antigenic determinant, AD),即抗原表位,针对多种抗原、不同抗原表位联用的疟疾候选疫苗的研发可能更具有优势,可能为人体提供多阶段的保护性作用,进而成为一个新的研究热点。虽然目前红内期疫苗尚处于临床前研究阶段,但这些研究结果对临床疟疾相关免疫保护功能的研究和下一代疫苗的研发提供一定实践基础。

3. 传播阻断疫苗

该类疫苗并无直接保护作用,其目标是阻断中间宿主人 – 媒介按蚊 – 人之间的疟疾传播,配子体作为介导疟原虫在媒介按蚊与人类之间传播的唯一形式,是传播阻断免疫的理想靶位,研究较为成熟的两种主要的亚单位疫苗 Pfs25

和 Pfs230 均处于 I 期临床研究阶段。与正在研究的红前期及红内期疫苗相比,传播阻断疫苗的突出特点在于它具有有限的抗原多态性和较强的免疫原性。

总之,因疟原虫复杂的生活史和免疫逃避现象的存在,使得诱导高效而又持久的免疫力依旧是困扰着疟疾疫苗研究者的棘手问题。其中抗原变异是疟原虫逃避宿主免疫攻击的主要方式之一,例如:Var 家族编码的恶性疟原虫红细胞膜蛋白 1(Plasmodium falciparum erythrocyte membrane protein 1,PfEMP1)在选择压力作用情况下,新产生的 PfEMP1 会发生变异而不被机体免疫系统识别,疟原虫基因组计划也已经发现多个基因变异家族。抗原变异的另一重要表现形式为抗原多态性(例如裂殖子表面蛋白),只能针对其某一等位基因产物的抗体而不能识别其他等位基因表达产物。目前,通常采用的多期多表位抗原联用的方式来突破抗原变异,但并未改变抗原变异的本质。

开启"阿喀琉斯之踵"的万能钥匙

在疟原虫的生活史中,子孢子入侵肝细胞和裂殖子入侵红细胞是两个具有决定性意义的步骤,阻断这两个关键环节就能够起到预防和控制疟原虫感染的作用。疟原虫裂殖子入侵红细胞的是疟疾致病的一个关键机制,该过程是由裂殖子配体与宿主受体间的相互作用介导的。疟原虫入侵宿主红细胞具有高度的种特异性,这些特异性的分子基础是疟原虫蛋白质与宿主红细胞表面蛋白质的相互作用。寻找参与疟原虫入侵红细胞的相关分子及其入侵机制是疟疾研究领域的热点。针对疟原虫不同种属和虫株的实验研究并结合生物信息学分析结果表明:裂殖子表面蛋白、网织红细胞结合蛋白家族、红细胞结合蛋白家族等是参与疟原虫入侵红细胞的重要蛋白。从这一点上可以说:疟原虫是一个非同寻常的"多面手"。这种单细胞生物入侵红细胞的重要蛋白就像是一大串"钥匙"能够撬开红细胞表面的各种受体"锁",从而欺骗红细胞。如果用一种药物阻断其中的一个入口,疟原虫便又会换一把不同的钥匙,令人防不胜防。恶性疟原虫不但拥有很多"钥匙"(即我们所说的配体),并且能够用最恰当的那一把钥匙打开红细胞表面几百个锁头也是一项挑战。众多的"钥匙"中,包括两个非常重要的基因家族:网织红细胞结合蛋白(reticulocyte binding – like protein,RBL)家族和红细胞配体结合蛋白(erythrocyte binding – like protein,

EBL)家族。恶性疟原虫红细胞配体结合蛋白的 EBA - 175 与间日疟原虫和诺氏疟原虫的 Duffy 结合蛋白同属红细胞结合蛋白家族成员，其在红细胞上的受体是血型糖蛋白 A，EBA - 175 与血型糖蛋白 A 上的唾液酸结合，产生构型的改变，进而使 EBA - 175 结合于血型糖蛋白 A 的蛋白骨架，这一反应是疟原虫侵入红细胞过程中的一个重要步骤。EBA - 175 与受体 GPA 结合点是位于氨基末端富含半光氨酸的 II 区，该区 F2 结构域的抗体能够阻断该分子与 GPA 的反应并能抑制裂殖子入侵红细胞，表明该区域对疟原虫的致病具有重要作用。因此，针对 EBA - 175 结构域的抗体能够阻断该分子与血型糖蛋白 A 的反应并抑制裂殖子入侵红细胞，是有效的疟疾疫苗候选抗原。国内外研究也证实了应用 EBA - 175 II 区免疫后在体内和体外均能产生抗疟效果，是有一定应用前景的疫苗靶点(图 88)。

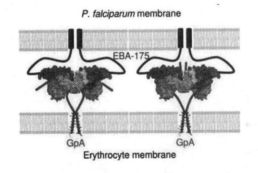

图 88　EBA - 175 与红细胞膜表面 GpA 相互作用关系

恶性疟原虫 RBL 成员主要先发现的 PfRH1，PfRH2a 和 PfRH2b，PfRH3，PfRH4 和 PfRH5，其相应抗体都被发现具有抑制裂殖子入侵红细胞的作用。PfRH5 是恶性疟原虫 RBL 家族的一个比较晚发现的成员，位于裂殖子顶端的棒状体内，是参与裂殖子入侵的一个重要蛋白(图 89)。最初认为可与红细胞上尚未识别的一个新的糖基化的受体结合，该蛋白对虫体的生存具有关键作用。2011 年 11 月，英国桑格研究所等机构的研究人员在 *Nature* 杂志上报告，疟原虫在人体血液中入侵红细胞时，PfRh5 与红细胞上 CD147(又名 basigin)的作用至关重要：如果用药物阻碍它们之间建立联系，就可以防止疟原虫入侵红细胞，从而打断疟原虫传播疟疾的进程。这一发现的重要意义在于，它对所有种类的恶性疟原虫都有效。而此前所发现的一些能防止疟原虫入侵红细胞的途径都只对部分疟原虫有效。在本次研究中，研究人员检测所有种类的恶性疟原虫时,发现这个干预途径对它们都有效,所以 PfRh5 被誉为开启恶性疟"阿喀琉斯之踵"的万能钥匙。澳大利亚帕克维尔市沃尔特与伊丽莎霍尔医学研究所的分子寄生虫学家 Alan Cowman 对此研究也给予了相当高的评价:"这真是一篇非常完美的论文"。目前,基于 PfRH5 的病毒载体疫苗在志愿者试验中产生的抗体在体外能明显抑制交叉株的恶性疟原虫,该数据展示以 PfRH5 为基础的疫苗在人体应用的巨大前景。近日,英国牛津大学教授 Simon J. Draper 课题组从接种有基于 PfRH5 疫苗的首次临床试验者的外周血 B 细胞中,分离出一组针对 PfRH5 的单克隆抗体。随后,该课题组研究人员从中确定了一个具有中和活性的单克隆抗体子集,它们能够与三个不同的位点结合。同时确定了另一个没有功能,甚至对中和抗体是拮抗的单克隆抗体子集。有趣的是,这些非中和抗体显著降低了裂殖子对红细胞的侵袭速度,进而增强了中和 PfRH5 抗体的效果,可以起到介导疟原虫裂殖子入侵红细胞的抗体的协同作用。PfRh5 其非凡的研究前景并没有使研究者失去对新入侵途径出现以及抗原变异等方面的担心。Cowman 也表示裂殖子入侵红细胞的过程毕竟涉及多个表面配体、抗原与宿主受体的多种途径,而且这些途径之间具有互补性,疟原虫也可能通过新的入侵路径来产生抗性。但是 PfRH5 如果能够作为 RTS,S 的有效补充的话,就有可能让我们更接近控制疟疾的梦想,给儿童一个远离疟疾的世界,也许疟疾疫苗离我们不再遥远!

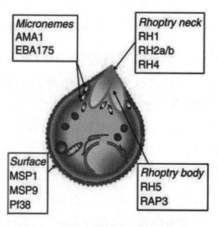

图 89　PfRH5 在裂殖子顶端定位情况

(李英辉)

参考文献

[1] Douglas AD, Williams AR, Illingworth JJ, et al. The blood – stage malaria antigen PfRH5 is susceptible to vaccine – inducible cross – strain neutralizing antibody. Nat Commun, 2011, 2:601.

[2] egina NR, Chris D, Abdoulaye AD, et al. The malE RA Refresh Consultative Panel on Tools for Malaria Elimination. malEA: An updated research agenda for diagnostics, drugs, vaccines and vector control in malaria elimination and eradication. PLoS Med, 2017, 14(11):e1002455.

[3] Parker ML, Penaretevargas DM, Hamilton PT, et al. Dissecting the interface between api-complexan parasite and host cell: In – sights from a divergent AMA – ON2 pair. Proceedings of the National Academy of Sciences of the United States of America, 2015, 113(2):398 – 403.

[4] Payne RO, Silk SE, Elias SC, et al. Human vaccination against RH5 induces neutralizing antimalarial antibodies that inhibit RH5 invasion complex interactions. JCI Insight, 2017, 2(21): 2379 – 2392.

[5] Sauerwein RW, Bousema T. Transmission blocking malaria vaccines: Assays and candidates in clinical development. Vaccine, 2015, 33(52):7476 – 7482.

[6] Regules JA, Cicatelli SB, Bennett JW, et al. Fractional third and fourth dose of RTS, S/AS01 malaria candidate vaccine: A Phase 2a controlled human malaria parasite infection and immu – nogenicity study. J Infect Dis, 2016, 214(5):762 – 771.

[7] Neafsey DE, Juraska M, Bedford T, et al. Genetic diversity and Protective Efficacy of the RTS, S/AS01 Malaria Vaccine. N Engl J Med, 2015, 373(21):2025 – 2037.

[8] Gosling R, von Seidlein L. The Future of the RTS, S/AS01 Ma – laria Vaccine: An Alternative Development Plan. PLoS Med, 2016, 13(4):e1001994.

[9] Daniel G. W. Alanine, Doris Quinkert, Rasika Kumarasingha, et al. Human Antibodies that Slow Erythrocyte Invasion Potentiate Malaria – Neutralizing Antibodies. Cell, 2019, 178(1):216 – 228.